儿童不明原因发热
中西医诊治及经方辨治

主　编　闫永彬　孙晓旭

副主编　李向峰　赵倩义　张慧娟

主　审　丁　樱

编　委　（按姓氏笔画排序）

马淑霞　王书环　刘玲玲　闫晓宇

李付根　李冬梅　豆子莹　邱建利

张　勇　张　骁　张宇婧　张景阳

陈文霞　范　辉　郑海涛　胡丽丽

侯　伦　袁业红　郭旭冉　梁晓娜

魏沐沐

中国出版集团有限公司

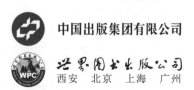
世界图书出版公司
西安　北京　上海　广州

图书在版编目（CIP）数据

儿童不明原因发热中西医诊治及经方辨治/闫永彬，孙晓旭主编. --西安：世界图书出版西安有限公司，2024.9
ISBN 978 - 7 - 5232 - 1046 - 8

Ⅰ. ①儿… Ⅱ. ①闫… ②孙… Ⅲ. ①小儿疾病 - 发热 - 中西医结合疗法 ②小儿疾病 - 发热 - 中西医结合疗法 ③中医儿科学 - 发热 - 经方 - 辨证论治 Ⅳ. ①R720.597 ②R289.2

中国国家版本馆 CIP 数据核字（2024）第 040885 号

书　　名	儿童不明原因发热中西医诊治及经方辨治
	ERTONG BUMING YUANYIN FARE ZHONGXIYI ZHENZHI JI JINGFANG BIAN ZHI
主　　编	闫永彬　孙晓旭
责任编辑	胡玉平
装帧设计	西安非凡至臻广告文化传播有限公司
出版发行	世界图书出版西安有限公司
地　　址	西安市雁塔区曲江新区汇新路 355 号
邮　　编	710061
电　　话	029 - 87214941　029 - 87233647（市场营销部）
	029 - 87234767（总编室）
网　　址	http：//www.wpcxa.com
邮　　箱	xast@ wpcxa.com
经　　销	新华书店
印　　刷	西安金鼎包装设计制作印务有限公司
开　　本	787mm×1092mm　1/16
印　　张	13
字　　数	245 千字
版　　次	2024 年 9 月第 1 版
印　　次	2024 年 9 月第 1 次印刷
国际书号	ISBN 978 - 7 - 5232 - 1046 - 8
定　　价	58.00 元

医学投稿　xastyx@163.com ‖ 029 - 87279745　029 - 87285296

（如有印装错误,请寄回本公司更换）

序

　　中医药治疗发热有着独特的视角，历代医家积累了丰富的经验。远在两千多年前的《黄帝内经》中已有"热论""评热论""刺热论"等论述，对外感发热的病因病机和治疗法则，都做了扼要论述，为热病的理论奠定了基础。从汉末张仲景的《伤寒论》，到清代温病四大家，从金元医学的温补寒凉之争，再到现在的中西医结合，各医学名家多有论述，从不同角度，提出了不同的辨证思路。如《伤寒论》的"六经辨证"、明清以后温病学家创立的"三焦辨证""卫气营血辨证"等。

　　《伤寒论》为我国第一部研究外感热病的专著，系统地论述了外感热病的病因病机和证治规律，以阴阳为纲，创造性提出了六经辨证理论，成为后世对外感热病辨证论治的纲领。金代刘完素对外感热病的病因病机主"火热论"，认为外感热病的病因主要是火热病邪，即便是感受其他外邪也是"六气皆从火化"，既然病理属性是火热，因此主张"热病只能作热治，不能从寒医"，治疗"宜凉不宜温"，突破了金代以前对外感热病"必从寒邪立论、治疗多用辛温"的学术束缚，是外感热病理论的一大进步。清代叶天士《外感温热篇》对外感热病的感邪、发病、传变规律、察舌验齿等诊治方法都有详细的阐述，创立了外感热病的卫气营血辨证纲领。薛生白《湿热病篇》对外感湿热发病的证治特点做了详细论述，吴鞠通《温病条辨》对风温、湿温等各种外感热病做了详细的论述，不仅制定了一批治疗外感热病行之有效的方药，同时创立了外感热病的三焦辨证理论。卫气营血辨证和三焦辨证的创立，标志着温病学说的形成。此外，历代医家在临床实践中还提出了脏腑辨证、经络辨证、气血辨证等，从而使发热性疾病的理论和临床实践臻于完善。

由此可见，中医对发热有一套完整的理论系统，体系较西医更为复杂。简而言之，中医治疗发热的基本思路就是扶正祛邪、因势利导。临证若能明确病因、病机及演变规律，明晰诊断与鉴别诊断明确，则临证效果确切。然，知药不如知方，知方不如守法，守法不如明理。明理，才能信手拈来，先贤之论皆是妙法。

是书也，理法方药具备，书中以内伤发热、外感发热为轴，详细考据了历代先贤论述发热的沿革，明确提出了发热的诊断思路及发热的中医辨证体系，既论外感，又述内伤，详细论述了热型在发热辨治中的重要性，对小柴胡汤在儿童发热性疾病中的运用提出了独到的见解。同时，书中还附有临床典型案例，以供读者参详。

本书作为专论中医诊治发热的首部专著，使中医治疗发热性疾病理论化、系统化、规范化，书中理念还可以提升现代医学的认识，促进中西交融、取长补短。本书可读、可鉴，又能发人深思，既适用于临床资深医生临证参考，又适合初学者系统学习。是以为序。

第四届国医大师　丁樱

2024 年 6 月于郑州

前　言

　　儿童不明原因发热在临床上十分常见，它不仅影响儿童的身体健康，也给家长带来巨大的心理压力。由于儿童的免疫系统尚未完全发育成熟，不明原因发热的诊断和治疗更具挑战性。随着现代医学的进步，尽管对许多常见病因有了深入了解，但仍有许多儿童持续发热的病例无法明确病因。

　　中医注重整体观念和辨证论治，对于不明原因发热这一复杂病症，中医的宏观诊断和个体化治疗方案具有独特的优势。西医的长处在于其精准的诊断手段和对病因的研究。因此，中西医结合，将中医的宏观观察与西医的微观分析相结合，是解决儿童不明原因发热问题的关键。经方辨治是一种以经方为基础的治疗方法，强调根据患者的具体情况进行个体化治疗。在儿童不明原因发热的治疗中，经方辨治可以发挥其独特的价值。通过对方剂的精准运用，能够针对不同患者的体质特点和病情变化，制定出最合适的治疗方案。通过本书，读者可以了解中西医在治疗儿童不明原因发热方面的最新理论和实践，同时也能深入理解经方辨治的独特价值和应用方法。期望本书成为临床医生、家长及所有关心儿童健康人士的有用参考。

　　本书在编写过程中，各位编者付出了巨大努力，感谢所有参与本书编写的专家学者，他们的辛勤工作和无私奉献使这本书得以完成。但由于编写经验不足，加之时间仓促，疏漏或不足之处恐在所难免，恳请广大读者提出宝贵意见，以期再版时予以改进、提高，使之逐步完善。

编　者

目 录

第一章　不明原因发热西医诊断 ………………………………… 1

第一节　发热分类及不明原因发热的定义 ………………… 1

第二节　不明原因发热常见病种 …………………………… 9

第三节　诊断原则与思路 …………………………………… 20

第二章　发热的中医辨治 ………………………………………… 28

第一节　发热的中医分类及热型 …………………………… 28

第二节　发热的中医诊断思路 ……………………………… 44

第三节　发热的辨证体系 …………………………………… 50

第四节　内伤发热辨治 ……………………………………… 60

第五节　伤寒病辨治 ………………………………………… 70

第六节　温病辨治 …………………………………………… 86

第七节　发热的中医热型辨治 ……………………………… 99

第八节　小柴胡汤临证应用 ………………………………… 128

第九节　重视战汗 …………………………………………… 137

第三章　病案部分 ………………………………………………… 142

病案一 ………………………………………………………… 142

病案二 ………………………………………………………… 146

病案三 ………………………………………………………… 148

病案四 ………………………………………………………… 150

病案五 ………………………………………………………… 152

病案六 ………………………………………………………… 156

病案七 ………………………………………………………… 158

病案八 ………………………………………………………… 160

病案九 ……………………………………………………………… 163

病案十 ……………………………………………………………… 165

病案十一 …………………………………………………………… 168

病案十二 …………………………………………………………… 170

病案十三 …………………………………………………………… 173

病案十四 …………………………………………………………… 176

病案十五 …………………………………………………………… 179

病案十六 …………………………………………………………… 181

病案十七 …………………………………………………………… 184

病案十八 …………………………………………………………… 187

病案十九 …………………………………………………………… 190

病案二十 …………………………………………………………… 192

参考文献 ………………………………………………………… 195

第一章
不明原因发热西医诊断

第一节 发热分类及不明原因发热的定义

一、发热的概念

正常人的体温受体温调节中枢调控，使产热和散热过程呈动态平衡，保持体温在相对恒定的范围内。当机体在致热源作用下或各种原因引起体温调节中枢的功能障碍时，体温升高超过正常范围，称为发热。发热是儿科临床最常见的症状之一，它不是一种疾病，是许多种疾病的一个临床表征。小儿体温中枢发育不完善，体温可受多种因素影响，如因性别、年龄、种族而异；可因昼夜和季节而波动，清晨低，下午稍高，夏季稍高；喂奶、饭后、运动、哭闹、衣被过厚、室温过高及情绪激动等均可使体温稍高达37.5℃左右；肛表温度比腋表温度高约0.3℃~0.4℃，测温时间长测得体温略高，测温时间腋表以5min为准，肛表为2min。正常体温一般为36℃~37℃，如只是个别一次体温达37.4℃，全身情况良好，又无自觉症状，则不属病态。

1. 发热定义

体温升高超出1天中正常体温波动的上限。以某个固定体温值定义发热过于绝对，但大多数医学研究采用肛温≥38℃为发热，临床工作中通常采用肛温≥38℃或腋温≥37.5℃定义为发热。发热的临床分度（以腋温为标准）：37.5℃~38℃为低热，38.1℃~38.9℃为中度发热，39℃~41℃为高热，超过41℃为超高热。

2. 体温测量

在对发热患者着手进行观察前，首先必须确定患者是否发热。必要时可进行直视下口腔与直肠温度同时记录，有少部分患者为伪装热。每天至少测体温 4 次，可以为每日 6：00、10：00、14：00、18：00，根据需要可每 2~4h 一次，测得 38℃ 以上体温者 30min 后复测。测量体温需注意测量方法及换算，并予以相应记录。体温换算约为：肛温 - 0.5℃ = 口温 = 耳温 + 0.4℃ = 腋温 + 0.5℃。测量体温时可以同时测量心率，一般情况下，体温每升高 1℃，心率加快 10~15/min。若出现心率未相应增加，需考虑相对缓脉或是伪装热。考虑中枢发热时，可同时测量多部位体温，例如口温 + 肛温，双侧腋温 + 肛温等，不符合体温测量换算规律需考虑中枢体温调节障碍，左右侧体温不一致等需考虑下丘脑综合征。

3. 热型及临床意义

发热患者在不同时间测得的体温数值分别记录在体温单上，再将各体温数值点连接起来成体温曲线，该曲线的不同形态（形状）称为热型（fever-type）。热型对发热病因的诊断及鉴别诊断有重要意义。临床常见的热型有以下几种。

（1）稽留热　体温恒定地维持在 39℃~40℃ 以上的高水平，达数天或数周，24h 内体温波动范围不超过 1℃（图 1.1）。常见于大叶性肺炎、斑疹伤寒及伤寒高热期。

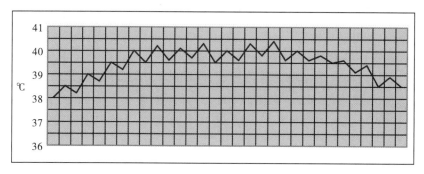

图 1.1　稽留热

（2）弛张热　体温常在 39℃ 以上，波动幅度大，24h 内波动范围超过 2℃，但都在正常水平以上（图 1.2）。常见于败血症、风湿热、重症肺结核及川崎病等。

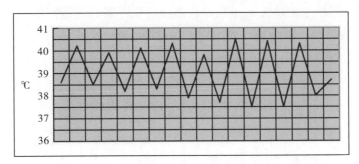

图 1.2　弛张热

（3）间歇热　体温骤升达高峰后持续数小时，又迅速降至正常水平，无热期可持续 1 天至数天。一日间高热与正常体温交替出现，或高热期与无热期交替出现（图 1.3）。多见于疟疾、回归热等。

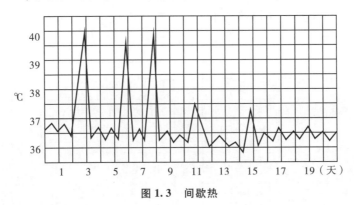

图 1.3　间歇热

（4）波状热　体温逐渐升高达 39℃ 或以上，数天后逐渐下降至正常水平，持续数天后又逐渐升高，如此反复多次形似波浪，可连续数月（图 1.4）。多见于布鲁菌病。

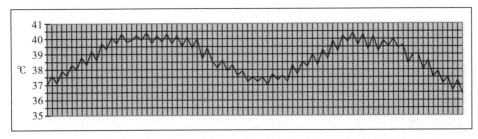

图 1.4　波状热

（5）不规则热　发热无一定规律，热度高低不等，持续时间不定（图1.5）。多见于流行性感冒、肺结核、脓毒症、癌症等。

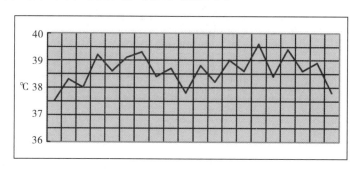

图1.5　不规则热

（6）回归热　体温急剧上升至39℃或以上，持续数天后又骤然下降至正常水平。高热期与无热期各持续若干天，后规律性交替一次（图1.6）。可见于回归热、霍奇金病等。

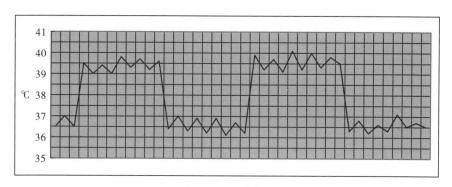

图1.6　回归热

不同发热性疾病各具有相应的热型，根据热型的不同有助于发热病因的诊断和鉴别诊断。但必须注意：①由于抗生素的广泛应用，及时控制了感染，或因解热药或糖皮质激素的应用，可使某些疾病的特征性热型变得不典型或呈不规则热型；②热型也与个体反应的强弱有关，如新生儿肺炎时可仅有低热或无发热，而不具备肺炎的典型热型。

二、发热的病理生理

在外界环境温度不是过高或过低，以及适当保温条件下，人体能保持体温恒定在37℃左右，是由于位于下丘脑的体温调节中枢能接受来自身体周围的冷、热神经感受器的信息，并感受进入下丘脑的血液循环温度。这些信息经处理后，下丘脑能调节身体的产热及散热使其保持平衡。在正常情况下，下丘脑将调定点(set point)设定在37℃，使核心温度维持在正常范围。

不同病因所致发热机制各不相同：

(1)致热原性发热　是临床最常见的发热机制，感染性发热是由各种病原体及其代谢产物(脂多糖或毒素)、疫苗等致热物质所致，称为外源性致热原，并诱导宿主细胞(包括巨噬细胞、网状内皮细胞、淋巴细胞、上皮细胞及成纤维细胞等)产生能引起发热的介质，如白细胞介素-1、白细胞介素-6及肿瘤坏死因子等，称之为内源性致热原。可能经前列腺素 E 的作用，调高下丘脑体温中枢的调定点，使体温上升至发热的水平。而非感染性疾病，如恶性肿瘤、创伤、手术、免疫性疾病、梗死、肺栓塞等所引起的发热，是由于被损伤的细胞、组织坏死及异常细胞均可产生内源性致热原而引起发热。

(2)产热过多　剧烈运动、惊厥、哭闹等可引起发热。小婴儿长期摄入蛋白质过高，高热能饮食及甲状腺功能亢进等代谢增高的患儿均可引起长期低热。

(3)散热障碍　广泛性皮炎、烧伤、外胚层发育不良致汗腺缺乏、环境温度、湿度过高(如中暑)、新生儿衣被过厚致"捂热综合征"等均可引起发热。

(4)体温调节功能障碍　见于下丘脑体温中枢受累，如大脑发育不全、脑性瘫痪、颅脑损伤、低钠血症、新生儿脱水热等，可达超高热，退热药常无效。

发热时人体免疫功能增强，可增强白细胞的动力及活性，刺激干扰素的产生及激活 T 细胞的功能；发热可使一些病原体生长受抑，均有利于清楚病原体，促进疾病好转。但发热尤其是高热时，也会对机体带来一些危害，如高热惊厥，发热使氧消耗增加，对本已缺氧者可加重组织缺氧；发热时心排血量增加，可使心脏病或贫血患儿加重心脏负担引起心力衰竭，高热可增高颅内压等。

三、发热的分类

按发热时间长短分为以下 4 类(图 1.7)。

(1)短期发热　发热 <2 周，多伴有局部症状及体征，其中常见的急性发热≤1 周。此类发热一般诊断多无困难，只要仔细询问病史，如流行病学史、传染病接触史、疾病发生发展过程，并注意局部症状及体征，如有无呼吸系统、消化系统、泌尿系统、神经系统等症状和体征，有无皮疹、出血点、黄疸、贫血、淋巴结或肝脾肿大及局部感染灶等。必要时需进行有关实验室检查

以明确诊断。短期发热在儿科多数由感染引起，预后良好或属自限性疾病。但发热也可能是危重症的早期表现，尤其具有精神萎靡、嗜睡、面色苍白等中毒症状较重者，更应仔细检查，必要时宜住院治疗。

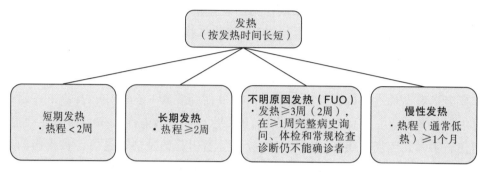

图 1.7　儿童发热的分类

（2）长期发热　发热≥2周，有的可无其他明显症状、体征，需实验室检查诊断。此类发热多无阳性体征，是临床诊断、鉴别诊断的难点，疾病类型受地域、年代、年龄而不同。3岁以上婴幼儿以感染性疾病、先天性疾病、恶性肿瘤为主要病因；3岁以上（学龄前期和学龄期儿童）以感染性疾病、结缔组织病、恶性肿瘤为主。感染性疾病尤其是呼吸道感染均占首位。

（3）发热待查（fever of unknown origin，FUO）　发热≥3周，体温 >37.5℃，经≥1周完整病史询问、查体和常规实验室检查不能确诊者。此类发热是本书重点内容，详见各篇章。

（4）慢性发热　是指低热持续1个月以上。此类发热首先要除外结核病，包括肺结核，并寻找是否存在慢性感染灶或小脓肿，如慢性腺窝性扁桃体炎、淋巴结炎、鼻窦炎、龋齿、牙龈肿胀、肛周脓肿等。慢性低热常由感染后引起，如链球菌感染后综合征及其他感染后。慢性低热的非感染性疾病有甲状腺功能亢进、尿崩症、风湿性疾病、炎性肠病、夏季低热、蛋白质摄入过高及测试体温时间过长等。除外了上述病因，如仍找不到低热原因，患儿又无任何病态，只需随访观察，低热常在数周后自行将至正常。

儿童发热应注意两种特殊情况：

（1）功能性低热　又称神经性低热、反复低热或无名低热，主要是由各种应激因素引起，如学生考试之前、运动员在大赛之前等，过度焦虑也会出现这种现象。神经性低热系自主神经功能紊乱、体温调节功能障碍的结果，多见于青春期儿童，体温一般只在正常体温之上1℃左右，24h温差在0.5℃左右，晨起或上午正常，午后或傍晚升高（不因体力活动而升高）。伴随自主神经功能紊乱症状，有些人在情绪波动后低热，休息后体温下降或降至正常。考虑本病时，可分别测定患者在完全卧床休息及活动情况下体温，如卧床时无低热，活动时低热，则提示功能性低热。夏季低热也属于功能性低热，即每年夏季即有低热，伴头晕、乏力、食欲减退症状，天气转凉后低热则自行消失，亦俗称"连夏"。

（2）假热　某些患者体温升高无明显原因，要注意客观测量及观察，如假热（factitious fever），可同测口腔或直肠温度及排尿后测温以资鉴别。如 Munchausen 综合征（孟乔森综合征）又名"住医院癖"或"假装急病求医癖"，是一种通过描述、幻想疾病症状，假装有病乃至主动伤残自身或他人，以取得同情的心理疾病。另有代理型 Munchausen 综合征或称代理型佯病症，是指照顾者捏造或诱发被照顾者的身心疾病，通常是成人杜撰或制造孩子的病症，使得儿童受到不必要的医疗，导致心理及生理上的伤害。Munchausen 综合征区别于诈病，无明显目的性，部分患者是无意识的，是一种心理疾病。此病不容易被发现，通常是透过旁人暗中观察亲子互动，或就医时医护人员仔细留意，才可诊断。

四、发热待查和不明原因发热定义

"发热待查"是感染科疑难疾病诊治中的难点。合理临床诊治流程可以提高发热待查的诊断水平。为规范发热待查临床诊治流程，《中华传染病杂志》编辑委员会根据发热待查的特点、国内外最新的循证医学证据，于 2016 年组织国内有关专家对发热待查的诊治流程进行了讨论，并形成《发热待查诊治专家共识》（以下简称共识），旨在帮助临床医生在发热待查的诊断与治疗中做出合理决策，但本共识不是强制性标准，也不可能包括或解决发热待查中的所有问题。因此，临床医生在面对具体患者时，应根据自己的专业知识、临床经验和可利用的医疗资源，制定全面合理的诊疗方案。

"发热待查"是一个错综复杂的临床问题。关于命名，中文文献中有"原因不明发热""发热待查""不明原因发热"等诸多称呼，均源于外文的"fever of unknown origin"。"发热待查"这一概念在我国最早见于 1962 年文献，笼统指代"开始症状或体征不典型以致诊断不明确"的发热。而在国际上，最早于 1907年即出现了相关概念，在之后数十年间曾有"fever of unknown origin""fever of undetermined origin""unexplained origin"等不同表述。1961 年，Petersdorf 和 Beeson 通过对一系列发热原因不明患者的观察后正式提出发热待查的定义和分类，并沿用至今，成为经典的发热待查概念，即发热持续时间超过 3 周，多次

体温 >38.3℃，经过至少 1 周深入细致的检查但仍未能确诊者。

目前发热待查的诊断主要是采用 Petersdorf 的标准，其优点体现在以下 4 个方面：①剔除了可确诊的某些病毒感染；②剔除了病因明确、诊断较易的短期发热；③剔除了短期内可自愈的原因不明发热；④剔除了功能性发热。1991 年，Durack 和 Street 提出，长期发热的住院患者及免疫缺陷患者等特殊人群的病因分布有所不同，宜单独列出，丰富了发热待查的定义。此后，国际上开始逐渐使用"fever of unknown origin"进行统一描述。

20 世纪 80 年代，这一概念进入我国。1981 年，翁心华和徐肇玥教授首次在国内发表文章阐述我国"fever of unknown origin"的病因分类，并译为"原因不明的发热"。在国内，这一概念也曾在多篇文章中分别被译为"不明原因发热"及"发热待查"。1999 年全国发热性疾病学术研讨会上，将 FUO 的定义更改为：发热持续 3 周以上，体温 ≥38.5℃，经详细询问病史、体格检查和常规实验室检查仍不能明确诊断者。

关于发热待查的定义，尤其是对热程的划分，国内专家意见不尽一致，最后共识采用了国际公认的 Petersdorf 于 20 世纪 60 年代提出的 3 周时间作为标准热程，便于国际间学术交流。随着国际上相关表述的统一，共识建议统一这一概念的中文表述。鉴于我国最早使用"发热待查"这一名词进行描述，因此建议统一采用"发热待查"这一命名。统一将"fever of unknown origin"命名为发热待查，按共识并结合国内外文献和临床实践将发热待查分为经典型发热待查、住院患者的发热待查、粒细胞缺乏患者的发热待查和 HIV 感染者的发热待查 4 类。

（1）经典型发热待查　发热持续 3 周以上，口腔体温至少 3 次 >38.3℃（或至少 3 次体温 1 天内波动 >1.2℃），经过至少 1 周在门诊或住院的系统全面的检查仍不能确诊的一组疾病。系统全面的检查应至少包括三大常规、粪便隐血试验、肝功能、肾功能、电解质、血培养、胸部 X 线片和腹部 B 超，且患者无免疫缺陷相关疾病史。

（2）住院患者的发热待查　患者入院时无发热，入院后发热超过 3 天，口腔测体温至少三次 >38.3℃（或至少三次体温 1 天内波动超过 1.2℃）。

（3）粒细胞缺乏患者的发热待查　患者存在粒细胞缺乏（中性粒细胞计数 <0.5×10^9/L）；发热超过 3 天，口腔测体温超过 38.3℃（或体温 1 天内波动超过 1.2℃）；体液标本经培养 >48h 后结果显示阴性。

（4）HIV 感染者的发热待查　确诊 HIV 感染，住院患者发热超过 3 天或门诊患者发热超过 3 周，口腔体温 >38.3℃（或体温 1 天内波动超过 1.2℃）。

由于特殊人群的发热待查(包括住院患者、粒细胞缺乏患者、HIV 感染者)有其特殊的疾病谱及诊治流程,本书将主要围绕经典型发热待查展开。关于经典型发热待查的定义,有国内学者建议将体温 >37.5℃、发热时间超过 2 周纳入发热待查的范畴。发热待查是儿科常见疾病之一,徐保平等报道北京儿童医院 1993 年 1 月 1 日至 1998 年 12 月 31 日期间总住院患儿 79 898 人次,发热待查 744 例占总住院患儿的 0.93%,占年住院患儿的百分比分别为 0.82%、0.69%、0.73%、0.77%、1.06%、1.54%,有逐年增高趋势。目前国内外儿科发热待查诊断标准有很大差异,且观察年代、国家、地区不同,其病因构成有很大不同,但大多数报道发热待查的第一病因为感染性疾病。国内关于儿童发热待查的诊断标准,多数多中心临床研究及学者仍采用第 8 版《诸福棠实用儿科学》中发热待查(FUO)的定义,即发热≥3 周,体温 >37.5℃,经≥1 周完整病史询问、查体和常规实验室检查不能确诊者。

第二节 不明原因发热常见病种

引起 FUO 的病因超过 200 种,可以归纳为四类,即感染性疾病、肿瘤性疾病、非感染性炎症性疾病、其他疾病。不同时期、不同地区、不同年龄的患者、不同医疗资源造成 FUO 的病因谱构成比例不同。

一、感染性疾病

长期以来一直是引起 FUO 的最主要的病因,以呼吸道感染占首位,包括病毒、支原体、细菌及结核菌等;其余系统性感染有肠道,泌尿系统,中枢神经系统(脑炎、脑膜炎),心血管系统(如感染性心内膜炎、心包炎),肝胆系统(如肝炎、胆管炎、肝脓肿等);全身性感染如败血症、结核病、伤寒、副伤寒、布鲁菌病、EB 病毒感染、巨细胞病毒感染、莱姆病、黑热病、钩端螺旋体病、疟疾、血吸虫病及真菌感染如新型隐球菌病等。脓肿或局限性感染如骨髓炎、肾周围脓肿、膈下脓肿、阑尾脓肿、肛周脓肿等。

感染性疾病的病原体有细菌/支原体(反复感染者,重视原发性免疫缺陷病、先天性粒细胞减少症、遗传性补体缺陷病、联合免疫缺陷病等),病毒(EB 病毒相关传染性单核细胞增多症、巨细胞病毒感染),结核病(尤其是肺外感染为主),真菌感染(隐球菌脑炎、急性侵袭性肺曲霉病),热带病原(猫爪病、黑热病、吸虫病、脑囊虫病、钩端螺旋体病、立克次体病等)。诊断难点:结核的肺外感染,血流感染,深部脓肿及神经系统感染(脑、脊髓),EB

病毒(EBV)相关淋巴组织增殖性疾病(LPD)(EBV + LPD),植入物等。EBV + LPD 是指 EB 病毒感染的一组具有谱系的淋巴组织疾病,其中包括增生性、交界性、肿瘤性疾病。根据这个概念,EBV + LPD 不包括传染性单核细胞增多症(IM)和急性重症 EB 病毒感染(EBV 阳性嗜血细胞综合征、暴发性 IM、致死性 IM 等);也不包括已经明确命名的 EBV 阳性淋巴瘤(如 NK/T 细胞淋巴瘤、侵袭性 NK 细胞白血病、伯基特淋巴瘤、霍奇金淋巴瘤等)。EBV + LPD 目前包括:①EBV + B 细胞 - LPD,如淋巴瘤样肉芽肿、EBV + 免疫缺陷相关 LPD、慢性活动性 EBV 感染(CAEBV) - B 细胞型、老年性 EBV + B 细胞 - LPD 等。②EBV + T/NK 细胞 - LPD,如 CAEBV-T/NK 细胞型、种痘样水疱病、蚊叮超敏反应等。EBV + LPD 不同于单纯的增生性疾病(如 IM)但又有重叠,也不同于典型的肿瘤性疾病(如 NK/T 细胞淋巴瘤)但也有重叠。确诊需结合临床表现、病理形态、免疫组织化学、EBV-EBER 原位杂交及 *TCR* 基因检测等。

二、非感染性炎症性疾病

非感染性炎症性疾病包括自身免疫性疾病(autoimmune diseases,AD)和自身炎症性疾病(autoinflammatory diseases,AID)两大类。机体免疫反应分为固有(天然)免疫反应及适应性(获得)免疫反应。在炎性反应中,固有免疫反应主要涉及单核巨噬细胞、中性粒细胞、自然杀伤细胞等髓系效应细胞及相关炎性细胞因子导致的自身组织炎症。适应性免疫反应主要涉及 T 淋巴细胞、B 淋巴细胞、自身抗体、主要组织相容性复合体等针对特定自身组织抗原的免疫反应。固有免疫反应机制涉及炎症激活通路活化/抑制机制失衡,致炎因子过度释放,导致组织损伤;而适应性免疫反应是中枢或外周免疫耐受机制破坏,产生大量自身抗体、自身反应性 T 淋巴细胞、B 淋巴细胞并有 MHC-Ⅱ类分子参与的自身组织免疫损伤。纯粹 AIDS 以固有免疫细胞活化为核心致病因素,纯粹 AD 以适应性免疫细胞和自身抗体为核心致病因素。早在 2006 年,国外就有学者提出免疫性疾病链(immunological disease continuum,IDC)的概念,认为 AID 和 AD 均为免疫性疾病链的一部分,两者构成连续统一且具有一定重叠部分的疾病谱。该组疾病在 FUO 病因中所占的比例近年来有所上升,占20% ~ 30%。常见病种有以下几种。

(一)自身免疫性疾病

经典的自身免疫性疾病多与自身抗体有关,包括器官特异性与器官非特异性自身抗体两大类,另一特征是有 MHC-Ⅱ类分子参与发病。由于各种原因导致机体免疫调节功能紊乱，免疫系统无法区别自身特定细胞和组织，既识别自身/非已的免疫耐受机制被破坏而引起一系列病变。分为单基因病和多基因病，后者包括幼年特发性关节炎、系统性红斑狼疮、系统性硬化症、多发性肌炎/皮肌炎、干燥综合征、混合型结缔组织病、未分化结缔组织病、韦格纳肉芽肿、血管性免疫母细胞淋巴结病、系统性血管炎和重叠综合征等。

儿童 FUO 病因中以全身型幼年特发性关节炎（SJIA）最常见。幼年特发性关节炎（JIA）是一组 16 岁以前起病、原因不明、以慢性（持续 6 周或以上）关节炎为主要特征，可伴有其他组织、器官损害的慢性全身性疾病，并除外其他疾病所致关节炎。

关节炎定义关节肿胀和（或）积液，或存在下列体征中的 2 项或 2 项以上：①活动受限；②关节触痛；③关节活动时疼痛；④关节表面皮肤温度增高。国际风湿病学联盟（ILAR）JIA 分类标准现已得到普遍认同，根据不同临床特点分为 7 个亚型。SJIA 除关节炎表现外，以发热、皮疹等全身性症状为突出表现。相比其他亚型，SJIA 更类似于自身免疫性疾病，有明显的固有免疫异常而无自身抗体。诊断时需排除感染、肿瘤和其他发热性疾病。部分患儿药物治疗难以控制全身症状和关节炎症，且伴发严重的药物不良反应，部分患儿可并发巨噬细胞活化综合征（macrophage activation syndrome，MAS）而危及生命。SJIA 病因和发病机制仍不完全清楚，可能与基因背景和环境因素有关。与其他亚型 JIA 相比，SJIA 有明显的固有免疫应答异常。

（1）临床表现

以发热、皮疹、关节炎、浆膜炎及肝脾肿大、淋巴结肿大等为主要临床表现，具体表现如下：

发热　SJIA 发热呈每天发热，体温高峰≥39℃，可下降到 37℃ 以下，至少连续 3 天，持续 2 周及以上，抗感染治疗无效。发热时可伴全身症状，如乏力、皮疹、关节疼痛、肌肉疼痛等，热退后症状好转。

皮疹　约 80% 患儿可出现发热相伴的淡红色斑丘疹，是 SJIA 的典型皮疹表现。皮疹常表现为多发、圆形或类圆形、稍高出皮面、大小不一、淡红色的斑丘疹，皮疹可融合成片。发热时皮疹明显，热退后减少或消失，可出现于全身任何部位。

关节炎　关节炎可出现在病程的任何时期。单关节炎并不多见，持续疾病活动的患者多关节受累多见。膝、腕和踝关节最常受累，颈椎、肩、肘、手指、髋、足趾等部位关节均可受累。关节损伤可迅速发生，骨呈侵蚀性进展，关节间隙变窄，甚至在发病后 2 年内发生关节强直，是关节致残的主要 JIA 亚型之一。

肝、脾、淋巴结肿大　肝、脾、淋巴结肿大可单独或合并出现，通常为轻、中度增大，多于病初出现。

浆膜炎　可伴心包积液、胸腔积液。通常无症状，部分患儿可表现为胸痛，伴或不伴有呼吸困难。

其他　生长发育迟缓，发病时或疾病活动期可有全身肌痛。脑病、癫痫和颅内出血是 MAS 中枢神经系统受累的严重表现。部分重症患儿可合并间质性肺病、肺纤维化、肺泡蛋白沉积症及肺动脉高压等，需高度关注。

（2）辅助检查

实验室检查　血常规检查，活动期患儿白细胞升高（$\geqslant 15 \times 10^9/L$）并伴中性粒细胞比例和绝对数升高。血小板计数常升高，血红蛋白可有不同程度下降。红细胞沉降率（ESR）和 C 反应蛋白（CRP）显著增加。血清铁蛋白升高。血免疫球蛋白（Ig）G、IgA、IgM 均可增高。类风湿因子阴性，抗核抗体阴性。

心脏超声　可检查有无心脏扩大、心包积液等浆膜炎表现。

胸部 CT 和腹部超声或 CT 检查　SJIA 为排他性诊断，建议行必要的影像学检查如胸部 CT 和腹部超声或 CT，以排除肺部感染、纵隔肿瘤和腹腔占位性病变，也可早期发现风湿性肺间质改变等。

关节影像学检查　SJIA 关节病变早期主要表现为滑膜病变和关节积液，后期可出现骨质破坏，X 线检查对 SJIA 早期关节病变的识别帮助不大。关节超声和增强磁共振成像（MRI）是识别 SJIA 早期关节病变的首选影像学检查，SJIA 早期关节 MRI 征象主要表现为滑膜炎，包括骨髓水肿在内的其他征象少见。需要强调的是由于 SJIA 关节病变与全身表现常常不同步，所以影像分期和临床分期不能等同。

（3）分　类

国际儿童风湿病试验组织（the Pediatric Rheumatology International Trials Organization，PRINTO）曾发布了 JIA 准分类标准，其中 SJIA 定义为：不明原因（排除感染性、肿瘤性、自身免疫性或单基因自身炎症性疾病）发热（每天发热体温高峰 $\geqslant 39℃$，体温可下降到 37℃ 以下，至少连续 3 天，发热反复出现持续 2 周及以上），伴有两个主要标准或一个主要标准加两个次要标准。主要标准：①可消退（非固定的）红斑性皮疹；②关节炎。次要标准：①全身淋巴结肿大和（或）肝肿大和（或）脾肿大；②浆膜炎；③持续 2 周或更长时间的关节痛（无关节炎）；④白细胞增多（$\geqslant 15 \times 10^9/L$）伴中性粒细胞增多。

（二）自身炎症性疾病（AID）

AID 的概念是 1999 年由 McDermott 等提出，其基于家族性地中海热（familial Mediterranean fever，FMF）和 TNF 受体相关周期热综合征（TNF receptor-associated periodic syndrome，TRAPS）两个疾病致病基因的发现。AID 是一组以反复发热、急性关节炎和急性期蛋白水平升高为特征的复发性非侵袭性炎症性疾病。与适应性免疫异常造成的 AD 不同，AID 患者体内不能检测到特异性抗原、高滴度自身抗体或特异性 T 细胞克隆活化，而主要由机体固有免疫系统介导炎症反应。AID 由于其遗传性特点大多发病较早，患者从出生后数小时到 10 余岁青少年期均可发病，少数患者成年后发病。

临床表现为复发性全身炎性反应，绝大多数患者表现为突发周期性发热、皮疹、浆膜炎、淋巴结肿大和关节炎等，同时伴急性期反应物升高；在无症状的发作间期，患者生长发育和身体状况正常，急性期反应物也属正常范围。AID 最初主要指遗传性周期热综合征（hereditary periodic fever syndrome，HPFS）。随着近年来对 AID 的进一步研究，越来越多的疾病被发现并被归入 AID 疾病谱中，目前 AID 已经发展为一组涵盖范围广泛的疾病，从单基因遗传性疾病如家族性地中海热，到多基因遗传性疾病如克罗恩病。按目前被普遍接受的疾病分类标准，AID 被归于原发性免疫缺陷病的范畴。在 2013 年最新原发性免疫缺陷病分类中，AID 被列为原发性免疫缺陷病 9 种类型中的第 7 种，并被分为炎症小体缺陷性疾病和非炎症小体相关疾病两大类，共 18 种疾病。欧洲发热性疾病注册中心和国际儿童风湿病试验组织提出与儿童 FUO 相关的自身炎症性周期性发热疾病主要包括遗传性复发性发热（HRF）和非遗传性周期性发热 – 阿弗他口炎 – 咽炎 – 淋巴结炎，而前者包括家族性地中海热（FMF）、TNF 受体相关周期热综合征（TRAPS）、甲羟戊酸激酶缺乏症（MKD）/高 IgD 综合征（HIDS）和冷炎素相关周期性综合征（CAPS）。

1. 周期性发热 – 阿弗他口炎 – 咽炎 – 淋巴结炎（PFAPA）

PFAPA 是一种病因不明的复发性发热综合征，其特征是发热、咽炎、阿弗他口炎和淋巴结肿大周期性发生，主要影响学龄前儿童，是儿童期最常见的周期性发热性疾病。典型病例往往在 5 岁前起病，青春期自愈，具有周期性发热、阿弗他口炎、咽炎和淋巴结炎等临床表现。在发作间期完全没有症状，生长发育也不受影响。女性发病率略高，无种族特异性，我国暂无确切的发病率数据。1987 年由 Marshall 等首次描述，1989 年他们创造了首字母的缩写词 PFAPA，并提出了该综合征的一套诊断标准。1999 年 Thomas 等对 Marshall 标准进行修改，修改后的诊断标准被沿用至今。遗憾的是尽管自首次描述以来已经过去了 40 年，但对 PFAPA 的诊断、可能的诱因以及治疗的选择仍是非特异性的，对于儿童的最佳治疗方案尚无共识。

（1）病因及发病机制

PFAPA 综合征的病因和发病机制仍然未完全明确，发作的规律性及其对皮质类固醇的迅速反应表明免疫失调是该疾病的潜在基本机制。研究发现，PFAPA 同时存在天然免疫反应异常和 T 细胞活化异常。异常 T 细胞活化主要向 Th_1 偏移。同时 TNF - α、IFN - γ、IL - 6 升高，而 IL - 4 和 IL - 17 下降。采用西咪替丁作为 PFAPA 的有效预防性药物，也与抑制 T 细胞活化有关。天然免疫反应异常也参与 PFAPA 致病过程。研究发现，患儿中性粒细胞和单核细胞升高，IL - 18 水平升高。此外，CXC 趋化因子配体 10（CXCL10）在 PFAPA 发热期及非发热期均升高，支持持续性的天然免疫活化。而且，CXCL10 作为 T 细胞的诱导因子，支持天然免疫和适应性免疫均参与 PFAPA 致病的假设。总之，PFAPA 可能的致病机制是感染启动了异常的天然免疫反应，导致 T 细胞募集和异常活化。尽管有少部分 PFAPA 患儿存在家族聚集现象，但 PFAPA 是否具有遗传背景尚存争议。有研究发现，PFAPA 和地中海热基因 *MEFV* 相关。而且，*MEFV* 基因突变可以改变 PFAPA 病情。至少 3 个以上的独立研究团队发现：PFAPA 仅有 1 个 *MEFV* 等位基因受累；携带 *MEFV* 基因突变患儿病情更轻，发热期更短，阿弗他口炎发生率更低。但也有研究对 68 例 PFAPA 患儿进行了基因检测，没有发现确切的致病基因。因此，关于 PFAPA 的遗传学背景值得进一步探讨和研究。研究发现，PFAPA 患儿存在显著的维生素 D 缺陷。通过补充维生素 D，整体上降低了部分患儿的发热次数。维生素 D 在天然免疫和适应性免疫系统均有作用，尤其是 T 细胞调节。因此，PFAPA 患儿维生素 D 缺陷支持 T 细胞功能失调的假说。

（2）临床表现及实验室检查

典型 PFAPA 患儿周期性发热，伴有阿弗他口炎、咽炎及淋巴结炎中至少一种表现。大部分患儿均在 5 岁前起病，近来也有在儿童期，甚至成人起病的报道。患儿固定每隔 3~8 周出现发热，往往为高热，持续 3~7 天。发热具有自限性，发热间期无任何不适，生长发育也不受影响。不伴有上呼吸道感染症状及其他感染证据。PFAPA 患儿同时可伴其他非特异性表现，包括头痛、肌痛、腹泻、关节痛、咳嗽、流感样症状及皮疹等。目前 PFAPA 没有相关的实验室检查可确诊。发热期可出现白细胞计数、红细胞沉降率（ESR）、C 反应蛋白（CRP）、血清淀粉样蛋白 A、TNF - α、IL - 1β 及 IL - 6 升高，这些炎性因子可作为潜在的生物标记物用于 PFAPA 的实验室诊断，降钙素原和免疫球蛋白往往在正常水平。部分患儿可发现维生素 D 水平降低。在发热间期，所有炎症指标可恢复正常。

（3）诊断及鉴别诊断

PFAPA 目前的诊断仍基于 1987 年 Marshall 等提出、1999 年 Thomas 等修正的标准，具体包括：①5 岁前出现固定的周期性发热；②无上呼吸道感染症状并伴阿弗他口炎、咽炎及淋巴结炎中至少 1 种表现；③排除周期性粒细胞减少症；④发热间期完全没有症状；⑤正常的生长发育。由于目前已有年长儿，甚至成人 PFAPA 的报道，因此年龄限制不作为诊断的必备条件。

作为自身炎症综合征中的一种疾病，PFAPA 临床表现仍存在变异，因此需要重视鉴别诊断：

感染性疾病　首要的是要与感染性疾病特别是反复上呼吸道感染相鉴别。上呼吸道感染通常会伴有咳嗽、流涕等症状，冬季常见，而 PFAPA 患儿不伴有类似表现且发热无季节性差异，病原学检测为阴性，此外 PFAPA 发作时 PCT 通常正常，对抗生素治疗不敏感及对糖皮质激素有良好的反应性也有助于鉴别诊断。

周期性中性粒细胞减少症　周期性中性粒细胞减少症发热期间中性粒细胞计数常明显减低，对单剂量皮质类固醇无反应，并且口腔炎和多发性口腔溃疡比 PFAPA 更为严重，可通过检测嗜中性粒细胞弹性蛋白酶基因 *ELANE* 的突变来确诊。

与单 AID 基因鉴别　PFAPA 和家族性地中海热之间有很强的相关性。目前的研究已证实 PFAPA 患儿常合并 *MEFV* 基因突变，二者的鉴别要点主要包括：家族性地中海热呈短期复发性发热，热程多小于 3 天常伴有浆膜炎、关节肿痛及红斑等全身表现；多数家族性地中海热对于糖皮质激素治疗不敏感，秋水仙碱是其治疗首选药物；PFAPA 发热间歇期血清淀粉样蛋白 A 多正常；家族性地中海热多为 *MEFV* 基因的纯合突变或复合杂合突变，而 PFAPA 多为 *MEFV* 基因杂合突变；PFAPA 对患儿生长发育无影响，而家族性地中海热多预后不良，淀粉样变性是其最常见的并发症。

对于其他自身免疫性疾病及恶性肿瘤等，目前可通过自身抗体的检测、全身多器官系统的表现、骨髓细胞学及组织活检等手段加以鉴别。

（4）治疗及预后

PFAPA 通常为自限性疾病。治疗的主要目标是控制急性发作、减轻临床症状及降低发作频率。

糖皮质激素 在 PFAPA 发热初期给予单剂泼尼松龙($1 \sim 2mg/kg$)或倍他米松($0.1 \sim 0.2mg/kg$），可在数小时内快速控制发热。对糖皮质激素的快速反应是 PFAPA 区别于其他遗传性周期热综合征的重要特征。单剂糖皮质激素被证实对高达 85% ~ 95% 的 PFAPA 患儿有效。但值得注意的是，糖皮质激素不能预防发热的再次发生，并且可缩短发热间隔时间。激素治疗的主要不良反应是睡眠障碍，而在入睡前 $4 \sim 6h$ 服用药物可减少其发生率。

扁桃体切除术 由于 PFAPA 具有自限的特点，因此是否采用具有一定风险的扁桃体切除术尚存争议。在 PFAPA 症状严重影响患儿生活质量、其他治疗包括激素治疗无效的情况下，可以考虑手术治疗。关于其主要争议在于 PFAPA 的自限性以及手术本身的风险。但是手术治疗可以使大部分患儿迅速持久地缓解病情，并且由此带来的患儿生活质量提高和经济支出减少的优势仍需重视。是否采用手术治疗需要多方面因素综合考虑。

秋水仙碱 与其他遗传性自身炎症综合征有密切联系，PFAPA 患儿 *MEFV* 基因突变率升高，使秋水仙碱成为 PFAPA 发热期预防性药物的选择之一。尽管还需要更大样本的病例进行证实，目前资料显示秋水仙碱是 PFAPA 的有效预防性药物。但是，秋水仙碱药效持续时间短，不适合作为 PFAPA 常规治疗性药物。

IL-1 抑制剂 基于 PFAPA 发热期 IL-1β 的过度产生，临床研究发现 PFAPA 患儿接受 IL-1 抑制剂阿那白滞素（anakinra）进行治疗，结果均取得了临床缓解。IL-1 抑制剂已经成为未来 PFAPA 非常具有前景的治疗手段。

其他 除了调节钙磷代谢，维生素 D 具有免疫调节功能。小样本研究也发现维生素 D 水平和 PFAPA 患儿发热次数有关，采用维生素 D 补充（400U/d）可有效减少发热次数及持续时间。西咪替丁对部分患儿有效。值得注意的是，对乙酰氨基酚、布洛芬及其他非甾体抗炎药除了在部分病例中可暂时降低体温外，并不能明显改善病情。

总之，作为儿童期最常见的周期热综合征，PFAPA 仍有较多问题有待解决，如致病机制、遗传学背景和诊断标准等。PFAPA 自限性的特点使治疗方案的选择需要多方面因素综合考虑。未来迫切需要通过大样本 PFAPA 病例研究，探寻其遗传学背景和特异性生物标志，规范 PFAPA 的诊治过程，提高患儿生活质量。

2. 家族性地中海热（familial Mediterranean fever，FMF）

FMF 是一种常染色体隐性遗传性疾病，大多数发生于地中海地区血统的人种，尤其是非中欧的犹太人、亚美尼亚人、土耳其人、黎凡特阿拉伯人。多为儿童起病，以反复发热和腹膜炎为特征，较少病例表现为胸膜炎、关节炎、皮肤病变和心包炎。

（1）病因及发病机制

FMF 由于 *MEFV* 基因突变所致。*MEFV* 基因位于 16 号染色体（16p13），由 10 个外显子组成，编码的蛋白称为 pyrin。研究显示，pyrin 蛋白主要在人的多形核白细胞和单核细胞中表达，在炎症初期的白细胞促炎 – 抗炎机制中起负调控作用。*MEFV* 基因突变导致 pyrin 蛋白表达减少或功能异常，使起始反应细胞处于异常的持续激活状态，使机体对有害刺激的反应不断放大，就会引起自身炎症性病理损伤。

（2）临床表现及实验室检查

FMF 以周期性发热和腹膜炎为主要表现。部分病例可出现胸膜炎、关节炎、皮肤病和心包炎。发热持续 1 ~ 3 天，腹痛最常见，可见于 90% 的患者。20% ~ 40% 的患者有胸部疼痛，50% ~ 60% 的患者有关节痛，发作时约 40% 的患者可有丹毒样红斑。这些发作是自限性的，一次发作结束后，患儿可以完全恢复正常。FMF 最重要的并发症是淀粉样变性，淀粉样蛋白可以沉积到肾脏、肠道、皮肤、心脏并且引起脏器功能的逐渐丧失，尤其是肾脏功能。发现肠道或肾脏的淀粉样变性可能是诊断该病的线索。FMF 的诱发因素包括应激、病毒感染或药物。FMF 发作的前驱症状包括潜在炎性反应、受累部位不适，或者各种生理性、情绪和躯体性主诉，例如易激惹、头晕、食欲增长和味觉改变。实验室检查首先发作期可测定 ESR、CRP、全血细胞计数及纤维蛋白原以了解炎症的结果是否恢复到正常或接近正常。此外，需进行尿液检查确定是否有血尿和蛋白尿。出现蛋白尿时需进一步检查以了解是否继发于淀粉样变性病。直肠活检或肾脏活检发现淀粉样沉积物是诊断的重要依据。不同等位基因上 2 个基因突变有助于确诊，但若只有 1 个 *MEFV* 基因突变，而患者具备 FMF 的临床表现，仍然不能除外 FMF。尽管有 5 种突变最常见（占所有突变的 85%），但也存在一些罕见或未知的突变。因此诊断时需结合临床表现、基因检测和对秋水仙碱治疗有效的综合评价。

（3）治疗及预后

秋水仙碱是唯一用于治疗 FMF 的药物，不仅能够控制发作，而且可减少淀粉样变性的危险。患儿需终生服药，因此患儿的依从性非常重要。淀粉样变性是 FMF 的一个迟发并发症及主要的致死原因。

3. TNF 受体相关周期热综合征（TRAPS）

TRAPS 是一种常染色体显性遗传病，最早报道见于北欧人群，因此又被称为家族性爱尔兰热，但也可见于美国黑人、日本人和地中海周围国家人群。

（1）病因及发病机制

TRAPS 因 p55 TNF 受体（或称 TNFR1A）突变所致，该受体由 TNF 超家族受体 1A 基因（*TNFRSF1A*）编码，位于 12 号染色体（12p13）。目前已发现 *TNFRSF1A* 总共 114 个序列变异，其中 75 个与 TRAPS 表型相关，大多数属无意义突变。患者血浆 TNF 可溶性受体的量和质均存在异常。游离 TNFR 从细胞膜脱落产生大量可溶性受体，后者能通过与膜结合受体竞争性结合而清除循环 TNF。*TNFRSF1A* 突变可能干预脱落过程，导致患者缺乏对 TNF 的适当抑制。此外，TNFR1 可通过 NF-κB 触发细胞活化，或通过活化前凋亡来触发凋亡，而突变 *TNFR1* 则诱导凋亡缺陷，致炎细胞持续活化。且突变 *TNFR1* 与细胞膜结合存在缺陷，无法将细胞内质网转运到细胞膜，内质网潴留致线粒体反应、氧自由基过度释放，成为炎性反应持续的又一可能机制。

（2）临床表现及实验室检查

发病年龄 2~53 周岁，以周期性发热、关节痛和肌肉疼痛、腹痛、浆膜炎和皮疹为主要临床表现。发作期急相反应物升高，发作间期甚至也不能完全恢复正常。*TNFRSF1A* 基因检测有助于诊断，有家族史的患者常见，散发病例中阳性率不高。

（3）治疗及预后

秋水仙碱对于预防 TRAPS 反复发生无效。肿瘤坏死因子拮抗剂和糖皮质激素是最常用的治疗药物。

4. 甲羟戊酸激酶缺乏症（MKD）/高 IgD 综合征（HIDS）

MKD 最早报道于 1984 年，高 IgD 曾被认为是诊断此病的血清标志物，故又称高 IgD 综合征。但后来发现位于染色体 12q24 上的甲羟戊酸激酶（*MVK*）基因突变才是真正的病因，且 IgD 升高的灵敏度和特异性都很低，所以目前不再称高 IgD 综合征，而代之以 MKD。MKD 发病人群除北欧外还包括地中海盆地和亚洲。

（1）病因及发病机制

MVK 基因突变所致。MVK 是胆固醇合成的关键酶之一，MVK 使甲羟戊酸磷酸化生成磷酸甲羟戊酸，后者进一步被催化合成类异戊二烯及胆固醇。MVK 活性降低导致炎症反应的机制目前尚不清楚，甲羟戊酸堆积以及类异戊二烯减少可能导致 IL-1β 分泌增高，引起过度炎症反应。

（2）临床表现及实验室检查

以周期性发热、腹痛、腹泻、关节炎、淋巴结肿大、皮疹、血清 IgD 浓度升高为特征。常常在婴儿期起病，每次发作时发热 3~7 天，每 4~6 周发作一次。发作期可伴随腹痛、腹泻、关节炎、淋巴结肿大、脾肿大、皮疹等症状。间歇期完全正常。疾病的病程和严重程度差别很大。血清 IgD 升高是重要的诊断线索，但不是确诊依据。约22%的 MVK 的 IgD 水平正常。而且其他的自身炎症性疾病 IgD 也可以升高。甲羟戊酸激酶活性降低和 *MVK* 基因突变是确诊依据。值得注意的是，约30%患者虽然 *MVK* 基因检测结果阴性，却仍然符合MKD 临床诊断标准。

（3）治疗及预后

目前 MKD 没有公认有效的治疗方法。部分研究采用辛伐他丁、沙利度胺、益赛普（注射用重组人Ⅱ型肿瘤坏死因子受体抗体融合蛋白）、免疫球蛋白等进行治疗，但效果并不确切。早期使用泼尼松治疗可以减轻疾病发作的严重程度并减少持续时间。秋水仙碱对本病无效。MKD 的预后差别很大，随着年龄增长，其发作频率可逐渐降低。

5. 冷炎素相关周期性综合征（CAPS）

CAPS 包括家族性冷自身炎症综合征（FCAS）、Muckle-Wells 综合征（MWS）、慢性婴儿神经皮肤关节综合征（CINCA）。以上 3 种疾病均属于常染色体显性遗传性疾病。

（1）发病机制

本病由单个基因 *NLRP3*（又称冷诱发自身炎性综合征 1，CIAS-1）的不同突变所致，该基因编码蛋白 cryopyrin。*NLRP3* 基因突变可见于约 70% 的 CAPS 患者。Cryopyrin 是炎性体关键蛋白，其寡聚化并与适配体蛋白 ASC 结合，直接激活 caspase-1，促使 IL-1β 活化并释放，导致炎性反应发生。

（2）临床表现

CAPS 最典型的症状是反复发热、荨麻疹和中枢神经系统炎性反应。多于婴幼儿期发病，成人发病临床表现不典型。FCAS 主要表现为寒冷暴露诱发短期（通常 24h 内）发热和荨麻疹。关节痛和结膜炎也较常见。其他症状包括寒冷诱发的满头大汗、睡意、头痛、异常口渴和恶心。MWS 主要表现为反复发生的荨麻疹和发热，与冷暴露关系不密切。还可出现头痛（无菌性脑膜炎）、感音神经性聋和多关节炎。发热期急相反应物升高，发热间期仍可持续轻度升高。淀粉样变是该病的晚期并发症。CINCA 是 cryopyrin 蛋白突变中最严重的类型。在出生后头几周即可出现荨麻疹样皮疹。患者多表现为前额突出、鞍鼻和面中部发育不良。骨骼受累最突出的特征是骨过度生长，主要累及膝（包括髌骨）和手足远端。慢性炎性多关节炎有时可导致骨侵蚀。中枢神经系统表现包括慢性无菌性脑膜炎、颅内压升高、脑萎缩、脑室扩张、感音神经性聋、慢性视盘水肿伴视神经萎缩和视力下降。智力发育迟滞和癫痫也有报道。患者急相反应物质、中性粒细胞持续升高，并有慢性贫血。

（3）治　疗

FCAS病情较轻，通过避免寒冷刺激常可使病情自然缓解。MWS与CINCA予抗IL-1治疗。阿那白滞素起始剂量为每日1mg/kg皮下注射。首次注射后症状好转，且1周之内完全缓解，治疗3年后随访发现，所有CINCA患者症状控制良好，约30%患者听力下降可有效改善。其他IL-1拮抗剂，如列洛西普）和卡那单抗（canakinumab，人抗IL-1β单克隆抗体）也同样有效。

三、肿瘤性疾病

儿童颅外恶性肿瘤发病率较高的前5位依次为白血病、淋巴瘤、神经母细胞瘤、肾母细胞瘤和软组织肉瘤。除肾母细胞瘤较少伴有肿瘤性发热外，其余均可能在初诊时即伴有发热，尤其是白血病、淋巴瘤和IV期神经母细胞瘤。肿瘤发热的原因各不相同，有些是因为肿瘤细胞本身分泌的细胞因子具有致热原性而导致发热，这种发热应用退热药难以降至正常，而另一些是因为合并感染。通常以FUO为首发表现的恶性淋巴瘤临床表现缺乏特征性，其热型无规律，而且病情进展迅速，患儿在短时间内尚未诊断明确就已经死亡。

四、其他疾病

约占10%，药物热、功能性发热、伪装热等也是FUO疾病谱中不可忽略的疾病。许多药物均引起发热，但抗生素仍是主要原因。功能性发热近年来报道屡见不鲜，以学龄期儿童多见，与目前学习、生活压力有关，无须特殊治疗。伪装热多见于大龄儿童，必要时行肛温、腋温对照，将有利于疾病判断。

上述四类原因可解释约85%的发热待查病因。尽管在具有一定规模的医院中，经过较丰富临床经验的医生诊治，并且应用了现代医学仪器、分子生物学与生物化学等诊断技术，但仍有约15%的发热待查患者始终不能查明原因。

（张慧娟）

第三节　诊断原则与思路

一、诊断原则

发热待查的病因复杂，临床表现多样，临床医生要掌握以下四点原则：

①详细的病史询问；②细致的体格检查；③必要的实验室检查和辅助检查，大多数的发热病因可以查明；④必要的重复，包括反复的询问病史、体检、实验室检查和有创操作。

二、诊断思路

从以下几方面入手：根据获得的诊断线索，先考虑常见疾病的常见临床表现；其次考虑常见疾病的少见临床表现；再次考虑少见疾病的临床常见表现；最后慎重鉴别少见疾病的临床少见表现。

诊疗思路包括：①判断是否属于经典型发热待查；②病因初筛；③特异性检查；④诊断性的治疗。

（一）判断是否属于经典型发热待查

1. 发热病程

持续超过 3 周。一大部分急性发热原因不明，缺乏诊断及定位定性线索的患者为病毒感染，这些患者一般情况良好，实验室检查缺乏特异性阳性结果，此时盲目扩大检查范围也无法提高诊断效率。常见的病毒感染 3 周内有自愈倾向，故发热待查的病程时间定义为超过 3 周。

2. 体　温

口腔测体温至少 3 次 >38.3℃ 或至少 3 次体温在 1 天内波动 >1.2℃。病程超过 3 周，为发热待查，不超过 38.3℃ 为低热待查。低热待查与发热待查病因不同，部分青春期低热待查患儿，病程可长达数月至数年，一般情况良好，多次检查未发现阳性结果，可能为自主神经功能紊乱。

3. 既往病史

无免疫缺陷相关疾病史，无免疫抑制药物应用史。免疫缺陷人群的发热病因与经典型发热待查有明显不同，需警惕与免疫功能缺陷相关的机会性感染及肿瘤。

4. 检　查

经过至少 1 周在门诊或住院的系统全面检查仍不能确诊。系统全面的检查包括：血常规、尿常规、粪常规＋隐血、肝功能、肾功能、电解质、血培养（3次不同部位不同时间抽取）、胸部 X 线片，必要时行肺部 CT 和腹部 B 超（肝、胆、胰、脾、肾）检查，仍未明确病因。经典型发热待查的诊断需结合病程、体温、既往疾病史。特别应注意的是，患者应为完善系统全面检查后仍不能确诊的患者。

（二）病因初筛

可在门诊或住院完成，需完善病史采集、体格检查和符合当地医疗水平的无创实验室检查及辅助检查。

1. 病史采集

详细而有质量的病史采集是发现诊断线索的首要步骤，先按疾病发展顺序询问病史，然后针对重点线索追溯。一些关键病史往往因患儿家属记忆不清而表述偏差，需反复核实。重视以下几点情况：

（1）判断是否为持续发热

患者必须同时满足发热待查定义中热程和体温变化的要求，发热应该为其主要临床表现，与疾病进程密切相关。有些患儿虽病程长，但发热仅为一次，就不能以发热待查的诊断思路来考虑。

（2）记录热程

热程长短对发热待查的病因分类诊断具有极大的参考价值。一般来说，热程短（数周），有乏力、寒战等毒性症状者，在抗菌药物应用、病灶切除、脓肿引流后发热即终止，全身情况也随之改善，有利于感染性疾病的诊断。还要注意临床上慢性活动性 EB 病毒感染的患儿会出现反复发热、淋巴结肿大、肝脾肿大等表现；如热程中等（数月），呈渐进性消耗、衰竭者，则以肿瘤多见。热程长（数年），无毒性症状，发作与缓解交替出现，有利于结缔组织病的诊断。

（3）判断热型

随着临床上解热镇痛药、糖皮质激素及抗菌药物的普遍应用，典型的热型，例如稽留热、弛张热、间歇热、波状热等已很少见，但仍需仔细询问发热规律。一些特殊热型有一定的诊断提示意义，例如：稽留热见于伤寒、斑疹伤寒、大叶性肺炎；弛张热见于 JRA、败血症、脓毒症、肝脓肿、严重肺结核；间歇热见于疟疾、肾盂肾炎；波状热见于布鲁菌感染；马鞍热见于登革热；回归热见于回归热螺旋体感染、CANDLE 综合征；不规则热见于风湿热、感染性心内膜炎、阿米巴肝脓疡、肺结核、肿瘤；Pel Ebstein 热往往可见于一些霍奇金淋巴瘤患者；隔日热或三日热则考虑疟疾可能。

（4）按系统顺序询问伴随症状

发热的伴随症状有重要的诊断参考价值。初学者为防止遗漏，可按照系统顺序逐一询问。

常见全身症状：畏寒、寒战、出汗、消瘦、皮疹、皮肤颜色改变。

呼吸系统：咳嗽、咳痰、咯血、气急、胸闷、胸痛。

消化系统：纳差、吞咽困难、恶心、呕吐、呕血、口腔及肛门溃疡、咽痛、腹胀、腹痛、腹泻、便秘、黑便。

循环系统：心悸、期前收缩、水肿。

泌尿生殖系统：尿频、尿急、尿痛、血尿、尿量、排尿困难、腰背酸痛、月经、生殖器溃疡、生殖器水肿。

内分泌系统：多饮、多食、多尿、生长发育、毛发生长、男性乳头发育。

血液系统：瘀点、瘀斑、淋巴结肿大。

运动系统：肌肉酸痛、骨痛、肌无力、关节疼痛、关节僵硬。

神经系统：头痛、头晕、癫痫、意识丧失。

根据症状与体征的特点做出相应的诊断，阴性症状也需记录，可起到鉴别诊断的作用。

（5）获取所有外院相关检查结果

根据病史询问的病程进展，观察辅助检查结果动态变化，必要时制作治疗疗效观察表格，例如体温的动态观察表格、脑脊液治疗观察表、血常规观察表等。部分有创检查可要求借阅标本，重新读片。影像学资料需要按顺序排列后，亲自阅片，疑难者请放射科专家会诊。患者的成系列资料可能对于诊断提供线索。

（6）了解相关病史

患者的既往史与个人史非常重要。例如：不同年龄的患儿疾病类型不同；一些特殊的接触史，包括人及动物。如狗虽然已经接种钩体病疫苗，但仍可携带或排泄该菌，人接触后可被传染；猫可引起猫抓热；吃过兔子和松鼠肉可导致口咽、淋巴结或伤寒样土拉菌病；被老鼠咬伤要注意鼠咬热。特别是一些流行病学史对于感染性疾病意义重大，往往是诊断的关键，如：布鲁菌病多见于从事畜牧业（尤其是为动物接生）的人群中，但在中原地区也可见到，所以要询问患儿是否有食生牛羊肉的历史；有生食习惯者也需考虑寄生虫疾病，也要询问是否被蜱咬过或者去过某寄生虫病流行的地区；有不当饮食习惯或婴幼儿期曾居住过的流行病区，如疟疾、组织胞浆菌病、球孢子菌病等可能在接触数年后发病；不同地区的矿砂、灰尘、工艺品也可能是疾病的媒介；要注意排查患儿及家人的传染病史，注意先天性梅毒或者艾滋病的排查或合并机会性感染的可能。另外需注意了解既往发热病史、用药史、外科手术史、输血史、居住地、业余爱好史及旅游史等。

2. 全面的体格检查

（1）测量体温

在对发热待查患者着手进行系统体检和观察前，首先必须确定患者是否发热。必要时可进行直视下口腔与直肠温度同时记录，临床多次遇到有部分患儿为伪装热，所以正确而系统的体温监测十分必要。每天至少测体温4次，可以为每日6：00、10：00、14：00、18：00，根据需要可每2h测一次，测38℃以上体温时间隔30min复测，注意水银体温计测量时间不超过5min，制作体温表如实记录。测量体温需注意测量方法及换算，并予以相应记录。体温换算约为：肛温−0.5℃＝口温＝耳温＋0.4℃＝腋温＋0.5℃。测量体温同时可以测量心率，一般情况下，体温每升高1℃，心率加快10～15/min。若出现心率未相应增加，需考虑相对缓脉或伪装热。考虑中枢性发热时，可同时测量多部位体温，例如口温＋肛温，双侧腋温＋肛温等，不符合体温测量换算规律需考虑中枢体温调节障碍，左右侧体温不一致等需考虑下丘脑综合征。

（2）细致有重点的入院体检

发热待查的入院常规体格检查应细致，并根据获得的病史有所重点检查。仔细查体可提供诊断线索。

一般情况：发热时是否出汗，若体温持续高而无汗提示可能有脱水、尿崩症、外胚层发育不良、家族性自主性神经功能障碍等疾病。

眼：睑结膜炎提示麻疹、柯萨奇病毒感染、EB病毒感染、淋巴肉芽肿、猫抓热等；球结膜炎提示川崎病或钩端螺旋体病，结膜瘀斑提示感染性心内膜炎；葡萄膜炎提示结节病、幼年特发性关节炎（JIA）、红斑狼疮、川崎病、白塞病和血管炎；脉络膜视网膜炎提示巨细胞病毒感染、弓形虫病和梅毒。眼球突出提示眼窝肿瘤、甲状腺毒症、神经母细胞瘤、眼窝感染、韦格纳肉芽肿或假性肿瘤；对光反射消失可由下丘脑功能障碍所致，无泪、无角膜反射、舌平滑无乳头等提示家族自主性功能障碍。

额窦或上齿龈部有压痛：提示鼻窦炎。

口腔：反复真菌感染提示免疫缺陷疾病；扁桃体有渗出，提示乙型链球菌感染、EB病毒感染、EB病毒相关淋巴系统增殖性疾病。

皮疹：皮疹是发热待查患者的重要伴随体征，很有可能为发热待查的病因诊断提供重要线索。在发热待查中，几乎各种疾病均可伴随皮疹的临床表现，包括：感染性疾病，如EB病毒感染、伤寒、感染性心内膜炎等；非感染性炎症性疾病，如风湿热、幼年特发性关节炎、系统性红斑狼疮、皮肌炎等；肿瘤，如淋巴瘤等；其他，如药物热等。临床医生应熟悉各种类型的皮肤损害，关注皮疹的分布及其与发热过程和其他症状的相关性。皮疹形态学在发热待查病因鉴别诊断中有一定的意义：结节型皮疹常见于分枝杆菌感染、侵袭性真菌感染、恶性肿瘤等；瘀点、瘀斑可见于感染性心内膜炎和一些血液系统疾病等；荨麻疹可见于急性血吸虫病和药物热等疾病；疱疹、大疱型皮疹可见于假单胞菌、链球菌、奈瑟菌、弧菌等感染及药物热等疾病；斑疹、丘疹型皮疹可见于各个细菌性、病毒性感疾病，也可见于非感染性炎症性疾病、肿瘤或药物热等疾病。

肝脾查体：肝区叩痛见肝脏肿。肝大见于 EB 病毒感染、伤寒、布鲁菌病、Q 热、内脏利什曼病、兔热病、回归热、肝肿瘤、肾上腺瘤、POEMS 综合征等；脾脏肿大见于 EB 病毒感染、巨细胞病毒感染、心内膜炎、伤寒、播散性结核感染、组织胞浆菌病、疟疾、布鲁菌病、立克次体病、猫抓病、兔热病、回归热、淋巴瘤、白血病、骨髓增生综合征、家族性地中海热、Felty 综合征、系统性红斑狼疮、幼年类风湿性关节炎、结节病等；淋巴结肿大可见 EB 病毒感染、巨细胞病毒感染、猫抓病、恙虫病、淋巴结结核、局灶性化脓性感染、淋巴瘤、白血病、转移癌、坏死性淋巴结炎、SLE、类风湿关节炎、结节病等。

关节肌肉、骨骼病变：关节疼痛在发热待查中十分常见。最常见的幼年特发性关节炎是一大类以关节、骨、肌肉为主要症状，可累及内脏器官的异质性疾病。其中，弥漫性结缔组织病为系统性自身免疫病，常有发热、关节痛、肌痛。有的以累及大关节为主，有的累及外周小关节；有的引起骨质破坏，有的为非侵蚀性关节炎等等。而血清阴性脊柱关节病，伴骶髂关节炎、脊柱炎、附着端炎，可发展为脊柱强直。感染性疾病中，病原体不仅可直接损害关节引起感染性关节炎，尚可因感染病原体后引起免疫反应导致组织损伤，也称反应性关节炎。而某些代谢异常和内分泌疾病及血液系统肿瘤也有关节疼痛的表现。因此在询问疼痛时，应注意疼痛是位于关节还是关节外组织。关节疼痛的诱因、起病形式、部位、数量、性质、有无肿胀、伴随症状等特点有助于诊断和鉴别诊断。骨有局限性压痛提示骨髓炎或肿瘤骨髓侵入；皮肤表面红肿或压痛提示蜂窝织炎；广泛肌肉压痛提示皮肌炎、旋毛虫病、多动脉炎、川崎病、支原体或虫媒病毒感染，斜方肌压痛提示肌肉劳损或颈椎病。

神经系统：呕吐、昏迷、惊厥、头痛、脑膜刺激征或锥体束征或感觉异常者，各种脑炎（包括寄生虫）、脊髓炎（大小便）。呕吐头痛无其他神经系统体征者，鼻窦炎亦有可能。

直肠指征：触及直肠周围淋巴结肿大或压痛提示盆腔深部脓肿、髂部淋巴结炎、盆腔骨髓炎；大便潜血阳性提示肉芽肿结肠炎或溃疡性结肠炎。

反复寒战和尖峰样体温记录：高热常见于败血症、肾周或尿路感染、肝或胆道感染、感染性心内膜炎、疟疾、布鲁菌病、鼠咬热或局部脓肿。深腱反射亢进提示甲状腺毒症。

3. 根据病史和体检结果完善辅助检查

对所有发热待查患儿按照全部病因进行筛查是不现实的，不但会加重社会与患者的经济负担，而且儿童和成人相比配合度欠佳，也决定了我们临床医生要尽可能的少做抽血等检查。因此，仔细询问病史，反复体格检查，按照发热待查诊断思路，寻找诊断线索是非常重要的。

诊断与鉴别诊断思路是基于诊断线索的分析：①鉴别感染性疾病与非感染性疾病；②感染性疾病的定位，常见感染部位包括肺部感染、尿路感染、肠道感染、胆道感染等，多具有对应的局部症状，尤其不要遗漏感染性心内膜炎、结核病、局灶感染等；③非感染性疾病分为肿瘤性疾病、结缔组织病及其他类疾病，多为全身累及，缺少局部定位表现，需根据临床表现、实验室及辅助检查推论。肿瘤中最常见的为血液系统肿瘤、淋巴瘤，结缔组织病中最常见为幼年类风湿关节炎、SLE 等，其他类疾病尚包括药物热等。根据可能的诊断，选择相关的辅助检查进行特异性检查。

若未获得诊断线索，可进行发热的一般常规检查以提供有用的诊断线索。建议检查项目包括血常规、尿常规、粪便常规＋隐血、肝肾功能、电解质、血脂、外周血涂片、EB 病毒、巨细胞病毒、寄生虫抗体、甲状腺功能、乳酸脱氢酶、肌酸激酶、血糖、不同部位血培养至少 2 次、中段尿培养＋菌落计数、降钙素原、凝血功能、红细胞沉降率、C 反应蛋白、铁蛋白、免疫固定电泳、免疫球蛋白、淋巴细胞亚群分类(T 淋巴细胞、B 淋巴细胞、自然杀伤细胞)、自身抗体谱、肿瘤标志物、传染病筛查、心电图、全腹部 B 超、全身浅表淋巴结、甲状腺超声、胸腹部 CT 平扫。

注意：①一般检查异常指标偏离正常范围的程度越大，对病因诊断的提示价值越大；②一般检查的结果在提示诊断线索的同时也能够作为排除某些疾病的线索；③检查线索需要综合流行病学、病史、体格检查中的线索，综合分析、归纳出最可能的病因诊断方向。

(三)特异性检查

根据获得的诊断线索行特异性有创检查：怀疑血液系统疾病时行骨髓穿刺、骨髓活检及骨髓流式细胞检查均具有诊断价值，建议一次完成，减少重复创伤；当怀疑感染性心内膜炎、伤寒、肠源性发热等感染性疾病时，血培养阴性时，骨髓培养可提高阳性率，仔细阅读骨髓涂片可发现巴贝虫、组织胞浆菌、利什曼原虫、疟疾等病原体。怀疑脑炎时行腰椎穿刺，除常规检查外，怀疑自身免疫性脑炎时可行脑脊液 IgG 指数、寡克隆区带检查；在发热待查伴淋巴结肿大的患者中，淋巴结活组织检查较淋巴结穿刺虽创伤范围大，但更易获得特异性结果。应尽量避免行颈前、腋窝或腹股沟淋巴结活组织检查，颈后、锁骨上或滑车上淋巴结活检更具诊断意义，临床上体检时需特别注意；肺门、纵隔或腹膜后淋巴虽活组织检查诊断价值高，但创伤大，若病情允许可延后。

近年来随着基因检测手段的进步，宏基因、基因检测的应用也越来越广泛，对于一些普通病原学检查、常规培养阴性的患者可行血液、体液或者肺泡灌洗液等标本的宏基因检测；对于一些反复发热、怀疑基因突变或基因缺陷的患儿可行全外显子基因检测。

由于病程进展、病灶分布的不均一性等原因，多次重复的有创检查对于诊断是必要的，需提前告知患者。

（四）诊断性的治疗

临床怀疑一些特定的疾病但缺乏证据时，在不影响进一步检查的情况下，可进行诊断性治疗从而根据所得疗效做出临床诊断。一般应避免使用非甾体抗炎药和抗菌药进行经验性治疗，除了怀疑幼年特发性关节炎和患儿存在可能危及生命的感染。例如，对于有流行病学史，疑为疟疾的患者，若多次血涂片或骨髓涂片中未能查见疟原虫，可试用抗疟疾药物进行治疗，治疗成功后可做出疟疾的临床诊断。对于疑为结核感染的患者，也可进行诊断性抗结核治疗。但需要指出的是对结核疑似患者进行诊断性治疗时观察时间应足够长，一般以 3~4 周以上为宜，期间需注意抗结核药物的不良反应和病情的变化。其他如阿米巴性肝脓肿等疾病也是常见的可以采用诊断性治疗的病种。

必须指出：在病原或疾病无法明确但又高度怀疑时使用，即使失败，经风险评估也较低风险；一般选择单一方案，避免过多干预因素；坚持寻找病原；有效且找到证据，继续治疗；无效或找到相反证据，立即停止；部分有效，综合分析。只有这样，诊断治疗有效后方可作为临床诊断的依据。

（赵倩义）

第二章
发热的中医辨治

第一节　发热的中医分类及热型

发热作为临床常见病、多发病，中医对此认识源远流长，一般分为外感热病和内伤发热。中医学对热病的辨证论治具有较好的疗效，因此，系统地研究中医学对外感热病及内伤发热的认识具有极其重要的意义。本节将从历史沿革、中医古籍着手，将历代医家对热病的认识进行阐述，揭示中医热病的学术发展源流。

一、内伤发热

内伤发热是指以内伤为病因，以脏腑功能失调、气血水湿郁遏或气血阴阳亏虚为主要病机，主要表现为发热。本病起病缓慢，病程较长，一般以低热、高热、五心烦热，也有患者自觉发热而测量体温不升高者。我们将从古代文献入手，溯源澄流，对内伤发热的病名、病因病机及治则治法分类探讨。

（一）内伤发热源流考

内伤发热在古代文献中有"阴虚内热""内热""虚热""积热""劳热"烦热""郁热""火郁""火""内伤发热"等多种记载。《内经》中对"阴虚则内热"论述较详，《金匮要略·惊悸吐衄下血胸满瘀血病脉证治》中云："病者如热状，烦满，口干燥而渴，其脉反无热，此为阴伏，是瘀血也。"其所论已涉及瘀血引起低热之病证。《中藏经·寒热论第七》中有"阳不足则先寒后热，阴不足则先热后寒……皮热而燥者阴不足"的记载，描述了阳虚、阴虚引起发热的不同特点。《诸病源候论·虚劳客热候》中曰："虚劳之人，血气微弱，阴阳俱虚，小劳则生热，热因劳而生。"指出内伤致热，热因劳生。《备急千金要方·瘤冷积热》中有"五心热""胸中热"的记载。《外台秘要》中有"肝劳虚热""肝劳实热""胆腑实热""心劳热""心实热""脾劳热""脾实热""肾劳热"等病症名称。

　　杨思澍等主编的《中医临床大全》在"发热"一节认为，虽然从《内经》开始，已对内伤发热有大量的论述，但未见"内伤发热"的病名，其后历代医家虽对内伤发热的病因病机、治疗方法的认识日益深入，亦未见明确记载"内伤发热"，直到明代王纶在《明医杂著医论》（成书于1502年）中始载"内伤发热，是阳气自伤，不能升达，降下阴分而发热，乃阳虚也"。关于首次提出"内伤发热"者，曾颇有争议。李秀珍在《"内伤发热"病名之由来辨析》一文中认为，高等医学院校五版统编教材《中医内科学》说"明·秦景明最先明确提出'内伤发热'这一病症名称"，而杨思澍等主编的《中医临床大全》（北京科学技术出版社1991年8月第1版）则认为王纶在《明医杂著》中最早提出"内伤发热"一词，秦景明的《症因脉治·内伤发热》成书于1641年，二书的成书年代相差一百余年，说明其确实早于秦景明的《症因脉治》，因此，从目前掌握的资料来看，"内伤发热"这一病症名称的最早记载当为明代王纶所著之《明医杂著》为是。

（二）内伤发热的病因病机

　　历代医家对内伤发热的病因病机论众说纷纭。内伤发热病因复杂，小儿为稚嫩之体，脏腑柔弱，形气未充，禀赋未坚，易虚易实，内伤发热多由脏腑功能失常，引起的发热证候，久病体虚、外伤、情志、饮食、药物、其他疾病等皆可引发，而总结小儿内伤发热的病机，可分为虚证和实证。实证常见证型有食积发热、血瘀发热、肝郁发热；虚证有阴虚发热、血虚发热、气虚发热、阳虚发热。因虚发热者包括阴血不足、元气虚弱所致的发热，其基本病机为机体气、血、阴、阳不足，或因阴血不足，不能制阳，阳气亢盛而致发热，或因阳气虚衰，阴火内生，阳浮于外而发热。因实发热者包括食、湿、痰、郁、瘀等导致的发热，其基本病机为气、血、湿、食等郁结，壅遏化热而引起发热。

1. 因虚发热

　　主要指小儿脏腑功能不全，气、血、阴、阳不足而致发热，既可单独致热，亦可多种因素导致发热。

　　（1）阴虚发热　阴虚发热在《黄帝内经》中就有大量记载，《素问·逆调论》中云"阴气少而阳气胜，故热而烦满也"，其中"少水不能灭盛火"基本奠定了阴虚发热的病理机制。钱乙在《小儿药证直诀》中不仅提出治疗五脏热病的效方，而且将金匮肾气丸化裁为六味地黄丸，为阴虚发热的治疗提供了重要的方剂。王怀隐《太平圣惠方·第二十九卷》中治虚劳烦热的柴胡散、生地黄散、地骨皮散等，对后世很有借鉴意义。朱丹溪对阴虚发热有更为深入的认识，提出"阳常有余，阴常不足"，认为"精神外驰，嗜欲无节"可耗散阴液。如《格致余论·恶寒非寒病恶热非热病论》中云："阴虚则发热，夫阳在外，为阴之卫；阴在内，为阳之守。精神外驰，嗜欲无节，阴气耗散，阳无所附，遂致浮散于肌表之间而恶热也。实非有热，当作阴虚治之，而用补养之法可也。"认为阳有余而阴不足，阴难成而易损，强调保养阴精的重要性，对阴虚发热宜养阴降火之法，反对滥用辛燥，还认为诸病多生于郁，有气郁、湿郁、痰郁、血郁与食郁之不同。《医碥》在此基础上论述道："阴虚，谓肾水虚也……此之火炎，乃由水虚所致，与阳亢而阴未亏者不同。"总之，或禀赋不足，素体阴虚，或过用温燥，或实火灼阴，均可导致阴液亏损，不能制火，而成发热。

（2）血虚发热　五脏所伤皆能致血虚，轻者无热，重者日久可导致阳浮而发热，小儿误治脾虚之阳浮发热，真武汤证发热之肾阳浮越，亦可为高热，都是元虚于内，阳无所归，皆为虚热之证。小儿久病耗血，或失血过多，而致营血虚弱。阴血内亏，阳气失于依附，故外越而发热。症见面色萎黄或淡白无华，唇、舌、指甲色淡，头晕目眩，心悸，四肢不温，舌淡苔白，或见浮肿，脉微细弱或虚大无力，指纹淡隐或淡红。由于血为水谷精气所化生，脾为血液生化之源，前人谓"有形之血不能自生，生于无形之气"，故补血剂中养血与益气药物宜交叉应用。李东垣所谓"血虚发热，证象白虎"，其临床特点是："肌热燥热，因渴引饮，目赤面红，昼夜不息，其脉洪大而虚，重按无力。其《内外伤辨惑论》中有"血虚发热……此病得之于饥困劳役"的论述，将劳倦饮食作为其主要病因，并为此创制当归补血汤。《诸病源候论》中认为"产后脏腑劳损，血虚不复"可致发热，《张氏医通》中云"房劳伤肾，竭力伤肝，阴血损矣"可致发热，而《证治汇补》则云"一切吐衄便血，产后崩漏，血虚不能敛阳，阳亢发热"，将血虚发热的病因病机概括为失血所致的阳不被敛，而亢于外。

（3）气虚发热　脾胃乃生气之源，小儿气虚发热者，多为素体虚弱，先天脾土虚弱，或后天喂养不当，饮食寒热不节，伤及脾胃，以致中气虚衰，土不伏火，虚阳外越引起的发热。常有厌食、消瘦、易疲倦、反复感冒、佝偻病等气虚表现，临床症见神疲乏力，少气懒言，困倦少食，发热自汗，脉虚大无力，甚者见形寒怕冷、四肢无力等症。《内经》中云："劳则气耗。"指出过度劳累会耗伤中气，脾胃之气受损、中气下陷而导致虚火内生而发热，这说明此类发热是由于脾胃气虚、虚阳外越而引起。《幼幼集成》中曰："虚热者，或汗下太过，津液枯焦，或大病之后，元气受伤，皆能生热。其病困倦少力，面色青白，虚汗自出，神疲气怯，四肢软弱，手足厥冷。"《医宗金鉴·幼科杂病心法要诀》中认为："虚热者，因小儿病后气血虚弱，营卫尚未调匀之故。其症神倦气乏，宜用补中益气汤治之。"

李杲对气虚发热的论治达到了里程碑式发展，形成了补土派的学术特点。他在《脾胃论·饮食劳倦所伤始为热中论》中指出："脾胃气衰，元气不足，可致阴火内生。"根据《内经》劳者温之，损者益之的原则，阐发阴火论，运用甘温除大热之法——"惟当以辛甘温之剂，补其中而升其阳，甘寒以泻其火则愈"，创立补中益气汤治疗气虚发热，至今仍为治疗气虚发热的甘温除热之代表方，其"大忌苦寒之药，损其脾胃"的学说对后世医家亦产生了深远影响。

（4）阳虚发热　小儿稚阴稚阳，易虚易实，小儿易出现先天肾气不足或后天肾气过耗。小儿阳虚发热，多属脾胃虚弱，若妄攻误下，或屡进苦寒，裁伐中阳，脾胃虚衰，谷气不升，无阳以和荣卫，荣卫失调则可出现长期低热。或素体阳虚，或过用寒凉之药，或久罹寒证，久之则致脾肾阳虚，阳气不足则寒从中生，阴盛于内，格阳于外，虚阳外越，气不归原，真阳浮散于外，形成外假热里真寒的证候。轻症患儿难见发热症状，惟肾阳虚衰重症患儿，呈高热之症，病多现危象。《素问·生气通天论》中就有"阳气者，烦劳则张"的记载，论述了劳累和阳气浮越于外的关系；《金匮要略》中已有多处条文涉及虚阳外浮的病机；明代张景岳所著《景岳全书》中对内伤发热，特别是阳虚发热的认识做出了重要的贡献，他认为"阳虚者，亦能发热，此以元阳败竭，火不归原也"；而《医碥》则总结为"阳虚发热，阳虚谓肾火虚也……则以虚而有寒，寒在内而格阳于外，故外热；寒在下而戴阳于上，故上热也"，认为是"无根之火"，解释了为何阳虚反出现热象。

2. 因实发热

包括痰、湿、瘀、气、食等郁而导致的发热，多因壅遏不通而化火或郁而化火发热，这些因素既可单一致病，亦可相互由生，其病机可概括为"不通"。

（1）食积发热　《素问·痹论》记载云："饮食自倍，肠胃乃伤。"小儿脏腑娇嫩，脾胃娇弱，食饮不节，超过脾胃运化能力，致食伤脾胃。《温病条辨》中提到"小儿稚阳未充，稚阴未长也"的生理特点，易阴伤阳变热证，形成食积发热。食积停滞中焦，阻碍气机升降，郁而生热，而成阴火。曹宏认为小儿食积发热是由于"脾常不足"加上饮食习惯不当以致成积，积久成疳，损伤脾胃，可见虚实夹杂，胃强脾弱，脾胃不和。症见发热，困倦无力，面黄少华，食欲不振，嗳腐吞酸，腹部胀满或伴疼痛，呕吐泄泻，大便酸臭或口有酸臭之味，或便秘，脉滑，舌苔厚腻或黄等。《医碥》中曰："饮食停滞中脘，则脾胃之阳气被其遏抑，不能宣通，亦郁而成热。"可见食积发热的病机多为虚实夹杂。或因脾胃素虚，食而不化，气滞不行，积而不通而致发热；或为饮食不节损伤脾胃，阴火上冲。钱乙曰："小儿易虚实，脾虚而不受寒温也，服寒则生冷，服温则生热，当识此勿误也。"《保婴撮要·食积寒热》中曰："小儿食积者，因脾胃虚寒，乳食不化，久而成积。"

（2）瘀血发热　瘀血内聚，蕴酿蒸化，瘀阻腠理，卫阳被郁，则通体发热，遂成瘀血发热证。此类患儿多有跌仆坠伤，尤其小儿头部或股部内侧损伤作痛，常易被忽视，临证可见夜间发热，睡眠不安、惊啼，舌有瘀点，舌下经脉粗紫或脉涩。《灵枢》中就已提出瘀血致热的机制是"血泣而不行，不行则卫气从之而不通，壅遏不得行，故热"，说明气血失于调和，壅滞不通可致发热。《医门法律》中则记载"血瘀则营虚，营虚则发热"，认为发热与瘀血不去、新血不生有关。对于瘀血发热的辨证论治，清代王清任和唐容川做出了巨大贡献，使瘀血发热的证治渐趋完善。如王清任《医林改错·气血和脉说》论述血府血瘀之证的特点，并以血府逐瘀汤作为主要治疗方剂。唐容川《血证论·发热》中列出瘀血在肌肤、六经、脏腑等不同部位的表现，并提出4种治法。由于王清任、唐容川的努力，使活血化瘀一法在内伤瘀血发热的治疗中得到广泛应用，亦使内伤瘀血发热之证治渐趋完善。

（3）肝郁发热　肝郁发热的机制是肝失条达，气机壅滞不通郁而化热。肝郁发热主要见于年长儿，肝为"将军之官"，主疏泄，主升主动，喜条达，恶抑郁，能调畅一身气血，为人体气血调控之枢纽，若情志不遂，肝木失于条达，肝体失于柔和，则可致肝气郁而不充，同时小儿又为"稚阴稚阳"之体，元气未充，神气怯弱，不耐意外刺激，如果暴受惊恐，也可扰动肝木，以致开气郁逆，肝气郁遏，蕴郁化热。肝郁发热也称"气郁发热"，《证治汇补·郁证章》中曰"气郁，胸满胁痛，噫气腹胀"，指出因情志不舒，气机郁滞，久郁化火而致的发热皆属于气郁发热的范畴。《丹溪心法》中曰："气血冲和，万病不生，一有怫郁，诸病生焉。"刘完素强调："五志过极皆为热甚。"《医碥》中将其病机概括为"恚怒不发，止自摧抑，则肝气不宣，郁而成热"，重视情志影响。《张氏医通》中亦云"始则肝木郁热，继则龙火上煽"，阐述了肝郁化火上冲而发热的机制。故气郁发热的病机当有两方面解释：一是"气有余便是火"，因气机阻滞不通，气相对有余，久郁而化热；二是"弱者气着则病"，因气弱推动无力，气不得以升降舒展而发热。但无论是气机阻滞不通还是气弱推动无力，发热的产生皆是由于阳气受阻，运行不畅，郁结于内，而致发热。

（4）痰湿发热　《诸病源候论·卷二十·热痰候》中曰："热气与痰水相搏，

聚而不散,故令身体虚热,逆害饮食,头面嗡嗡而热。"论述了内湿停滞常由脾虚所致。久居湿处,外湿内侵,湿邪困脾;或饮食不节,伤及脾胃,酿湿生痰;或脾虚之人,阳气不足,运化失职,饮食水谷不化精微反停滞于内,生湿作痰,以上因素均可致痰湿停留,痰气郁结,久则化热。朱丹溪《格致余论》中将其概括为灼热成痰,影响气机升降,而致发热,可见痰饮内伏既可因实致虚,又可阻塞气机,郁而化热。而湿热蕴结体内,常可闭郁阳气、阻遏气机而化热,且湿热熏蒸又可形成低热长久不退。

(三)内伤发热的辨证论治

内伤发热的辨证应当首辨虚实,其次辨轻重缓急,依据以上整理的病因病机及类型的不同采取恰当的治疗方式。内伤发热的病机有气虚、血虚、阴虚、阳虚之分,气郁、湿阻、瘀血之别,总体论治均秉承"虚者补之""实者泻之"的思路,如张景岳《景岳全书》中所说"治热之法,凡微热之气,宜凉以和之;大热之气,宜寒以制之;郁热在经络者,宜疏之、发之;结热在脏腑者,宜通之、利之;阴虚之热者,宜壮水以平之;无根之热者,宜益火以培之"。

1. 虚证的辨证论治

具体治法为益气、养血、滋阴、温阳,对阴虚及骨蒸发热应配伍清退虚热之品,对阳虚重证真寒假热者,当用回阳救逆之法。

(1)滋阴法 《素问·至真要大论》中提出"寒之而热者取之阴",即"壮水之主,以制阳光"的治疗阴虚发热的原则。后世张子和在《儒门事亲·治病杂论》中提出了"降心火,益肾水"治疗大法。清代叶天士在《临证指南医案·卷五·温热·热陷血分王案》中首次提出青蒿鳖甲汤,病机一般认为"热自阴来",为治疗温病后期阴虚邪伏之著名方剂;温病学家吴鞠通著《温病条辨·卷三·下焦篇·风温》条文十二记载:"夜热早凉,热退无汗,热自阴来者,青蒿鳖甲汤主之"。朱丹溪提出"补养之法"治之,其创制的大补阴丸和四物汤加黄柏、黄芩、龟甲等是临床常用方。赵献可则认为黄柏、知母苦寒伤正,力主滋肾阴而降虚火。骨蒸发热者,当滋阴养血,清热除蒸,代表方秦艽鳖甲散。因小儿为纯阳之体,与成人不同,故减肾气丸中的两味辛热药,钱乙将《伤寒论》中的肾气丸去桂、附,化裁成治疗小儿肾虚的六味地黄丸,用以治疗小儿"肾怯失音,囟开不合,神不足,目中白睛多,面色㿠白等"症。此方被后世用作治疗真阴不足的经典方。

(2)养血法 李用粹在《证治汇补·外体门·发热》中曰:"一切吐衄便血,产后崩漏,血虚不能配阳,阳亢发热者,治宜养血。""有形之血不能速生,无形之气所当急固。"李东垣受《内经》"劳者温之，损者温之"的启发，创立了以升阳散火、甘温益气为特点的甘温除大热之法，在这种理论的指导下，以当归补血汤为代表方治疗血虚发热。《证治汇补》中认为因于血虚不能配阳，阳亢发热者，治宜养血，若因于阳虚阴走者，当用益气养血之法。前者以四物汤为代表方，后者以当归补血汤为代表方。

（3）益气法 《素问·五常政大论篇》中云："气温气热，治以温热，强其内守，必同其气，可使平也，假者反之。""劳者温之""损者温之。"在此基础上，《小儿药证直诀》中记载的七味白术散是治疗脾胃久虚、虚热津伤的经典方，钱乙认为它"不论阴阳虚实，并宜服"。李东垣提出"以辛甘温之剂，补其中而升其阳，甘寒以泻其火"，确立了温补脾胃、升阳散火的治法，指出气虚发热治以甘温除热，针对气虚发热的病机，提出"甘温除大热"的代表方剂补中益气汤，为后世治疗气虚发热之大法。方中用黄芪、人参、白术、炙甘草等补脾胃元气，升麻、柴胡助脾胃之气升发，脾胃气足，清升浊降，则虚热自除。

（4）温阳法 王冰云"无火者，宜益火之源，以消阴翳"，后世多从此说。《景岳全书·杂证谟·火证》中云："若以阳虚发热，则宜益火。益火之法，只宜温热，大忌清凉。"并在《金匮要略》肾气丸的基础上，立有左归饮、左归丸、右归饮、右归丸等滋阴补肾及温肾助阳各有侧重的方剂。《证治汇补》中云"阳虚发热……宜用八味丸导龙入海，所谓居其窟而招之即益火之源以消阴"，以八味丸、右归饮为代表方。对真寒假热者，《金匮要略·呕吐哕下利病脉证治》中四逆汤条论述了回阳救逆之法。《医学心悟》中云："面赤烦热，似渴非渴，欲坐卧泥水中，此真寒假热之证，必须温补……若误投石膏，知母，则倾危可立而待矣。"

2. 实证的辨证论治

实证的具体治法为清火、通下、解郁、消食、活血、化痰等。

（1）化痰法 李用粹提出痰证发热应"健脾化痰，宽中清火"，认为"痰利则热除矣"。何梦瑶亦认为"治宜除痰"。可见痰去则升降可复，发热可除。《肘后备急方·卷之八·治百病备急丸散膏诸要方第七十二》中引崔氏《海上方》云"威灵仙，去众风，通十二经脉。此药朝服暮效……此药治丈夫妇人中风不语……大毒热毒……痰热"，是继《诸病源候论》记载痰饮发热之后，首次记载治疗痰热的药物。

（2）活血法 《金匮翼》中指出"瘀血发热者……是不可以寒治，不可以辛散，但通其血，则发热自止"，指出了血瘀发热的治疗原则为活血化瘀通络。瘀久又可致虚，如《医门法律》中记载："血瘀则荣虚，荣虚则发热。"对这种情况要养血活血并用。此外，因瘀血内停往往可致气机不畅，因此活血的同时还要注意调畅气机，清代名医王清任提出"血自血府入荣总管，由荣总管灌入全身血管"，血府与血脉是源与流的关系，用血脉血瘀阐释血府逐瘀汤证病机，并在《医林改错》中提出"立血府逐瘀汤，治胸中血府血瘀之症"，认为"治病之要诀，在明白气血，无论外感内伤，所伤者无非气血"。血府逐瘀汤也因此成为后世活血化法的代表方剂。而对于痰瘀相兼的情况，活血要与化痰并行。

（3）消食法　小儿"脾常不足"，脾气虚是小儿食积发热的内在原因，《温病条辨》中提到"小儿稚阳未充，稚阴未长也"的生理特点，易阴伤阳变热证，形成食积发热。钱乙曰："小儿易虚实，脾虚而不受寒温也，服寒则生冷，服温则生热，当识此勿误也。"《明医指掌》中云"内伤饮食发热者……明知其热在里也，消导则自已"，明确指出伤食发热的治法为消食导滞清热，并记载了后世常用的保和丸等方。因伤食日久多虚实夹杂，因此治疗时还应该考虑健脾和胃。对小儿常见的"伤食夹寒"，李用粹指出"宜先解表，然后消导"。

（4）解郁法　《素问·至真要大论》中以"疏其血气，令其条达""热者寒之"立法，当用疏肝理气、解郁退热法，若肝郁化火，当配伍苦寒清热之品。对阴覆乎阳、火不得伸所致火郁发热，《内经》中提出了"火郁发之"的治疗原则。李东垣据此创制了后世常用的"火郁汤"。《证治汇补·郁症章》中认为其治法应遵循"非苦寒降沉之剂可用，则用升浮之品，佐以甘温，顺其性而从治之，势穷则止"，宜解郁散火，火郁汤主之。肝气郁热"木郁则达之，宜逍遥散"；脾气郁热"培补中气"等法均切于临床实用。

（5）利湿法　内伤湿热属于湿郁发热，历代医家多有论及，何梦瑶认为水湿郁热者"治宜利湿"，薛雪、吴鞠通贡献最大。薛雪《湿热条辨》指出其病位在脾、胃、三焦与肝，并从湿重于热、热重于湿、湿热并重诸方面辨证用药，对后世治湿郁内伤发热颇有启示。吴鞠通在《温病条辨·上焦篇》第43条曰"午后身热，状若阴虚者，……名曰湿温"，指出湿温病午后身热的机制是湿遏热伏，气机不宣，其所创三仁汤，对内伤湿郁发热作出重要贡献。

此外，疮毒发热在古代文献中也有提及，但所论较少，《证治汇补》中主张治疗上"先发散，然后和血"，但书中未列方药。现代多用清热解毒、活血止痛之剂治疗，以仙方活命饮为代表方。

二、外感热病

中医外感热病，是指感受外邪，主要症状为发热，同时在病变过程中出现各种其他证候类型的一类疾病群。近年来，甲型流感、非典型肺炎以及流行的新型冠状病毒性肺炎，严重影响着全人类的健康生活，而这类疾病共有的临床特点就是发热。西医对于该类疾病的治疗虽然取得了非常好的效果，但对于其病因的认识往往具有滞后性。中医学基本思想为辨证论治，可以在明确致病因素前采用对症治疗，解决了西医治疗的后发性不足，在疾病的初起阶段也能够取得更好的治疗效果。本节通过探究和梳理历代中医外感热病理论，探求中医对于这类疾病的认识，对以发热为主要表现的疾病进行中医临床诊断及治疗提供借鉴。

（一）外感热病源流考

《黄帝内经》作为我国现存第一部医学著作，反映了汉代以前的医学成就，也为中医外感热病学的理论基础奠定了第一个里程碑。《素问·热论篇》中把热病的成因、主证、传变、治疗大法、禁忌、两感和预后等作了较系统的论述，是一篇较系统又较全面的热病文献。它专篇论述了外感热病，对后世医家认识并治疗外感热病产生了巨大影响。《素问·生气通天论》中云："因于露风，则生寒热，是以春伤于风，邪气留连，乃为洞泄，夏伤于暑……秋伤于湿……春必温病，四时之气，更伤五脏。"《素问·评热病论》中云："有病温者，汗出辄复热。"对外感热病的病名、病因、病证、传变规律、预后等内容分散记载。

《难经》中明确提出了温病属于广义伤寒的概念。其详细描述了伤寒有广义和狭义之分，广义伤寒即指"伤寒有五"之"伤寒"，是包含了温病在内的外感疾病的总称。狭义伤寒，是指一种具体的病证，它与湿温、热病、温病等都属于五种之一的伤寒。换言之，温病与广义伤寒和狭义伤寒的关系，分别为隶属关系和并列关系。

东汉张仲景《伤寒论》的问世便是外感热病发展的第二个里程碑。从《伤寒论》开始，中医对外感热病的认识形成理、法、方、药详备的辨证论治体系。张仲景继承《素问》《阴阳大论》《难经》之说，结合自己的临床经验，对外感热病形成独特的认识，《伤寒论》"撰用素问九卷"，重寒邪而轻温邪，以三阳三阴六经为纲进行辨证治疗，制113方，本篇所列巨阳（即太阳）、阳明、少阳、太阴、少阴、厥明等的主病及其传变，基本上全部被其继承并加以发展，使中医对外感热病的认识发展到了一个新的高度。

晋唐经历漫长的时期来理解、吸收张仲景的伤寒学说，这一时期中医学对外感热病的治疗方药与经验的积累，为后世留下了宝贵的经验。王叔和在《伤寒例》中曰："凡时行者……夏时应热而反大凉……冬时应寒而反大温……是以一岁之中，长幼之病……此则时行之气也。"这一论述为后世新感温病理论的建立奠定了基础。晋代葛洪在《肘后备急方》中说："贵胜雅言，总呼伤寒，世俗称为时行。"他把时行概括在伤寒的范畴之内，这个思想在当时是很有代表性的。

金代时期小儿温病体系初步形成。刘河间是温病学说的创始者。他首先打破《伤寒论》表证必须用麻、桂辛温解表的方法，认为很多"外感热病"滥用辛温解表。认为伤寒六经传变，由浅至深，皆是热证，主张表证中有一大部分须用辛凉，不宜辛温。并打破先表后里的治疗常规，主张辛凉解表、寒凉清里或表里双解。创制通圣散、双解散之类方剂，突破了发表不离麻、桂和先表后里的成规，在临床上取得良好的效果。在表证的治疗方面，从辛温走向辛凉，是一个重大的转折点。故后世尊他为开温病学术发展之先河："外感宗仲景，热病用河间。"曾世荣对小儿温病的发病、传变进一步阐述，详述小儿温病病因及发病特点，《活幼口议》中记载"又有时气咳嗽，谓其天时冷热不调，幼幼虚怯，受患者众"，记述"温气热，即是时气温热相袭而成，小儿又另有时气之温，未经患疮疹者，即重蒸，大小相传，皆作是疾"。

明清时期温热病学说的成熟则为第三个里程碑，这一时期小儿温病理论体系逐渐成熟。《温病条辨》为代表性著作。这期间中医对于外感热病诊断和治疗一直在不断完善，从刚开始认为其病因为"伤寒之类也"，到论述狭义伤寒和广义伤寒的区别，从六经辨证的出现、完善到提出卫气营血辨证和三焦辨证，从《黄帝内经》《伤寒论》时初具系统化的伤寒治疗体系，到明清时期温病独立成科。明代汪石山提出新感温病学说。突破了温病都是伏邪化热的传统概念，丰富了温病学的内容。清代叶天士被称为温病学发展史上建立完整辨证治疗体系的奠基人，对中医热病的发展具有不可替代的作用。他的突出成就概括起来主要是：正确阐明了温病的发生、发展、传变规律，创立了卫、气、营、血的温病辨证施治纲领，发展并丰富了温病的诊断方法，特别是舌诊在温病学上的应用，制定了温病不同阶段不同证候的治疗大法。所有这些，直到今天仍是研究、指导温病临床辨证施治的主要依据。著名医家吴翰通，又在叶天士"卫气营血"理论的基础上补充"三焦"辨证，以与"卫气营血"相辅而行。与此同时制定了一整套温病治疗方剂，为进一步丰富温病学的内容作出了贡献。

小儿温病理论在这一时期也逐渐成熟。明代《婴童百问》中提出："病无长少，率相似者，此则时行之气，俗谓之天行是也。"《幼科指南》中提出温病与伤寒的传变相同："瘟疫之病，与伤寒之病，传变相同。"《幼科心法要诀》认为"天行疠气瘟疫病，皆由邪自口鼻入，故此传染迅如风"，论述小儿瘟疫病发病由口鼻传入，发病、传染迅速。《重订广温热论》中提出小儿温病包含外感温邪致痉及痧疹、天花等出疹性传染病。小儿温病病机与大人相同，证候有别，多见惊厥之证，由于小儿"不能自言病状，辨症最难"，何廉臣提出辨神气、辨眉目、辨瞳神、辨唇齿、辨鼻、辨手络、辨手足冷、辨粪溺等九种诊断法，诊查小儿温病。

（二）外感热病的病因病机

外感热病自古有之，尤以小儿为多，自仲师创伤寒六经辨证以来，历代医家几经探索，在病因病机方面积累了许多宝贵的经验，形成了系统的外感热病学说。对其病因的发生，逐步认识到有伤于寒邪、感受非时之气、伏邪为病、戾气致病、温毒邪侵、外感六淫等种种不同，并与地理环境、机体素质亦密切相关。

1. 外感热病的致病因素

（1）六淫致病 《素问·至真要大论篇》中云："夫百病之生也，皆生于风寒暑湿燥火，以之化之变也。"《灵枢·百病始生》中指出"夫百病始生，皆生于风雨寒暑……"，认为外感热病的病因为四时邪气"风寒暑湿燥火"，若超过正常为四时正常的气候变化则为六淫。由此可见，外感六淫邪毒是引起外感热病的主要病因之一。

温病理论的形成进一步完善了外感热病的致病因素，指出风热、暑热病邪、湿热病邪、燥热病邪、伏寒化温及疬气、温毒、疟邪等都属于温邪范畴。吴又可在《温疫论》中对疫气的描述有"夫温疫之为病，非风非寒、非暑非湿，乃天地间别有一种异气所感"。"疫气者亦杂气中之一，但有甚于他气，故为病颇重，因名之疬气"，详细论述了外感疫疬之邪的致病因素。

南北朝之前，外感热病的病名有热病与伤寒两种，病因包括风、寒、暑、湿、燥、火六气异常变化而致疾病，并产生热毒概念，形成发展了伏气温病学说。

（2）"疫毒"致病 巢元方在《诸病源候论》中指出："人感乖戾之气而生病，则病气转相染易，乃至灭门。"此乖戾之气"即为"疫气"。《伤寒论》中系统论述外感热病，"伤寒"自先秦至晋唐皆是对一切外感热病的总称，当时所流行的伤寒病当为多种外感热病，为严重的流行病和传染病。温病理论的形成进一步完善了外感热病的致病因素，指出风热病邪、暑热病邪、湿热病邪、燥热病邪、伏寒化温及疬气、温毒、疟邪等都属于温邪范畴。《三因极一病证方论》是第一部系统阐述中医病因学的专著，其提出了"外则六淫""中伤风寒，暑湿，瘟疫，时气，皆为外所因"的思想。

由以上文献可知，对于外感热病的病因，从古到今均有详细论述，主要包括六淫、疠气等外感热病，是一类常见多发病，其与"内伤发热"不同之处就是有明确的病因——外感邪气，但外感病因亦可入里而见各种里证。因此，对外感病因的构成和致病特点进行研究，具有重要意义。

2. 外感热病的致病机制

外感热病病机是指外邪侵入人体，正气抗邪，正邪交争所发生的热性病证的过程。是否发病取决于邪正斗争的形势。《黄帝内经》中云："正气存内，邪不可干。邪之所凑，其气必虚。"自张仲景《伤寒论》成书到明清温病理论的形成，外感热病的病机逐渐得到发展与完善。

（1）六经病机　《伤寒论》论述了六经病的病机变化及特点。"太阳病，头痛，发热，身痛，腰痛，骨节疼痛，恶风，无汗而喘者"，明确描述了外来之风寒邪气，外邪侵犯肌表，正气奋起抗邪，正邪交争，致营卫失调，病机特点就是卫阳外发受阻，肌表营阴郁滞。少阳为病，气非郁即结，原因是少阳没有有效地行使阳气初升的功能，其病变的证机是人体阳气初升与热邪或寒邪之间相互斗争。气郁则化火，气结则经脉郁滞，枢机不利。"阳明之为病，胃家实是也"，指出阳明为病的病机是胃和肠中邪热亢盛，燥热与肠中糟粕相结而成里实证，表现为邪热弥漫或燥热内结，阳明邪热充斥表里内外而成阳明经证。太阴病为脾胃虚寒之证，本身脾阳不足，外受风寒，内伤生冷所致，或是由于三阳病误治后转属太阴所致，"伤寒脉浮而缓，手足自温者，系在太阴"。太阴发热的特点是：脾主四肢，为至阴之脏，感受外邪之后，未能抗邪于表，而为发热，但脾阳尚未衰竭，尚能布达于四肢，故手足自温。少阴寒化兼表，发热、脉沉；少阴热化证表现阴虚阳亢证候。厥阴病为正邪交争的危重阶段，大多由他经传变而来，又由于与少阳相表里，因而少阳病里虚，更易内传伤人。厥阴病的发热特点是正邪相争，是上热下寒的寒热错杂证。其表现为厥热互现，热为阳气来复，厥者为阴寒内盛，热多厥少或先厥后发热者为阳长阴退，即有生机，预后从吉；反之，热少厥多或先热后厥为阳衰阴长，其病则进，预后从凶。厥阴病发热的病机，厥阴病为正邪交争的危重阶段，大多由他经传变而来，又由于与少阳相表里，因而少阳病里虚，更易内传伤人。其表现为厥热互现。"伤寒先厥，后发热而利者，必自止。见厥复利。""伤寒发热四日，厥反三日，复热四日，厥少热多者，其病当愈。"描述厥热往来的多少决定疾病的预后。

（2）温热病病机　温热病病机主要是指以卫气营血和三焦理论为基础的关于外感热病不同阶段病机变化规律的认识。刘河间认为六气为病，虽风、寒、湿、燥、火、热各有主病，但风、寒、燥、湿四者均与火热的关系密切，四者均可化火。故主倡"火热论"，并提出"阳热发则郁""阳热易为郁结"的论点，把外感热病的基本病理变化概括为"郁，怫郁也；结滞壅塞，而气不通畅，所谓热甚则腠理闭密而热郁结也"。同时热与郁者，互为因果，何梦瑶《医碥》提道："盖郁未有不为火者也，火未有不由郁者也。"由此看出，外感热病的基本病机为"阳气怫郁"，郁而化火。

清代叶天士在《温热病》中指出"大凡看法，卫之后方言气，营之后方言血"，不仅概括了外感温热病的病机变化，并且论述了卫气营血各阶段的病机。指出"温邪上受，首先犯肺"的卫分证病机；病邪由表不解而入气分，导致肺、胃、肠、胆、脾等脏腑功能失调；病邪入里，侵入营血分则表现为伤津耗血、动风之危候。吴鞠通正是对叶天士三焦辨证的继承与创新，他指出"温病由口鼻而入，鼻气通于肺，口气通于胃，肺病逆传，则为心包；上焦病不治，则传中焦，胃与脾也；中焦病不治，即传下焦，肝与肾也。始上焦，终下焦"，提出温病病位浅深和病势传变。

（3）湿热病病机 《难经·五十八难》为最早记载湿热病病机的著作，其将湿热病视为外感六淫邪气所致的伤寒一类，属外感热性疾病。《类证活人书》中指出："其人尝伤于湿，因而中暑，湿热相薄，则发湿温。"论述了湿温病的病因病机。明清医家，叶天士在《外感温热篇》中云"在阳旺之躯，胃湿恒多；在阴盛之体，脾湿亦不少，然其化热则一"，指出内生湿浊易于化热。薛生白《湿热病篇》则将湿热病病机概括为"蒙上、流下、上闭、下壅"以及闭阻三焦的病机特点。吴鞠通言："内不能运水谷之湿，脾胃困于湿也；外复受时令之湿，经络亦因于湿也。"其指出仅有外感而无内伤，或仅有内伤而无外感，皆不易形成湿温，说明内伤湿邪常为外感湿邪的病理因素。

（4）温疫病机 吴又可认为："邪自口鼻而感，入于膜原，伏而未发，不知不觉。"《幼科心法要诀》中认为"天行厉气瘟疫病，皆由邪自口鼻入，故此传染迅如风"，论述小儿瘟疫病发病由口鼻传入，发病、传染迅速的特点。《重订广温热论》中提出小儿温病包含外感温邪致痉及痧疹、天花等出疹性传染病。小儿温病病机与大人相同，证候有别，多见惊厥之证。清代《温病条辨》中提出"瘟毒者，秽浊也……小儿纯阳火多，阴未充长，亦多有是证"，认为小儿稚阴不足，脏腑薄弱，感暑温后传变迅速，很快由卫分转营血分的发病特点。

（三）外感热病的辨证论治

小儿外感热病，应首辨病性，再区分伤寒、温热、湿热之不同，按照伤寒与温病不同的辨证体系，分病期（六经、卫气营血、三焦辨证）。伤寒与温病两大辨证体系共同构成了外感发热性疾病的辨证体系。

1. 六经辨证

六经辨证是医圣张仲景在《黄帝内经》发热六经分证的基础上发展而来，提出"病有发热恶寒者，发于阳也；无热恶寒者，发于阴也"，不仅将致病邪气由热邪扩大为伤寒、中风、湿痹、病温等六气，又运用内经脏腑、虚实表里等理论将其发展为具有理法方药的完整辨证体系，并将人体对疾病的反应状态分为六大类，即太阳病、少阳病、阳明病、太阴病、少阴病、厥阴病。六种病理状态之间既有分别，又相互联系，如有传经、有并病（一经未罢，一经又起）、合病（两经病同时发作）等。六经辨证理论为后世医家提供了较为完善的辨证论治思路，此理论在临床治疗小儿外感发热的过程中具有重要的指导意义。临床常见的小儿外感寒邪发热，即狭义的伤寒，大致符合《伤寒论》中的六经辨证规律，可将其分为三种类型：太阳病型、少阳病型、阳明病型。

2. 卫气营血辨证

除了用六经辨证来辨别外感热病以外，卫气营血及三焦辨证也指导着温邪引起的以发热为主证的一类急性外感热病的辨证。卫气营血辨证由表及里，从横向方面划分了病邪所在位置的深浅，为温热病的辨证纲领。

卫气营血辨证方法是清代医家叶天士创立，他根据温病的病变过程而创立了"卫之后方言气，营之后方言血"的理论，将温热病的病期划分为卫分证、气分证、营分证、血分证，并创立了"在卫汗之可也，到气才可清气，入营犹可透热转气，入血就恐耗血动血，直须凉血散血"的著名治疗原则，指导着温病的辨证论治。温病学认为外感发热是伤于温热之邪，由口鼻入侵，循卫、气、营、血而内传脏腑，其临床特点是：初起多见邪在卫分之表热证，如表证不解，热邪传里，就转变为热势炽盛化火伤津之气分证，如热仍不退，热邪可内传营血，消灼精血，出现神昏、动血、生风等肝肾阴虚血热证，所以它的病理变化是温热之邪，由表及里，由气及血。温热病一年四季均可见到，为常见发热类疾病。例如春温是在阴精先亏、里有邪热的基础上多依卫、气、营、血顺序传变，导致机体功能失调和实质损害。

3. 三焦辨证

吴鞠通所著《温病条辨》是一部温病学理法方药俱全的著作，它继承和发展了叶天士在《温热论》中的卫气营血辨证理论，建立并完善了三焦辨证理论。"三焦辨证"学说就是将人体"横向"地分为上、中、下三焦。上焦以心肺为主，中焦以脾胃为主，下焦包括肝、肾、大小肠及膀胱。由此创立了一种新的人体脏腑归类方法，此法十分适用于温热病体系的辨证和治疗，诊断明确，便于施治。他在《温病条辨》中指出："温病由口鼻而入，鼻气通于肺，口气通于胃，肺病逆传，则为心包；上焦病不治，则传中焦，脾与胃也；中焦病不治，即传下焦，肝与肾也，始上焦，终下焦。"又按照三焦所属脏腑的特点，在《温病条辨·治病法论》中提出"治上焦如羽，非轻不举；治中焦如衡，非平不安；治下焦如权，非重不举"的指导思想用于湿热病的辨治。他总结了叶氏之立论并根据自身的临床实践，认识到温热病过程中的病机变化主要反映在肺、心包、脾、胃、肝、肾等脏器方面，把热性病的发展阶段划分为三个时期，即上、中、下三焦的不同病期，三焦为六腑之一，乃躯体与脏腑之间空腔，人体脏腑器官均在三焦之中，三焦辨证从上到下纵向论述了温邪的传变及病情轻重，反映了湿热病"始上焦，终下焦"的纵向传变规律，指导了湿热病的辨治。

利用温病卫气营血辨证与三焦辨证理论来指导临床中外感发热病证的治疗，可以根据病情发展的不同阶段，给予不同的治疗方案，及时阻止疾病的进一步发展。

三、中医常见的热型

中医认为病变的发展变化可以引起热型的改变。因病邪性质、邪入深浅的部位和病理变化的不同，在热性病发病过程中，可出现许多不同的热型。《伤寒论》中的"发热恶寒""往来寒热""不恶寒，反恶热""蒸蒸发热""日晡潮热"，以及《温病学》中"身热不扬""壮热不休""身热夜甚""暮热早凉"等，均是热性病不同证候或不同阶段的典型热型。现代医学对热型论述较详，众所周知。如稽留热、弛张热、间歇热、消耗热、回归热、波浪热以及不规则热等。中医对热型分得更详细更具体，它客观地反映了热型上的变化。若能用中医各种热型辨病，再参照西医各种热型，紧紧围绕发热这个主证，进行辨证施治，对提高疗效，缩短病程，具有十分重要的意义。

1. 但寒不热

但寒不热是指患者只感怕冷而不觉发热的症状。外邪初侵，或阳虚、阳郁，阳气不煦，尚未化热，故但寒不热。根据发病的急缓、病程的长短，可分为新病恶寒和久病畏寒。

2. 恶寒发热

恶寒发热为感冒、伤寒、温病等多种外感热病的常见症状。《素问·至真要大论》中曰："少阳司天，火淫所胜，则温气流行，金政不平，民病头痛，发热恶寒而疟……"其特点是在发热的同时伴有畏寒，即使患者热势较高，亦依然恶见风寒。"恶寒"是患者有寒冷的感觉，虽覆被加衣、近火取暖仍不能解其寒。"发热"是患者体温升高，或体温正常，患者全身或局部有发热的感觉。恶寒发热是恶寒与发热的感觉并存，是外感表证的主要症状之一。其病机为外邪袭表、卫阳抗邪、邪正相争。恶寒发热均为患者的自觉症状，若患者体温升高，并同时感觉到发热和恶寒的，则表述为"恶寒发热"。根据患者的主观感受，正确表述恶寒发热，临床辨别恶寒和发热的轻重，用于判断是伤寒表证还是温病表证。

所谓寒热程度，我们必须以患者自身的感觉进行判断，可分为恶寒重而发热轻、发热重而恶寒轻。

（1）恶寒重而发热轻　是患者认为怕冷是当前最明显的感觉，并不代表体温就是正常的。伤寒表证是在患者自觉怕冷的同时，往往有体温的升高，但这个体温升高只是温度测量的结果，而不是患者感觉发热。此证多见于伤寒表证。

（2）发热重而恶寒轻　是指患者主观感觉到热，而冷的感觉并不明显。多见于温病表证。温病初期，表郁不重，通常发热的程度没有伤寒患者体温高。

3. 寒热往来

寒热往来之热型为邪在半表半里，其临床特点为恶寒时不发热，发热时不恶寒，寒热交作，界限分明，一来一往，发无定数。其实这种从恶寒到恶热的改变阳明病也有，但阳明病恶寒非常短暂，旋即进入恶热阶段；太阳病则是一直未能进入恶热阶段。其病机为邪居半表半里，邪正交争，邪气虽不太盛，正气却也不强。邪气即不能入于里，正气也不能祛邪出表，邪正相持、枢机不利所致。

寒热往来型发热从病机和病位分析，主要见于外感热病（伤寒、温病）之半表半里和内伤的气血阴阳失调。

4. 但热不寒

但热不寒是指患者只感发热，不觉怕冷，甚或反恶热者。多属阳盛或阴虚所致里热证。根据发热的轻重、时间、特点的不同，可分为壮热、潮热、微热三种类型。

壮热指患者身发高热（体温39℃以上），持续不退，甚至不恶寒，反恶热者，称为壮热，常兼有面赤、大汗出、烦渴饮冷、脉洪大等表现。

潮热指患者定时发热，或定时热甚，如潮汐之有定时者。根据发热特征和病机的不同，临床上常见有以下三种情况：①日晡潮热。热势较高，常于日晡之时（即申时，下午3~5时）发热明显。②骨蒸潮热。午后或入夜低热，自觉其热自骨内向外蒸发。因系阴虚内热所致，故称阴虚潮热。③湿温潮热。身热不扬（肌肤初扪不觉热，扪之稍久，即感灼手者），午后尤甚，因系湿热蕴结所致，常见于湿温病。

微热指患者热势不高（多在37℃～38℃），或仅自觉发热，体温不高者，称为微热或低热。一般来说，微热者的发热时间比较长，多属内伤疾患所致，按病机可分为：①气虚发热，表现为长期微热，烦劳则甚，常伴有神疲乏力、少气懒言、自汗、脉虚等表现。由于脾虚气陷，清阳不升，久郁而发热。②阴虚发热，多表现为长期微热，其病机及意义见"阴虚潮热"。③气郁发热，表现为情志不舒，时有微热，常伴有急躁易怒、胁肋胀痛、脉弦等表现。多因情志不畅、肝气郁结化火所致。④小儿夏季热，表现为小儿在夏季气候炎热时长期低热不止，兼见烦躁口渴、无汗、多尿等症，至秋凉时不治自愈。多因小儿气阴不足，不能适应夏季炎热气候所致。

（刘玲玲）

第二节　发热的中医诊断思路

发热为临床常见病，或者是常见症状。不管是病还是症，均要细心对待。中医辨证是病、证、症均要合参，面对疾病时，以一个主要症状为切入点，进行四诊收集材料，四诊合参，考虑疾病阴阳、表里、寒热、虚实，依据传统中医理论、中医经典，辨证施药，有是证用是药，时时刻刻站在中医传统理论的基础上、传统中医理论的角度选药择方，切不可受西医理论的干扰来选择药物，否则不能切中病机，加重病情，欲速则不达。临床诊病，切不可思维古板单一，要善用逆向思维。辨证论治是中医学理论体系中最重要的组成部分，千百年来为中医历代医家所推崇。随着现代医学诊断技术水平的不断提高，中西医在治疗各种疾病过程中理论与实践出现相互碰撞与结合。在互相学习中，传统的中医辨证论治方法逐渐暴露出一定的局限性和欠缺之处，尤其在诊断方面其不足之处更加显现，成为制约中医进一步发展的突出弊端。因此建立辨证新思路将会在一定程度上克服传统辨证方法的不足，使之更好地与西医学相结合，以提高临床疗效。在中医辨证施治的基础上，针对发热的患儿，运用三步辨证新思路，不仅扩大了辨证的范围，丰富了辨证内容，增强了辨证的客观性和准确性，而且给传统辨证的思维方式以新的思路，深化了中医对疾病病理病机的认识，提高了诊断和治疗水平。

一、首察热型

1. 热病之表

（1）但寒（或）不热　指患者只感怕冷而不觉发热的症状。常见于太阳伤寒早期或外感病早期，或内伤发热里虚寒证的某个阶段虚寒显著者。因外邪初侵，或阳虚阳郁，阳气不煦，尚未化热，故但寒不热。表证患者恶寒，往往预示患者即将发热，恶寒为发热患者的先驱，故恶寒历来被视为表证诊断的主要依据。里寒证之"不热"，主要指患者毫无发热的感觉。至于体温，一般不高，但亦有升高者，如阳虚发热。此由久病气虚及阳，或脾肾阳虚，火不归源，虚阳外浮所致，多兼形寒肢冷、气少嗜卧、腰膝酸软、纳少便溏等。此形寒怕冷，当为畏寒；体温虽高但毫无发热感觉，且反欲近衣被，属阴盛格阳之真寒假热之征。

（2）恶寒发热　恶寒，指患者自觉怕冷，加衣被或近火取暖仍不缓解；发热，主要指患者自觉有发热的感觉，同时体温多有升高。外感病初起，邪犯肌表，恶寒与发热多同时存在，故多主表证。常见于太阳伤寒（寒邪）或太阳中风（风寒）或风热感冒、风寒感冒、阳虚感冒或风温卫分证、湿温初起、凉燥袭肺证、暑犯肺卫证、厥阴寒热错杂证等证型的某一阶段。《伤寒论》中云"太阳之为病，脉浮，头项强痛而恶寒邪"，后世"有一分恶寒，便有一分表证"的论断。伤寒乃表闭伤阳、阳不温煦，故恶寒重，阳郁久则化热（凉燥之邪犯肺卫、湿温初起之湿遏卫阳类同）；《伤寒论》中云"太阳病，发热而渴，不恶寒者，为温病"，大部分不恶寒，但小部分外感温热邪气（风热、湿热、暑热、温燥等），体表气机失于宣畅，温煦机表不足，故有短暂的、程度较轻的恶寒；感冒的风寒、风热、风湿、秋燥等类同上述，若并阳气虚感冒，恶寒更著。

2. 热病半表半里

寒热往来　在寒热发作时，体温多已升高，甚或高热，只是患者自觉阵寒阵热、忽冷忽热，一天一次或数次或二三天发作一次。恶寒时患者无发热感觉，自感发热时患者恶寒症状消失，故称寒热往来。通俗讲是指恶寒与发热交替出现。寒热往来病机古人观点较多，成无己云："邪在表则寒，邪在里则热，今邪在半表半里之间，未有定处，是以寒热往来。"方有执云："往来寒热者，邪入躯壳之里，脏腑之外，两夹界之隙地，所谓半表半里，少阳所主之位，故入而并入阴则寒，出而并入阳则热，出入无常，所以寒热间作也。"总体来说，其病机可总结为：属半表半里，内外之枢纽，邪气来犯（寒、热、湿等），枢机不利。气郁少阳、枢机不利，气不能达表以温煦，故恶寒；正邪相争、气郁化热则发热。其枢机不利症见呕吐、失眠、不欲饮食、口苦、便秘等。另可见兼证，如《伤寒论》147条云"伤寒五六日，已发汗而复下之，胸胁满，微结，小便不利，渴而不呕，但头汗出，往来寒热心烦者，此为未解也，柴胡桂枝干姜汤主之。"内伤杂病主要与气机失常、阴阳失调有关。气机失常，气郁阳不外达则作寒，郁久化热则发热。"阳胜则热，阴胜则寒"，阴阳交互，则寒热往来。

3. 热病之里

但热不寒 指患者自觉发热，甚至恶热，而无怕冷的感觉，体温升高或不高，见于里热证，如阳热内盛、胃肠热结、湿热内蕴、气郁化火或阴虚内热等。此处由于里热之病因及轻重不同，体温高低及热型表现各异，或高热持续，或按时发热或热甚，或长期低热，时发时止，时轻时重，或体温不高而自觉身热或热甚。但不论体温高低、何种热型，关键是患者自觉发热，不怕冷，甚至恶热，只有具备这一特点，才是但热不寒而主里热证。热病（外感）比如伤寒的阳明病，邪已入里，正邪交争，无表失温煦；另外温病中外感温热邪气，肺卫表热者（大部分无恶寒，尤其是不伴正虚者），温热病的气、营、血阶段，邪气入里化热，正邪交争而恶热；阴虚发热之阴虚火旺，食积发热、湿郁发热、气郁发热等郁热证，热邪著而阳气可外达温煦，这些在疾病某个阶段都可仅表现为但热不寒。至于气虚发热，其体温虽有升高，但因无发热感觉，且不任风寒，烦劳则甚，此由中气不足、清阳下陷所致，故不应视为"但热不寒"而属虚热证。

二、再分内外

中医学在治疗发热性疾患方面具有独特优势，热证的辨证论治独成体系。首先在《内经》中论热之处多见，如《素问·热论》《素问·刺热论》《灵枢·热病》等，从张仲景到张景岳、金元四家以及许多名医都把发热视为辨证的重要着眼点。中医学认为，发热是患者的主观感觉，是全身性的反应。单凭现在的体温表测量不能体现中医发热的真正本质。中医辨治发热首分外感与内伤，二者主要从起病、病程、伴随症状、热势情况四方面鉴别。外感发热大多起病较急，有明显外感病因，病程较短，热势较高，多伴恶寒、头身疼痛、无汗或汗出等表象。而内伤发热多起病缓，病因不明确，病程较长，热势轻重不一，但以低热为多，或自觉发热而体温并不升高，伴随症状复杂。外感发热的病机为外邪侵袭，正气抗邪，邪正相争的表现。内伤发热病机较为复杂，以虚实为纲，虚证有阴虚发热、血虚发热、气虚发热、阳虚发热；实证可见于食积、气郁、血瘀而发热等。

（一）外感性发热

指感受六淫之邪或温热疫毒之气，导致营卫失和，脏腑阴阳失调，出现病理性体温升高，伴有恶寒、面赤、烦躁、脉数等表现的一类外感病证。外感发热见于多种急慢性疾病的过程中。如果气候变化异常或过于急骤，风、寒、暑、湿、燥、火六气发生太过或不及，或非其时而有其气，使机体不能与之相适应，六气即变为六淫。六淫致病，先袭肌表，致使营卫失和，正邪交争而发热。可分下列几个方面：

1. 风寒束表

为寒邪袭表，卫阳受伤，不能温煦肌表所表现的病证。症见：恶寒重、发热轻，无汗，头痛身痛，鼻塞流清涕，咳嗽吐稀白痰，口不渴或渴喜热饮，苔薄白。

2. 风热袭表

为感受风热之邪，卫气被郁而出现的表热证。症见：发热重、微恶风，头胀痛，有汗，咽喉红肿疼痛，咳嗽，痰黏或黄，鼻塞、流黄涕，口渴喜饮，舌尖边红、苔薄白微黄。

3. 湿热证

湿邪重浊，阻碍气机，损伤阳气。外受风寒湿邪，过食生冷，久坐湿地则感受外湿。脾阳不运，肾阳不温化则内湿而生。热邪是重要致病因素，热毒炽盛是急性期的主要病因。或外感风热毒邪，或热入营血。症见：身热，微恶风寒，头痛胀重，身重肢节酸楚，无汗或微汗，脘痞，口不渴，舌光红，苔白腻或微黄腻，脉浮滑数或濡数。

4. 燥热袭表

为外感燥邪或温热之邪犯肺化燥伤阴而致。燥邪易伤肺津，故病位大多在肺。症见：寒热，少汗，咳嗽，口渴，咽干，唇干，鼻干，舌边尖红，苔薄白欠润，脉右寸数大。

（二）内伤性发热

以内伤为病因，脏腑功能失调，气血阴阳亏虚，阴阳失衡为基本病机，临证应首辨虚实之证。

1. 实证发热

（1）气滞发热 多因郁怒化火而发，热势常随情绪好坏而波动。症见：发热多为低热或午后潮热，热势常随情绪变化而起伏，精神抑郁，闷闷不乐，胸满胁痛，心烦易怒，口干而苦，食欲不振，舌红，苔黄，脉弦数。

（2）宿食发热　食积中焦，（尤以小儿脾胃功能尚弱发病较多），停滞不化，积滞内阻，郁而化热。症见：发热，伴有口气臭秽，腹部胀满，矢气秽臭，大便秘结或酸臭，纳呆，舌红苔黄厚腻，脉滑实。

（3）瘀血发热　凡瘀血已成，无论因何种原因引起的，久不得消散，必逐渐瘀阻经脉，壅遏发热。症见：午后或夜晚发热，或自觉身体个别部位发热，或妇女产后发热，体温高而自觉不热，口舌干燥，但不欲饮，肢体或躯干有固定痛处或肿块，面色晦暗或萎黄，舌红少苔而润，舌质青紫或有瘀点、瘀斑，脉弦或涩。

2. 虚证发热

（1）阴虚发热　久病伤阴，以温热性病、久泻病为常见。或因治疗不当（如误用或过用汗、吐、下）使阴液亏耗，则阴虚阳亢而发热。症见：午后潮热或夜间发热，不欲近衣，手足心热，烦躁，盗汗，多梦不寐或少寐，口干咽燥，舌质红，或有裂纹，少苔或无苔，脉细数。

（2）阳虚发热　久病阴寒病证，或用寒凉药攻伐太过，使阳气虚浮而发热。阴虚或阳虚都以五脏损伤为主要病理基础，其中肾为先天之本，内寄水火阴阳二气，故肾脏在阴阳虚损性发热中尤其显得重要。症见：发热，欲近衣被，头晕，形寒而四肢不温，腰膝酸软，怯冷嗜卧，少气懒言，纳少便溏，面色白，舌质淡胖或有齿痕，苔白润，脉沉细无力。

（3）气虚发热　常以饮食劳倦伤及脾胃为主要病因。"脾胃虚，则火邪乘之而生大热"（《脾胃论》）。症见：低热，或热势忽高忽低，常在劳累后发作或加重，伴体倦乏力，少气懒言，恶风，自汗，易于感冒，纳呆便溏。舌质淡，苔白薄，脉细弱。

（4）血虚发热　久病损仿心、肝、脾等脏，或种种原因引起血量丢失过多。则阴血虚而生内热。症见：低热，多有失血史，头晕眼花，身倦乏力，心悸不宁，面白无华，唇甲色淡；舌质淡，脉细弱。

三、后辨次证

1. 阳虚发热（真寒假热）

阳虚发热属内伤发热范畴，内伤发热的病因与劳倦、饮食、情志、瘀血、湿热诸因素有关，病程迁延缠绵，脏腑阴阳气血失调，不易治愈。所谓阳虚发热，系因多种原因造成阳气不足，或寒证日久伤阳，或误用、过用寒凉，造成人体阳气损耗，阳虚则易生寒，肾阳虚衰，阴寒内盛，阳气虚不能固守于内，阴寒盛而遏阳于外而表现为发热，《景岳全书·火证》中说："阳虚者，亦能发热，此以元阳败竭，火不归原也。"脾为后天之本，脾与肾相互温煦，相互为用，脾虚化生衰少，脾胃气虚发热，日久亦可导致脾肾阳虚，成为阳虚发热，故阳虚发热多与脾肾有关，从临床观察所见，阳虚发热之病因并非一定是内伤之因，也可由外感转化为内伤，由实证转化为虚证。其辨证的关键是，一则病程较长，发热有晨轻暮重之势，二则有阳虚生寒的表现，即神情淡漠，少气乏力，发热时常伴随恶寒，并伴形寒怯冷，四肢不温，头痛嗜卧，口不渴或渴喜热饮，饮而不多，脉沉而无力或浮而兼紧，舌质淡或夹青。把握这些要点，辨证就不易失误。

2. 血瘀发热（灯笼病）

"灯笼病"为病名，是内伤发热病中属瘀血内停所致里热外凉之证。其命名是应用中医学常用的一种取象比类的思维和认识方法，首见于清代医家王清任所著的《医林改错》。《医林改错·血府逐瘀汤所治之症目》中这样描述灯笼病："身外凉，心里热，故名灯笼病，内有血瘀。"一句话，简洁形象，阐明了灯笼病的病因病机。导致瘀血的病因多种，而灯笼病总的病理因素为瘀血。《灵枢·痈疽》中云："营卫稽留于经脉之中，则血泣而不行，不行则卫气从之而不通，壅遏而不得行，故热。"瘀血内阻，格拒阴阳。阴格于外则肢凉，阳拒于内则火甚。

3. 阳郁发热（肝郁化火）

本证主要因情志抑郁，肝气不能条达，气郁化火而发热，或因恼怒过度，肝火内盛以致发热。尤其是小儿为"稚阴稚阳"之体，元气未充，神气怯弱，不耐意外刺激，如果暴受惊恐，也可扰动肝木，以致肝气郁逆。其发病机理正如《丹溪心法·火》中概括："凡气有余便是火。"因这种发热与情志密切有关，故亦称"五志之火"。肝气郁遏，蕴郁化热，其主要临床表现为：发热，随情绪波动，恶寒或四末不温，面赤，心烦。舌质红，脉沉而躁数热。阳气郁而化热则发热，郁火上冲则面赤、耳面热，气机郁阻、阳气不温煦，则恶寒或四末不温，脉沉主郁，躁数为热。

4. 气虚发热

气虚发热，属内伤发热范围。此类发热临床以长期低热伴一系列中虚证候为突出表现，多见于某些慢性感染、代谢性低热、神经性低热、疳积伴发热等病。临床表现为低热或自觉阵发寒热而言，热势或低或高，罕有高热或壮热，常在劳累后发作或加剧，以发热时作自汗出，不任风寒，头晕无力，气短懒言，食少便溏为特征。究其机理，最早则见于《内经》"阳气者，烦劳则张"。《景岳全书·火证》中云："气本属阳，阳气不足则寒从中生，寒从中生则阳无所存，而浮散于外，是即虚火假热之谓也。"李东垣云："脾胃之气下流，使谷气不得升浮，是春生之令不行，则无阳以护其营卫，则不任风寒，乃生寒热，此皆脾胃之气不足所致。"此类发热，临床以长期低热伴一系列中虚证候为突出表现，多见于某些慢性感染、代谢性低热、神经性低热、疳积伴发热等病。

（孙晓旭）

第三节 发热的辨证体系

中医发热辨证分为内伤发热和外感发热。

一、内伤发热的辨证体系

内伤发热是指以内伤为病因，脏腑功能失调，气、血、阴、阳失衡为基本病机的一组疾病，内伤发热分实证和虚证，实证辨气郁、血瘀、湿郁、痰阻、食积等，但亦重视由实致虚；虚证辨阴虚、阳虚、气虚、血虚，亦要重视虚中之实。纵观内伤发热有气虚、血虚、阴虚、阳虚之分，气郁、湿阻、瘀血之别，总体论治均秉承"虚者补之""实者泻之"的思路，临床上亦采取益气、补血、滋阴、温阳、行气解郁、化湿清热、活血化瘀等相应的治法。

临床内伤发热辨证以八纲辨证为总纲，再结合气血津液和脏腑辨证互参的原则；八纲辨证即阴、阳、表、里、虚、实、寒、热。气血津液辨证，即运用中医气血津液理论，辨别气血津液损或余导致病证的一种方法。脏腑辨证是根据脏腑的生理病理，辨别脏腑病位及脏腑阴阳、气血、虚实、寒热等变化的一种辨证方法。

1. 八纲辨证

八纲辨证中阴、阳、表、里、寒、热、虚、实是指疾病的本质，都是人体一系列完整的包括症状、舌脉的证候群。八纲辨证在中医临证方法中，有着不可替代的独特地位，也是《黄帝内经》所阐述的医学理论中的重中之重，在数千年的中医临证中已成为诊治疾病的核心。把"八纲"作为疾病"性质"的主要描述特征，提高到了中医临证思辨方法的最高地位，十分简明确切地提出了中医临证时的诊疗重点。而这一观点的提出，正是来自于《黄帝内经》对"八纲"中"阴阳""表里""寒热""虚实"这四组内容的重视和重点描述。近代著名医家祝味菊在《伤寒质难》中明确提出"八纲"一词，曰"所谓'八纲'者，阴、阳、表、里、寒、热、虚、实是也"；"夫病变万端，大致不出八纲范围。明八纲，则施治有所遵循，此亦执简驭繁之道也"。八纲辨证是从其他各种辨证方法中抽象概括出来的共性，具有普遍的规律。自新中国成立后八纲辨证引入全国统编教材并沿用至今，是指阴、阳、表、里、寒、热、虚、实八个辨证纲领，其中表里指疾病的深浅，寒热代指疾病的性质，虚实表示邪正关系，阴阳则是区分疾病类别，归纳证候的总纲。

八纲辨证是其他辨证的基本纲领，能初步对人体的正气盛衰、邪气的属性消长、疾病的侵袭部位和深浅做出阴阳、表里、虚实、寒热的综合判断；而气血津液辨证则能细微地反映出疾病的病理变化，探究机体内物质在病因作用下发生的具体改变。所以气血津液辨证是连接八纲辨证与其他辨证方法的纽带，在内伤发热辨证时需先辨八纲，再辨气血津液。

2. 气血津液辨证

《灵枢·决气》中曰："余闻人有精、气、津、液、血、脉，余意以为一气耳。"《灵枢·本脏》中曰："人之血气精神者，所以奉生而周于性命者也。"《读医随笔·气血精神论》中云："津亦水谷所化，其浊者为血，清者为津，以润脏腑、肌肉、脉络，使气血得以周行通利而不滞者此也……液者，淖而极厚，不与气同奔逸者也，亦水谷所化，藏于骨节筋膜之间，以利屈伸者。其外出孔窍，曰涕、曰涎，皆其类也。"鉴于精和脉各有其特殊内涵，目前一般将气、血、津、液作为构成与维持机体各种生命活动的最基本物质，"气、血、津、液同源"，其关系是气为血之帅，气为津液之帅，气属阳，血与津液属阴，三者共为人体生命活动所依赖的物质基础。它们之间相互依存，相互为用，是脏腑经络等组织器官进行生理活动的物质基础，而它们的生成及运行又有赖于脏腑功能的正常活动。

岳沛平认为，气、血、津液的病变，一般可以分为两个方面：一是气、血、津液的亏虚不足，属于八纲辨证的虚证范畴；二是气、血、津液的运行代谢障碍属于八纲辨证的实证范畴。气血津液辨证，是运用气血津液理论辨别证候的属性与特点。因此，气血津液辨证与脏腑辨证、八纲辨证从本质上讲都密不可分。因此，脏腑功能失常，则津液输布失常而成痰成饮成水湿，血液运行失常，则瘀血产生，这些病理产物又相互影响，兼见同病。这两种辨证思维是从不同角度对疾病一定阶段中整体发展的共性规律反应进行概括，是对阴阳表里、虚实寒热之间邪正相互关系的综合认识。气者属阳，善动，如雾露之溉；血、津、液者属阴，荣养，如水田之渠。其四者各有阴阳区分，也有虚实病变，还有相互之间的影响和联系。因此说气血津液辨证对于八纲辨证中属性的划分而言是一种具体化，是八纲辨证在气血津液不同层面的深化和细化。虽然气血津液这一层次的辨证可有具体内容，也可以提出具体治疗方案，但尚需与病位、病因、性质、邪正关系等基本内容紧密结合。

3. 脏腑辨证

由于气血津液都是脏腑功能活动的物质基础，而它们的生成及运行又有赖于脏腑的功能活动，因而气血津液辨证在临床诊疗过程中需与脏腑辨证互相参照。脏腑辨证是根据脏腑的生理功能和病理特点，辨别脏腑的病位及阴阳、气血、虚实、寒热等变化，为治疗提供依据的辨证方法。脏腑辨证侧重于阐述脏腑功能失调所出现的各种症状，所以适用于内伤发热的进一步辨证。运用脏腑辨证，必须以"四诊合参""审察内外"全面诊察疾病的证候为前提，就是运用望、闻、问、切四种诊法，互相结合参照，诊察疾病表现在各个方面的证候，全面系统地了解病情；必须运用脏腑、经络学说等基础理论，紧密结合八纲、病因、气血津液辨证，分辨疾病一定阶段证候的具体脏腑经络病机，包括分辨综合具体的病位(脏腑经络)病因、病性、虚实、发展趋势等发病机制，做到脏腑经络病变定位和定性结合。脏腑辨证和八纲辨证结合，主要是分辨脏腑的阴阳偏盛偏衰和正邪虚实情况。表里病位已包含在脏腑经络病位之中，寒热病性只有分辨具体病因和阴阳偏盛偏衰情况才能确定，所以结合八纲主要是分辨脏腑经络病变的阴阳虚实以定性。脏腑辨证和气血津液辨证结合，是由于气血津液在生理上是脏腑功能活动的物质基础和产物，在病理上各种病证的脏腑经络病变必有一定的气血津液病变，两者结合才能分辨具体脏腑经络病变的气虚、气滞、血虚、血热、津液不足、津液停聚等病变性质。

在内伤发热兼外感热病时，可用脏腑辨证和六经辨证相结合的方法。六经辨证虽然以六经归纳证候类型，但究其实质是外感六淫引起的热病的脏腑经络定位和定性相结合的辨证方法，所以结合后能更好地分辨这类病证的脏腑经络病机的特殊性。在温病和内伤发热兼温病辨证时，脏腑辨证可与卫气营血、三焦辨证相结合。卫气营血辨证侧重于温病的层次深浅，三焦辨证侧重于病变重心，但究其实质，都是外感温热病邪引起的急性热病的脏腑经络病变定位和定性相结合的辨证方法。脏腑辨证与卫气营血、三焦辨证相结合，能相辅相成地分辨温病证候的脏腑病机的特殊性。

总之，临床上内伤发热大体可归纳为虚、实两类。属虚者包括元气虚弱、阴血不足的发热，其基本病机为气、血、阴、阳亏虚，或因阴血不足，阴不配阳，阳气亢盛而发热，或因阳气虚衰，阴火内生，阳浮于外而发热。属实者包括痰、湿、瘀、郁等导致的发热，其基本病机为气、血、湿、食等郁结，壅遏化热而引起发热。主要包括气、血、阴、阳不足，既可单独致热，亦可同时发生。可见阴虚发热、血虚发热、气虚发热、阳虚发热、气郁发热、湿郁发热(内伤湿热病）、血瘀发热。病之有寒热，是阴阳之有偏胜。《黄帝内经》云："阳胜则热，阴胜则寒。"中医以阳为纲，把火热之性归属于阳，认为发热是阴阳平衡失调而以阳偏胜出现的生理病理变化。气属阳，血属阴，肝气郁热、湿郁邪阻、阴血亏虚等均可使气偏胜，气胜因于气郁，久郁气胜则阳胜，阳胜则见发热。

所以说内伤发热病因不外乎气、血、阴、阳、痰、湿、瘀等，总与气血阴阳失衡、脏腑功能失调有关。临证宜首辨阴阳，再分虚实，辨明气血，归属脏腑。

二、外感发热辨证体系

《素问·热论》中有"今夫热病者，皆伤寒之类也"之论述，广义伤寒为一切外感热病的总称。《难经·五十八难》中云："伤寒有五，有中风，有伤寒，有湿温，有热病，有温病。"这里的广义伤寒就包括狭义伤寒、中风、湿温、热病、温病等疾病。小儿外感热病，应首辨病性，再区分伤寒、温热、湿热之不同，按照伤寒与温病不同的辨证体系，分病期（六经、卫气营血、三焦辨证），伤寒与温病两大辨证体系共同构成了外感发热性疾病的辨证体系（图2.1）。正如叶天士在《温热论》中所说"辨营卫气血虽与伤寒同，若论治法则与伤寒大异也"，皆为外感病，六经辨证与卫气营血辨证、三焦辨证是相通的。

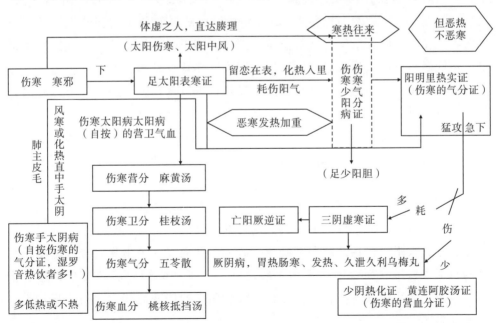

图2.1 外感发热辨证体系

（一）六经辨证

在中医辨证体系发展的过程中，首推六经辨证。六经辨证是医圣张仲景在《黄帝内经》发热六经分证的基础上发展而来，提出"病有发热恶寒者，发于阳也；无热恶寒者，发于阴也"，不仅将致病邪气由热邪扩大为伤寒、中风、湿痹、病温等六气，又运用内经脏腑、虚实表里等理论将其发展为具有理法方药的完整辨证体系，并将人体对疾病的反应状态分为六大类，即太阳病、少阳病、阳明病、太阴病、少阴病、厥阴病，六种病理状态之间既有分别，又相互联系，如有传经，有并病（一经未罢，一经又起），有合病（两经病同时发作）等。六经辨证理论为后世医家提供了较为完善的辨证论治思路，此理论在临床治疗小儿外感发热的过程中具有重要的指导意义。临床常见的小儿外感寒邪发热，即狭义的伤寒，大致符合《伤寒论》中的六经辨证规律，可将其分为三种类型，即太阳病型、少阳病型、阳明病型。

1. 太阳病型

太阳病提纲"脉浮，头项强痛而恶寒"此为太阳经证的基本症状。由于人体卫气强弱不同，太阳经表证可分为表实证（营分）和表虚证（卫分）。前者由于卫阳被遏、营阴郁滞可见恶寒发热、无汗而喘、头身骨节疼痛、苔薄白脉浮紧，可用麻黄汤发汗解表，宣肺平喘；后者除恶寒发热还可见汗出（翕翕发热）、头项强痛、苔薄白脉浮缓，治宜用桂枝汤疏风解肌，调和营卫。外邪自表而入，先犯太阳，卫气与邪气交争；卫气浮盛于外故见发热，卫气被风寒遏阻，不能温煦分肉，故见恶寒，所以太阳病发热特点是与恶寒并见。若风寒较重，卫阳郁闭抗邪不及，可见恶寒重于发热；若风寒较轻，则卫气可以及时抗邪，则发热早于恶寒；无论迟早，太阳病有发热，则必有恶寒。

太阳经腑证可分为蓄水证（气分）和蓄血证（血分），前者由于邪气内入膀胱，影响膀胱气化功能失调，以致气结水停，小便不利，为蓄水证，可见发热恶风，小便不利，消渴，水入则吐，脉浮数，治宜化气利水，方用五苓散。后者由于瘀血不行，热结下焦，可见小腹急结或硬满，如狂发狂，小便自利，身体发黄，脉沉结，治宜攻瘀逐血，方用桃核承气汤。

总之，太阳病包括经脉和膀胱腑，故太阳经病在六经中相对独立，有其自己的营卫气血证；而太阳病又为六经之首，除了在太阳经腑传变外，还在阳明、少阳、太阴等病传变，也具有伤寒或太阳病的传变规律，这与温病的卫气营血证是不同的。

临床上，太阳病中风型（卫分）的小儿发热较为常见，该型多见于体弱而易出汗的小儿，其发热一般热度不高，发热时常伴有汗出、打喷嚏、流鼻涕、轻度咳嗽等，可用桂枝汤原方治疗。此类小儿一般平时不耐寒热：即怕冷又怕热，遇冷流鼻涕打喷嚏，遇热则出虚汗，睡觉不盖被觉冷，盖被又觉热有汗。患儿多面色偏白，安静，活动量小，易出汗，易受凉，胃口较好，大便基本正常或偏干，舌体偏大，舌色偏淡而不红、舌苔不厚、舌质偏暗或淡。平时可服用小建中汤调理体质。

2. 少阳病型

少阳其病位在半表半里，内寄相火，易从火化而为热证；正气尚实，与邪气纷争，故少阳病性为实热证。外邪侵犯少阳，枢机不利，胆火上炎，动扰清窍，故有口苦、咽干、目眩，犯胸胁则苦满；邪正交争于半表半里，邪胜则寒，正胜则热。柯韵伯提出少阳病"法当清火"，应泻少阳郁热，清降胆火与透邪外出共同作用，才能达到枢机利、少阳合的目的。周仲瑛认为少阳少火郁化，三焦不利，热邪常与湿邪并见，与湿温病中湿邪与温病缠绵、表里兼夹有相似之处。枢机不利，脾胃肝胆湿热，和降失司，并可进一步发展出现但热不寒或微恶寒，是病情发展，上下气机不宣，湿热遏伏，治当分消湿邪，方用蒿芩清胆汤加减。

少阳经证的发热，可见低热或高热，先恶寒后发热，常伴有食欲差，咽喉疼痛，睡觉不安稳，出汗不多，怕冷亦不明显等。此种体质的患儿多好动，反应灵敏，爱讲话，哭闹，食欲不太好，睡觉不安稳，脾气急躁，嘴唇偏红，舌尖偏红舌体较瘦，苔白或白腻。该型轻度发热可考虑小柴胡汤。少阳腑证（兼证）可见发热微恶寒，肢节烦痛，心下痞结，微呕，是少阳兼太阳病，可用柴胡桂枝汤；少阳证而见腹满痛，郁郁微烦，心以下急，大便不通，舌苔干黄等，是少阳兼阳明里实证，方用大柴胡汤。

3. 阳明病型

阳明病病机为"胃家实是也"，实者满也，此"胃"取《灵枢·本输》中的"大肠小肠皆属于胃，是足阳明也"。阳明邪热与气血津液是伤寒热病发生发展的主要矛盾。阳明胃肠为多血多气之腑，疾病过程中大量消耗津液，邪热与燥屎互结阻碍通降，故见身热、口干舌燥、大便难。

阳明病型的发热常表现为高热易伴有便秘，怕热不怕冷，舌红苔厚腻，常见于感冒后数日，经发汗治疗后热不退反升，此时可考虑含有大黄的方剂。马云翔先生在《温热病治疗中的点滴体会》一文中指出：表证渐罢即主用大黄荡涤肠胃，提出"得汗后"与"热不退"为两个主要指征，并仿照凉膈散方义，给出表里同解的组方思路："大黄要生用，煎时要后下，剂量一般 6～10g，同时根据表证的程度,还可酌加藿香、佩兰、青蒿、黄芩、金银花、连翘、防风之属。"临床可见舌体偏瘦,舌质红伴点刺,舌苔白厚而腻。临床遇到高热反复、怕热不怕冷、伴有便秘、草莓舌的情况可酌用。

4. 关于传经

小儿发热的一般规律是:受风寒第1天表现为怕冷、发热、打喷嚏、流清鼻涕、舌淡苔薄的太阳病,第2天即可转化为寒热往来、咽喉不适、咳嗽、咳黏痰、鼻涕变黏、舌苔变厚的少阳证,或发热不恶寒伴有不大便的阳明病。小儿病变化迅速,初起太阳病的阶段十分短暂,甚至不经过恶寒发热的太阳病,直接表现为寒热往来的少阳病或只发热不恶寒之阳明病。有时也会只处于一种状态,没有传经表现。总之,不可拘泥"一日太阳,二日阳明,三日少阳"的说法,临床当依据当时的状态辨证施治。

总之以六经为切入点把握病证,是医圣张仲景开创的一套完整的辨治方法。在临床应用中无论在辨治外感发热还是辨治内伤发热,在把握六经时不能离开经络学说,还要认识到六经是一个整体,不能将六经中的任何一经割裂开来单独对待,也不能局限于六经之中,还必须着眼于阴阳、虚实、寒热、表里之八纲,兼顾脏腑,甚至卫气营血,多层次辨析,才能准确把握。

(二)卫气营血辨证

除了用六经辨证来辨别外感热病以外,卫气营血及三焦辨证也指导着温邪引起的以发热为主证的一类急性外感热病的辨证。卫气营血辨证由表及里,横向划分了病邪所在位置的深浅,为温热病的辨证纲领。

卫气营血辨证方法是清代医家叶天士创立,他根据温病的病变过程而创立了"卫之后方言气,营之后方言血"的理论,将温热病的病期划分为卫分证、气分证、营分证、血分证,并创立了"在卫汗之可也,到气才可清气,入营犹可透热转气,入血就恐耗血动血,直须凉血散血"的著名治疗原则,指导着温病的辨证论治。温病学认为外感发热是伤于温热之邪,由口鼻入侵,循卫、气、营、血而内传脏腑,其临床特点是:初起多见邪在卫分之表热证,如表证不解,热邪传里,就转变为热势炽盛化火伤津之气分证,如热仍不退,热邪可内传营血,消灼精血,出现神昏、动血、生风等肝肾阴虚血热证,所以它的病理变化是温热之邪,由表及里,由气及血。温热病一年四季均可见到,为常见发热类疾病。例如春温是在阴精先亏、里有邪热的基础上多依卫、气、营、血顺序传变,导致机体功能失调和实质损害(图2.2)。

1. 卫分证

患儿临床表现常为发热,微恶寒,咳嗽,口微渴,舌尖红苔薄白,脉浮

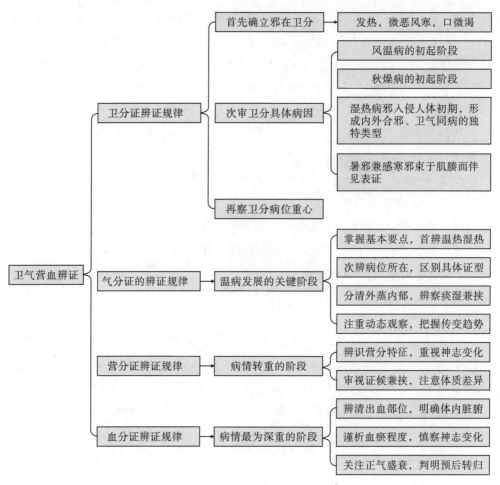

图 2.2　卫气营血辨证体系

数，或指纹浮紫。热初起，邪在卫表，卫外阳气为外邪所郁，而失温养之职，出现恶寒，即所谓"有一分恶寒，便有一分表证"；肺卫相通，卫气受郁则肺气失宣，常可见咳嗽邪在卫分，津伤不甚，表现为微渴，饮水少量；并见舌尖红苔薄白，脉浮数，指纹浮紫。"在卫汗之可也"，故临床采用泄卫透表法，以疏泄腠理，逐邪外出，泄热解表，常用银翘散或桑菊饮加减。

2. 气分证

患儿临床表现复杂多样，其共同特点为壮热，不恶寒，反恶热，汗多，口渴，喜冷饮，尿赤，舌质红，苔黄，脉数有力，指纹紫滞。温邪进入气分，整体气机受郁，正气奋起抗邪，邪正剧争，里热蒸迫，脏腑肌腠均受其灼，故壮热；温邪在里不在表，故但恶热，不恶寒；里热炽盛，迫津外泄，故多汗；热盛津伤，故口渴，喜冷饮，尿赤。若见苔腻，则有湿热之象。"到气才可清气"，临床治疗总体以清气解热法清热除烦，生津止渴。又根据病变部位不同，灵活辨证论治：病变在胃者，代表方以白虎汤加减；病变在肠者，可有便秘与泄泻之分，便秘者常有腹满硬痛拒按，口气臭秽，常用调胃承气汤为基础方。小便短赤者，加用赤芍、黄柏清泄下焦；热盛伤津见口干咽燥苔焦者，加用增液承气汤（大黄、芒硝、生地黄、麦冬、玄参）增液行舟；泄泻者，常有大便色黄气臭，以葛根芩连汤为基础方。

3. 营分证

患儿主要表现为身热夜甚，心烦不寐，时有谵语，斑疹隐隐，舌质红绛，脉细数。病邪深入营分，耗伤营阴，故身热夜甚；心营受热，扰及心神，故心烦不寐，甚则谵语；营分受热，热窜血络，则斑疹隐隐。"入营犹可透热转气"，此时应用清营泄热法，用轻清凉透之品，轻盈养阴，透热转气，方用清营汤加减。

4. 血分证

患儿主要表现为身热夜甚，躁扰不安，神昏谵狂，斑疹密布，吐血，衄血，便血，舌质深绛。血热炽盛，灼伤血络，迫血妄行，故见出血、斑疹；热扰心神较甚，叶天士说瘀血与热为伍，阻遏正气，遂变如狂、发狂之证。若邪热进一步内陷心包，则可表现为窍闭神昏之证，以犀角地黄汤为基础方加减。

（三）三焦辨证

三焦辨证为吴鞠通所倡导，他在《温病条辨》中指出："温病由口鼻而入，鼻气通于肺，口气通于胃，肺病逆传，则为心包；上焦病不治，则传中焦，脾与胃也；中焦病不治，即传下焦，肝与肾也，始上焦，终下焦。"他总结了叶氏之立论并根据自身的临床实践，认识到温热病过程中的病机变化主要反映在肺、心包、脾、胃、肝、肾等脏器方面，把热性病的发展阶段划分为三个时期，即上、中、下三焦的不同病期，三焦为六腑之一，乃躯体与脏腑之间的空腔，人体脏腑器官均在三焦之中。三焦辨证从上到下纵向论述了温邪的传变及病情轻重，反映了湿热病"始上焦，终下焦"的纵向传变规律，指导了湿热病的辨治。

1. 治上焦如羽

邪在上焦，多属肺卫，湿热邪气郁闭于肺，气机不利，困遏卫阳，卫表失和，肺气失宣，水液代谢障碍，湿遏卫气，表里同病，患儿既存在恶寒发热，少汗或无汗等湿郁卫分之表证，又有头身重痛、肢倦等湿遏气机之里证。同时湿又弥漫三焦，兼见脘痞纳呆，二便不利等中、下二焦症状。治法宜辛散，药取轻清，多以花叶类药物如金银花、桑叶、菊花、薄荷等如羽之品轻清宣上，达邪外出。

2. 治中焦如衡

上焦湿热下传，迫及脾胃，热淫于内，湿蒸于中，中焦弥漫，升降失调，气机壅滞。中焦湿热有湿热偏重的不同，湿邪偏盛者，热为湿遏，不能外达，身热不扬；湿浊内困脾胃，患儿可出现运化呆滞，脘痞泛恶，大便溏而不爽。湿热交蒸中阻，湿热并重可出现汗出热不解、心烦、胸脘痞塞等症。热重于湿者，多为阳明之热兼太阴之湿，以壮热、口渴、大汗、脉洪大等阳明胃热壅盛的"白虎四症"为主，又兼有脘痞呕恶、头身沉重等脾湿表现。治法宜清热护阴或祛湿宣阳，药取石膏、知母、大黄、芒硝清泄有余之邪热，维护受损之阴液，或取苍术、半夏、厚朴、白蔻仁等祛散湿热，宣通阳气，使阴阳归达于平衡。

3. 治下焦如权

中焦湿热不解，可从阳化热转为温热病，此时可参考温热病来辨治；或从阴寒化转化为寒湿病，应参考伤寒或内伤杂病辨治；或湿热深入下焦，阳气被遏，气化失常，影响二便排泄。湿热壅滞下焦，"气不惟伤且阻矣"，或为膀胱气化失司，水液代谢失常，小便不利；或为湿热与肠道糟粕相搏结，阻滞气机，腑气不行，饮食物传导障碍，大便不通或黏滞不爽。"通阳不在温"，湿邪导致气机升降不利，留滞于脏腑经络，阳气不得正常敷布，出现怯寒、肢厥、肌肤不仁等阳遏之象，"阳微"是假，湿郁是真，治以"通阳"，不离化湿。多采用渗利法，通水道，畅气机，热邪自透，"阳气得通"。小便不利者，用猪苓、泽泻、滑石、通草通利之品，导湿热从小便而去，恢复膀胱气化；并配桔梗、杏仁、前胡等顾水之上源，开宣肺气，上焦得通，津液得下，提壶揭盖。若湿滞大肠，大便不通，可宣清导浊，通腑行滞。

吴鞠通以三焦为纲，以病名为目，融合了三焦辨证、六经辨证，卫气营血辨证，其中温热病以三焦合卫气营血；湿热病以三焦辨证又结合六经辨证，在三焦篇各篇辨证中多次提到六经辨证，目的是以六经概括其所联系的脏腑，提到太阴温病、厥阴温病、少阴温病，其实还有太阳温病、少阳温病。那么临床上六经温病能否与伤寒的六经辨证合并，不需要有三焦和卫气营血辨证呢？其实不然，温病的六经病主要是讲其联系的脏腑，六经传变的特点与伤寒不同、治疗更有差别，且三焦和卫气营血辨证更能体现温病的传变规律和治疗特点。

但既然都是外感病辨证，三种辨证方法可以互相参考，都能在一定程度上反映疾病的传变规律。临床可以以一种为主，参考其他辨证方法和治疗。

利用六经辨证、温病卫气营血辨证及三焦辨证理论相互独立又彼此联系来指导临床外感发热病证的治疗，可以根据病情发展的不同阶段，给予不同的治疗方案，及时阻止疾病进一步发展。

三、总　结

中医证候系统往往是动态的、多变的、复杂的，辨证不可能是一种有多种具体证候与临床表现之间单纯的线性联系。所以一种规范化的证候系统无法适应临床辨证的复杂性，一套"无懈可击"的辨证方法体系反而有可能失去辨证论治的圆机活法及中医特色。多种辨证方法体系不仅因为历代医家因其所处的时代、文化背景、思维方式不同而产生，更是医学发展到更高层次的必然结果。所以儿童发热的辨证是一个多种辨证体系互参且相互结合的过程，临床必须掌握这点才能做到精准辨证。

（赵倩义）

第四节　内伤发热辨治

内伤发热是指以内伤为病因，以脏腑功能失调、气血水湿郁遏或气血阴阳亏虚为基本病机，以发热为主要临床表现的病证，与外感发热相对。虽然二者各有其发热的临床表现，但其立法治则迥异，古人对此论述颇多，可供参考。《医宗金鉴·杂病心法》中云："内伤外感皆发热，内伤之发热，热在肌肉，以手扪之，热从内泛，不似外感之发热，热在皮肤，以手扪之，热自内轻也。"李东垣在《内外伤辨惑论》中所述："外感手背热手心不热，内伤手心热手背不热""外感则寒热齐作而无间，内伤则易寒热间作而不齐。"何梦瑶在《医碥》中云："口若干燥，大便难，脉洪盛者为湿热；骨萎肉燥，筋缓血枯皮聚毛落，阴不足而热，及不能食而热，气短脉虚者为虚热。据此可辨别外感发热和内伤发热。

早在《黄帝内经》中就有关于内伤发热的记载。《素问·调经论》中曰："阴虚则内热……有所劳倦，形气衰少，谷气不盛，上焦不行，下脘不通，胃气热，热气熏胸中，故内热。"汉代张仲景在《金匮要略·血痹虚劳病脉证并治》中用小建中汤治疗虚劳所表现的手足烦热，可谓甘温除热法的先导。隋代巢元方在《诸病源候论·虚劳热候》中记载的"虚劳而热者，是阴气不足，阳气有余，故内外生于热，非邪气从外来乘也"，提出了劳倦生热的病因。宋代王怀隐在《太平圣惠方》中载有治疗虚劳热的柴胡散、生地黄散、地骨皮散等方剂，在处方的配伍组成方面为后世治疗阴虚发热提供了借鉴。金元时期李东垣倡导气虚发热，用补中益气汤进行治疗，使甘温除热的治法具体化。元代朱丹溪对内伤发热认识又有发展，提出"阳常有余，阴常不足"的观点，立论主阴虚发热。明代秦景明在《症因脉治》中最先明确提出"内伤发热"这一病证名称，所拟定的气虚柴胡汤及血虚柴胡汤可供气分发热和血分发热参考。明代《景岳全书》中对内伤发热的病因进行了较为详细的论述，并充实了阳虚发热理论。清代《医林改错》及《血证论》中对瘀血发热的辨证及治疗均作出了重要贡献。

内伤发热的病因病机古代文献论述繁多，病因复杂，久病体虚、饮食、房劳、劳役、情志、外伤、药物及其他疾病等皆可引发，《证治汇补·发热章》中有云"经曰：阴虚则发热，此一端也。其他除外感客邪之外，有劳力劳色，气郁火郁，伤食伤酒，挟瘀挟痰，疮毒虚烦，皆能发热，宜详辨之"。内伤发热起病缓慢，临床可表现为低热、高热、五心烦热，或患者自觉有热但体温不高等，为临床常见病证。其病因有饮食劳倦、情志过极、外伤出血、体虚久病等。

《内经·素问通评虚实症》中指出："邪气盛则实，精气夺则虚。"此为虚实辨证的要领，内伤发热的虚实辨证也应遵循这一要领。外感发热多为实证，内伤发热多为虚证。外感发热邪气方盛，正气未衰，治当用攻法。内伤发热应先辨清是气郁、血瘀所致，还是因气、血、阴精亏虚所致，再辨明病情之轻重，对于病程较长、久治不愈、胃气衰败、正气虚盛等，视为病情较重的表现。内伤发热除瘀血内停、肝经郁热两型外，多系邪气虽微，但尚未尽除；正气未绝，但只存甚微。

故内伤发热的施治应遵循的原则为：首辨阴阳，再分虚实，辨明气血，归属脏腑，针对不同证候的病机进行治疗，切忌勿犯"虚虚实实之戒"。基本病机可概括为虚实两类。属虚者包括元气虚弱、阴血不足的发热，其基本病机为气、血、阴、阳亏虚，或因阴血不足，阴不配阳，阳气亢盛而发热，或因阳气虚衰，阴火内生，阳浮于外而发热。属实者包括痰、湿、瘀、郁等导致的发热，其基本病机为气、血、湿、食等郁结，壅遏化热而引起发热。或常因虚致实，因实致虚，虚实夹杂。因此在治疗上当辨其虚实，据病证的不同，施以甘温补气、温阳、滋阴、补血、理气化痰、活血、开郁、消积等法，而对虚实夹杂者，又当标本兼治。在其预防和调护上，应注意保持心情舒畅、起居有常、饮食清淡等。根据病因和症状特点的不同，主要分为阴虚发热、阳虚发热、气虚发热、血虚发热、食积发热、郁火发热、湿郁发热等。小儿内伤发热的病机不同于成人，其要点在于小儿为纯阳之体，最易受邪侵袭，稍有食滞即可伤及脾胃，食阻于内，清气不升，浊气不降，郁而发热；各种疾病将愈，却因气阴两虚而致虚热内生，或虚热外泄；惊吓可突然导致气血逆乱，神无所养致神不守舍而发热；疳积总因积食不化，郁而化热，耗阴伤气，为小儿内伤发热之重证。本章主要论述阴虚发热、血虚发热、气虚发热、阳虚发热、气郁发热、湿郁发热(内伤湿热病)、血瘀发热。

内伤发热的治疗应遵循以下几个原则：首先，治疗此病当先治本，因为内伤发热体温多不太高，其标多不急，此病关键在于本，所以治疗内伤发热的关键在于治疗内伤，内伤愈则热自除。其次，除热不可轻易发汗，因内伤发热多属肌体内部阴阳、气机失调所致，故治疗时不可轻易采用汗法。其三，除热不忘养阴，特别是小儿内伤发热，小儿乃娇嫩之体，因内伤而发热，必伤阴津，所以在治本的基础上佐以养阴之品。其四，因除热之剂多伤阳、抑阳，故除热不应忘护阳。

1. 阴虚发热

阴虚发热是由于体内阴液(精、血、津、液)亏虚，水不制火所致的发热。《素问·调经论》中曰："阴虚生内热奈何……有所劳倦，形气衰少，谷气不盛，上焦不行，下脘不通，胃气热，热气熏胸中故内热。"由于素体阴虚，或热病日久，耗伤阴液，导致阴精亏虚，阴衰阳盛，水不制火，阳气偏盛而发热。《证治汇补·阴虚发热》中曰："有劳心好色，内伤真阴，阴血既伤，阳气独盛，发热不止，向晚更甚……阴虚也。"《景岳全书·火论》中亦曰："阴虚者能发热，此以真阴亏损，水不制火也。"阴虚发热临床证候：发热以午后多见，同时伴有手脚心热，心烦，口干喜饮，多有盗汗，食欲不佳，舌质红，苔少或无苔，脉细而数。

阴虚发热在临床上较为常见。《诸病源候论·虚劳热候》中论阴虚发热病机时说："虚劳而热者，是阴气不足，阳气有余，故内外生于热，非邪气从外来乘也。"阴虚发热的发生机制是阴精亏虚，阳热偏盛，阴不敛阳，阳亢致热。阴虚而生内热，故见低热。人体阳气昼行于阳，而夜行于阴，由于夜间阳入于阴，体内阳气必然更盛，此类患儿本就阴虚不能制阳，故阳相对有余，因而每于夜间低热发作，有一定的时间规律。盗汗是因入睡后人体阳入于阴，体内有余之阳气蒸动不足之阴液，汗乃自出。《黄帝内经》中云："阳加于阴谓之汗。"醒后阳出于阴，体内阳气行于表，"阳加于阴"之力减弱，汗乃止。《素问·逆调论》中曰："阴气少而阳气胜，故热而烦满也。"阴经虚热从手心的两侧劳宫穴、足心的两侧涌泉穴、心胸部的膻中穴等五个部位发散，故见五心烦热。

阴虚发热的证候，随虚损的脏腑不同而各异。肺阴虚发热，症见午后潮热盗汗，五心烦热，干咳少痰，或痰中带血，或吐血、衄血，倦怠乏力，气短，口干咽燥，身体消瘦，舌质红苔薄黄少津，脉细数。肾阴虚发热的证候，常有腰膝酸软无力，眩晕耳鸣，甚则耳聋，口干咽痛，骨蒸，潮热，颧红，盗汗，或遗精滑泄，舌红少津，脉虚而细数。腰为肾之府，肾阴不足，腰膝失养则酸软。肾主骨生髓，脑为髓海，耳为肾窍，肾虚不充于清窍，故眩晕耳鸣。阴液不足，肌肤失于濡养见形体消瘦。虚火上炎，两颧充血见红赤。肝阴虚发热，症见低热，头痛，眩晕耳鸣，两目干涩，视物模糊不清，或视力减退，性情急躁易怒，舌干红，苔少，脉弦细数。肝藏魂，肝阴虚则虚热内扰致魂不守舍，故多梦。阴不足而血液黏稠，故见舌红；阴液不能正常蒸化上承于口以生舌苔，故见苔少。阴虚而血脉不充，则脉细；虚热鼓动血行加速，故见脉数之象。

《类经》中云："阴不足则阳有余而为热。"由于阴虚不能制阳，阳气相对有余，热邪郁闭机体不能透发，故而出现一系列阴虚的症状。因此，阴虚发热之因亦是气郁生热，阴虚则燥涩，气行不畅而郁滞化热。阴虚发热的治疗，《景岳全书》中所论："阴虚发热，壮水以平之。"王冰也指出本证治宜"壮水之主，以制阳光"，即临床上可采用滋阴潜阳，佐以清热之品治疗本证。肺阴虚者，治宜养阴润肺，方用百合固金汤、沙参麦冬饮、养阴清肺汤等养阴润肺；肾阴虚者，治宜滋补肾阴，方用六味地黄汤、左归饮、大补元煎等滋补肾阴；肝阴虚者，治宜滋阴养肝，方用一贯煎、滋水清肝饮、补肝汤等滋养肝阴。同时，应当注意，肝肾同居下焦，为子母之脏，二者在病理上相互影响，临床上很难截然划分，治疗上应视其偏重情况酌情化裁配伍。

2. 血虚发热

血虚发热为内伤发热的一种情况，血虚发热由李东垣在其《内外伤辨惑论》中正式提出："血虚发热，证似白虎，惟脉不长实为辨耳，误服白虎汤必死。此病得之饥困劳役。"自此，血虚发热这一病机得以正式提出。《素问·调经论》中云："阳虚则外寒，阴虚则内热。"从《内经》开始就有明确的记载脾为气血生化之源，脾气虚出现阴血不足会导致机体发热。发热是症状，血虚是内在机制。多由脾胃虚弱生血不足；或失血过多损伤阴血，阴血不足，阳易浮动而致发热。血属阴，阴虚不足以敛阳，故发热。血虚不能上荣头目，外濡肢体。故头晕眼花，身倦无力，血不养心，心神不宁，故心悸失眠；血虚不能上荣于面及充盈血脉。故见面色少华，唇甲淡白，舌淡脉细弱。血虚发热的症状主要为发热，热势多不高，并伴有头晕眼花，面白少华，唇甲色淡，舌淡脉细弱等血虚症状。

血虚发热，多因久病心肝血虚或脾虚不能生血，或因外伤产后，手术失血过多，造成阴血亏虚。血属阴，阴血骤虚，阳气失于依附而外越发热。故《证治汇补发热篇》中指出："一切吐血便血、产后崩漏，血虚不能潜阳，阳亢发热者，治宜养血。"正如何梦瑶在《医碥》中云："血虚发热，或由吐衄便血，或由产后崩漏，一切失血所致。症见烦躁、面目黑、渴饮不止，证类白虎，惟脉不长不实，浮大重按全无为异耳。"朱震亨对血虚发热论治，多从阴虚火旺立论，其治疗时善用养血活血之四物汤加清相火的黄芩、黄柏之品来治本证。王伦在《明医杂著·医论》中说："凡妇人产后阴血虚，阳无所依，而浮散于外，故多发热。治法用四物汤补阴血，而以炙干姜之苦温从治，收其浮散之阳，使归附于阴。"在治疗血虚发热时要多加注意敛阳药的应用。李用粹在《证治汇补·发热》中谈道："血虚发热，一切吐衄便血，产后崩漏，血虚不能配阳，阳亢发热者，治宜养血；然亦有阳虚而阴走者，不可徒事滋阴。"自此正式提出血虚发热不等同于阴虚火旺，治疗时不可以一味地滋阴，应该充分结合实际来辨证用药。《金匮翼·发热》中将发热分为劳倦发热、阳虚发热、血虚发热等8种证型论述，对内伤发热的几大证型做了一个较完善的分类。到了现代，万友生在《略论阴火与甘温除热》中言："血虚发热应该从气血关系来辨证，认为脾气虚极必会导致血虚，进一步导致气无所依附而浮于体表，而出现热证，病当属虚寒，治疗上宜温补。"

血虚发热的治疗原则为养血柔肝，敛阳清热。血本属阴，阴血不足，无以敛阳而引起发热。阴虚阳亢，阴不敛阳，阳无所依，浮越而出，症见面红、脉洪而空虚之象。正如《证治汇补·发热》中云："血虚发热，一切吐衄便血，产后崩漏，血虚不能配阳，阳亢发热者，治宜养血。"故用当归补血汤加减。发热较甚者，可加银柴胡、白薇清退虚热；血虚较甚者，加熟地黄、枸杞子、制首乌补益精血。

3. 气虚发热

气虚发热，是指因气虚引起脏腑功能失调所导致的发热，一般起病较缓，病程较长，临床多表现为低热，但有时可以是高热，此外有些患儿仅自觉发热，而体温不升高。气虚发热是中医理论的主要组成部分，起源于《内经》，在《素问·调经论》中就提出"因劳倦太过，损伤脾气，气虚而生内热"。金元医家李东垣在此基础上更有发挥，著《脾胃论》，强调脾胃之气耗伤，元气不足，可以产生大热。《内经》和《脾胃论》的论述为"气虚生热"理论的产生奠定了基础。气虚发热的症状主要为发热伴有乏力，自汗，气短，恶风，食欲不振，大便溏，口唇淡，舌淡苔薄，脉弱无力。

气虚发热的病机，或为气虚阳外越，或为气虚而阴火上冲，或为气虚而卫外不固、营卫失和，或为气虚而过食生冷，致阳气抑郁而成。气虚是发热的基础，发热是气虚的表现。气虚发热的证候，《金匮翼·劳倦发热》中说："劳倦发热者，积劳成倦，阳气下陷，则虚热内生也。"李东恒在《脾胃论》中云："夫饮食形体劳役则脾病，脾病则怠惰嗜卧，四肢不收大便泄泻。""若饮食失节、寒温不适，则脾胃乃伤；喜怒忧恐，耗损元气，既脾胃气衰、元气不足，则气衰而喘，身热而烦，其脉洪大而头痛或渴不止，其皮肤不任风寒而生寒热。"如果脾胃受损，中焦气虚，健运失职，不能输布精气生养荣血，亦可致虚热内生。即脾胃气虚，中气不足，阴火内生为本证的主要病机。《脾胃论》中说："脾胃之气既伤，而元气亦不能充，而诸病之所由生也。"并引据《素问·调经论》中论述："有所劳倦，形气衰少，为气不盛，上焦不行，下腔不通，胃气热，热气薰胸中，故内热。"可见这种发热是因脾胃气虚下陷所致。如果饮食失节，情志所伤，或劳倦过度，或治疗不当，寒凉攻伐，或久病脏腑相传，损脾耗气，元气不充，运化无力，输布失职，清气不升，浊气不降，或滞于中，或陷于下，郁滞而不升不散，郁而壅滞有余，久之化热化火。

脾胃亏虚，元气不足，则致心火炽盛。《脾胃论》中曰："饮食失节，寒温不适，则脾胃乃伤；喜怒忧恐，损耗元气。即脾胃虚衰，元气不足，而心火独盛。心火者，阴火也，起于下焦，其系于心，心不主令，相火代之。"李东垣认为，元气不足导致的心火为阴火，阴火并不是心阳，而是下焦离位的相火。"相火，下焦包络之火，元气之贼也"，相火为下焦(肾)之阳气，是命门之火。在正常情况下，它对五脏六腑有温养作用，即为"少火"。少火能安居其位，有赖于脾气脾阳充足，脾气健旺，脾土发挥敦阜的功能，所谓"土厚火自敛"。若"脾胃气虚，下流于肾"。抑遏源于下焦之相火，则迫使其由原本能生气之少火，变成戕害元气的壮火。这种火离位上行，上冲至胸与手厥阴心包经相连成为包络之火。故出现"气高而喘，为烦热，为头痛，为渴而脉洪"这样一些临床症状。"火胜，乘其土位"，上冲之阴火，侵犯脾胃，食脾胃之气，而"元气之充足，皆由脾胃之气无所伤，而后能滋养元气……脾胃之气既伤，元气不能充，而诸病之所由生也。"故脾胃越亏，元气越陷，则阴火越升，心火愈炽。

脾胃气虚，气血生化无源，致机体阴血不足。阴不敛阳，阳亢而发热；又气虚及阳，虚阳外越，亦可致发热。但这些都是在气虚的基础上引起阴阳精血变化而导致的阴虚、血虚、阳虚发热，并非气虚发热本质，而是其变证。《素问·调经论》中云："有所劳倦，形气衰少，谷气不盛，上焦不行，下脘不通，胃气热，热气熏胸中，故内热。"《脾胃论》中亦曰："饮食劳倦所伤……清气不生，阳道不行，乃阴血伏火。"脾主升清，胃主降浊，一升一降，分工协作，维持着正常人体的生理平衡，脾胃乃升降运动之枢纽，在维护阴阳、气机平衡协调上起着重要作用。若饮食劳倦太过，损伤脾胃之气，则脾胃升降失常，脾不能升浮清阳，胃不能沉降浊阴；清阳不升则阳气失于宣散，浊阴不降则郁而生热。由此，火自中焦而生，因而就会出现种种内热的病证。

气虚发热的治疗，李东恒提出了"惟当以辛甘温之剂补其中而升其阳，甘寒以泻其火""劳者温之，损者益之"的治疗原则。目前临床上多采用李东恒所用的甘温除热之剂，以除虚热。在《医学入门·发热》中亦指出："内伤劳役发热，脉虚而弱，倦怠无力，不恶寒，乃胃中真阳下陷，内生虚热，宜补中益气汤。"用补中益气汤补其中，升其阳。举其陷，散其郁，则其热自平矣。本方选用甘温之黄芪益气升阳为主，与参、术、草相伍以益气补中，与当归相伍以益气生血，与辛凉之升、柴相伍则升阳举陷，助其退热；陈皮行气，使补气而无塞滞之弊。诸药相配，虚者可补，劳者可温，陷者可举。时冷时热，汗出恶风者，加桂枝、芍药以调和营卫；胸脘痞闷，舌苔白腻，为脾虚夹湿，加苍术、茯苓、厚朴以健脾燥湿；大便稀薄，手足欠温者，加干姜、肉桂温运中阳。

4. 阳虚发热

阳虚发热，系因多种原因造成阳气不足，或寒证日久伤阳，或误用、过用寒凉，造成人体阳气损耗。阳虚则易生寒，肾阳虚衰，阴寒内盛，阳气虚不能固守于内，阴寒盛而遏阳于外而表现为发热。《景岳全书·火证》中说："阳虚者，亦能发热，此以元阳败竭，火不归原也。"脾为后天之本，脾与肾相互温煦，相互为用，脾虚化生衰少，脾胃气虚发热，日久亦可导致脾肾阳虚，成为阳虚发热，故阳虚发热多与脾肾有关。阳虚发热的主要症状有，发热热势可高可低，但病程日久，恶寒倦怠，口不渴或渴喜热饮，饮而不多，兼有四肢不温，甚者厥逆，头晕嗜卧，腰膝酸痛，少气懒言，舌淡胖有齿印，苔白滑，甚者舌青，脉沉细无力等。脾肾阳虚，失于温煦为其本，阳虚阴盛，格阳于外，阳气不得潜藏，阳浮于外，而致发热；阴盛于内而恶寒、口不渴饮或渴喜热饮，饮而不多；脾肾阳虚，阳气不能达于四末则形寒怯冷，四肢不温，腰膝酸痛；阳为阴困则头晕嗜卧；舌淡胖、脉沉细无力为阳气衰弱之象，脉浮大无力则为虚阳外越之征。

《景岳全书·火证》中将阳虚发热的病机归纳为"元阳败竭，火不归原也"。

阳虚发热的根本在于肾阳亏虚，火不归元。一般情况下，阳虚生外寒，但若阴寒太盛，虚衰之阳气失去附着，阴盛逼阳，龙火不能潜藏，格阳于外或上，即格阳证或戴阳证。治应补火助阳，引火归原。阳虚，亦属阴阳失调的病变。是因先天禀赋不足，或疾病过程中阳气耗损，或饮食失调，劳倦内伤而导致的阳气不足的病理变化。阳虚，一般以脾肾阳虚为主，特别是肾阳，因其为一身阳气之根本，故阳虚证候主要表现为肾阳不足诸症。脾为后天之本，脾与肾相互滋养，相互为用，脾虚化源衰少，则五脏精少而肾失所藏，脾肾气虚，发热日久亦可导致脾肾阳虚成为阳虚发热。

根据阴阳相互对立制约的理论，阳虚则阴失制约而相对偏盛，即阳气不足，其温煦、推动功能减退，脏腑经络的功能衰减，导致气化失权，阴液（血、精、津液）运行迟滞，水液停聚不化而阴寒内盛，从而出现寒象。但这种寒象的产生，并非阴有余，而是因阳不足而致阴寒内盛，故这种寒属虚寒，称为"阳虚内寒"或"寒从中生"。阳虚之证，其阳气愈虚则阴寒愈盛，而阴寒愈盛，则阳气愈伤，在病变发展过程中，阳虚与阴盛二者互为因果，形成恶性循环。发展到一定程度，即可见阳虚发热。所谓阳虚发热，即阴盛格阳而导致的真寒假热。是由于阳气虚而阴寒内盛，其阴寒格拒虚阳，逼迫阳气浮越于外，而呈现某些热象。因其阳虚寒盛为病变之本质，而所出现之热象为假象，故称为"真寒假热"，此类证候，每见于病变的危重阶段。

阳虚发热者，其病以阳气虚而阴寒内盛为本，发热为假象，故治疗应着眼于温里回阳，甚则回阳救逆，阳气回复则阴翳自消而假热亦除。《景岳全书·火证》中言："阳虚者，亦能发热，此以元阳败竭，火不归原也……若以阳虚发热，则治宜益火，益火之法，只宜温热，大忌清凉。"具体方药可根据病情斟酌选用，常用者如四逆汤（生附子、干姜、炙甘草），参附汤（人参、附子），回阳救急汤（熟附子、干姜、肉桂、人参、白术、茯苓、陈皮、炙甘草、五味子、半夏、麝香）等。

5. 气郁发热

气郁一词最先出自《素问·六元正纪大论》，《丹溪心法·六郁》中进一步指出："气郁者，胸胁痛，脉沉涩。"《证治汇补·郁证章》中曰："气郁，胸满胁痛，噫气腹胀。"因此，长期思虑过度，或忧愁烦闷，耗伤脾胃之气，导致脏腑气血、阴阳失调。当气机郁滞，发挥推动、兴奋、升发、温煦作用的阳气便会壅滞而发热。这类发热皆属于气郁发热的范畴。

人体之气周而复始，升降出入不断运动，气的运动推动着人体的各种生理活动。气本身分阴阳，正如《证治准绳·杂病·诸气门》中说："一气之中而有阴阳，寒热升降动静备于其间。"如《灵枢·营卫生会》中说："……五十而复大会，阴阳相贯，如环无端。"气郁的形成，可以是由外界致病因素所致，也可以是由情志内伤所引起，还可以因痰、湿、食、血等郁积所成。六郁为病，气郁为先，气郁为诸郁之初始，而诸郁相因为患最终亦会导致气郁。多因情志不畅，或郁怒伤肝，木郁化火，久则耗损阴精，火性炎上，阴虚阳亢，而致发热。此皆因郁则气滞，气滞久则必化热，热郁则津液耗而不流，升降之机失度，初伤气分，久延血分，延及郁劳沉病。证候：发热不高，热势常随情绪变化而起伏，精神抑郁，烦躁易怒，口干而苦，大便秘结，舌红，苔薄黄，脉细数。

气郁发热的病因。气郁多因七情内伤而起，其来也渐，盖肝与胆、相火寄焉。肝失疏泄，则木郁为火，相火浮动，遂形成肝胆郁热证候。气郁发热的机理是肝失条达，气机壅滞不通，郁而化热。如《丹溪心法》中曰："气血冲和，万病不生，一有怫郁，诸病生焉。"气分阴阳，《证治准绳·杂病·诸气门》中言："一气之中而有阴阳，寒热升降动静备于其间。"当气机郁滞，发挥推动、兴奋、升发、温煦作用的阳气便会壅滞体内而发热。气郁发热的病机当有两方面解释：一则是因气机阻滞不通，气相对有余，久郁而化热，即"气有余便是火"；一则是因气弱推动无力，气不得以升降舒展而发热，即"弱者气着则病"。但无论是气机阻滞不通还是气弱推动无力，发热的产生皆是由于阳气受阻，运行不畅，郁结于内。

六郁为病，气郁为先，多因情志不畅，或郁怒伤肝，木郁化火，久则耗损阴精，火性炎上，阴虚阳亢，而致发热。病机的角度辨证施治，气郁发热临床当疏肝解郁，滋阴清热，方以丹栀逍遥散加减化裁。明代赵献可指出"木郁则火郁"，主张诸郁之治皆应以加味逍遥为主。其谓肝胆少阳木气，像草穿地而出，此时被寒风一郁，即萎软遏抑而不能上伸，惟温风一吹即畅达。盖木喜风，风摇即舒畅，寒风则畏，温风则喜。柴胡、薄荷辛而温者，辛故能发散，温故入少阳。如气郁较甚者，加香附、郁金、青皮疏肝理气；发热较甚者加地骨皮、白薇清退虚热；妇女若兼见月经不调，可加泽兰、益母草活血调经。若气郁发热之病程较长者，不仅气郁，且郁而阴伤，症见发热，胸胁胀痛，口干咽燥，舌红少苔，脉象细数者，宜用滋水清肝饮，免去白术之温燥之性。

6. 湿郁发热（内伤湿热病）

外感湿热之邪，或内伤脾胃亏虚，运化失健，水湿停滞，湿邪内生，郁而化热，均可导致本病，以夏秋季节多见。湿为阴邪，其性重浊黏腻，着留人体最易阻遏阳气，阳失宣畅，进而见郁积发热症。发热见证外，尚可见午后热甚，胸闷身重，纳少呕恶，大便稀薄或黏滞不畅，苔腻，脉濡。

湿为长夏的主气，若湿气淫胜，伤人致病，则为湿邪。湿为重浊有质之阴邪，其性黏腻、停滞、弥漫，导致多种病变。究其病因，一为外感湿邪，如气候潮湿、涉水淋雨、居处潮湿等；一为脾阳不振，运化失权，水湿内生。湿邪可单独致病，亦可与热邪、风邪相搏结致病。正如《温热经纬》篇中所述："太阴内伤，湿饮停聚，客邪再至，内外相引，故病湿热。"湿邪阻遏卫阳之气，则见恶寒，头重身困，四肢酸楚，身不扬；湿热阻遏脾胃气机，运化失司，则见胸闷不舒、小便不利、食欲不振、大便黏腻、舌苔黄腻等。清代王孟英《湿热经纬》说："太阴内伤，湿饮停聚，客邪再至，内外相引，故病湿热。脾主为胃行津液者也，脾伤而不健运，则湿饮停聚，故曰脾虚生内湿也。"湿温发热自古以来一直被认为是感受外界湿热病邪所致，以脾胃为中心，弥漫三焦。薛生白说："太阴内伤，湿饮停聚，客邪再至，内外相引，故病湿热。"素体中土失健，湿热邪气勾引而发，湿热结合，郁阻中焦枢机，升降失常，致使湿热郁结产生有形病理产物，故热、郁、湿为其基本病机。

叶天士在《温热论》中提到"湿邪害人最广……面色苍者，须要顾其津液……不可就云虚寒，而投补剂，恐炉烟虽熄，灰中有火也。"治疗湿热所致的内伤发热须注意分清湿热所在部位及各自的轻重；注意调畅气机；注意顾护脾胃功能，脾胃为湿邪常受累脏腑，当时时顾护；治疗中清热应适可而止，以免损伤阳气；湿邪不去，也不能滥用温运；注意兼夹证的治疗。治当宣化畅中，利湿清热，以三仁汤或甘露消毒丹为主方。清代吴鞠通在《温病条辨》中首创三仁汤用于治疗湿温初起出现身热不扬、午后热甚的证候。杏仁、白蔻仁、薏苡仁分入三焦，宣发肺气，以开水源，燥湿化浊以复脾运，淡渗利湿以疏水道，使气机宣畅，湿去热清。

7. 血瘀发热

血瘀发热多由某种原因致蓄血内停，血行阻滞，郁而化热。《内经》中云："血涩而不行，不行则卫气从之而不通，壅遏而不得行，故热。"瘀血病在血分，属阴，故发热多在下午或晚间。瘀血阻滞气的畅运，故见局部发热和胸腹烦满，瘀血停滞之处气滞血瘀故有固定痛处或肿块。瘀血内阻，新血不生，血气不能濡养头面肌肤，以致面色萎黄或黯黑，肌肤甲错。舌质紫暗或有瘀斑，脉涩，是血行不畅，瘀血内着的重要征象。发热病史较久，热型特点为晚上一阵发热或发热入暮益剧。状如阴虚，口唇干燥，但欲漱水不欲咽。并常伴身体局部疼痛，舌暗或有瘀点，眼周青黑，脉涩。也就是，有热症而无数脉，口唇干燥而不欲饮水，是辨证中关键所在。《金匮要略》中论述最为精辟："病者如热状，烦满，口干燥而渴，其脉反无热，此为阴伏，是瘀血也，当下之。"瘀血在不同的部位有不同的发热特征，正如唐容川说："瘀血在腠理则营卫不和，发热恶寒……在半表半里之间，寒热如疟状……在肌肉则翕翕发热……瘀血在经络脏腑……可见骨痨热。辨证要点：身热暮甚，面色黧黑，刺痛拒按，痛有定处，或有症积肿块，唇干口燥，渴不欲饮，舌青紫，脉细涩。

瘀血发热的病机。瘀血发热多因劳倦、外伤、出血等原因导致瘀血，或因气滞日久产生瘀血停积体内，阻滞经络，气血运行不畅，壅遏不通而引起发热。在《灵枢·痈疽》中论述到血瘀涩不通，壅而为热的病机："营卫稽留于经脉中，则血泣而不行，不行则卫气从之而不通，壅遏而不得行，故热。"此外，瘀血发热与血虚失养亦有一定的关系，《医门法律·虚劳论》中有述："血瘀则新血不生，并素有之血，亦瘀积不行，血瘀则荣虚，荣虚则发热。"瘀血发热的症状较为特殊，发热以午后或夜间为甚，或自觉身体某些局部发热，口干咽燥而不欲饮，躯干或四肢有固定痛处或有肿块，重者肌肤甲错，面色萎黄或暗黑，舌质紫暗或有瘀点、瘀斑，脉涩。《医林改错》中对其症状亦有描述"身外凉，心里热，故名灯笼病，内有瘀。认为虚热，愈补愈瘀；认为实火，愈凉愈凝""晚发一阵热，每晚内热，兼皮肤热一时"。

瘀血发热的治疗以活血化瘀为主，佐以行气，方用血府逐瘀汤加减，亦可用桃红四物汤临证酌情化裁。若热甚者，加用白薇、牡丹皮以清热凉血。血府逐瘀汤为桃红四物汤与四逆散的合方，其中桃红四物汤补血活血；四逆散行气解郁，以助活血；加入白薇，凉血清热，益阴；牡丹皮、栀子，清热凉血，且具走而不守之性，无寒凉凝滞之嫌。气滞胁下有块，可加郁金、牡蛎、穿山甲。

（孙晓旭）

第五节　伤寒病辨治

中医外感热病的系统描述最早见于《素问·热论》，书中指出"今夫热病者，皆伤寒之类也""人之伤于寒也，则为病热"，确立了外感热病的概念。伤寒即外感病的统称，《难经》言"伤寒有五，有中风，有伤寒，有湿温，有热病，有温病"，"伤寒有五"之伤寒，为广义伤寒，"有伤寒"之伤寒，为狭义伤寒。伤寒不单指寒邪，亦指伤于外感之邪，其症状为发热或热性病变。《素问·热论》中叙述了感邪后邪正相争的过程和症状，提到"可汗""可泄"的治法，奠定了热病治疗的理论基础，但缺乏具体的方药。

《伤寒杂病论》是我国第一部理法方药完备的方书，被称为"众方之祖"，它不但确立了辨证论治原则和方法，还保存了大量行之有效的方剂。同时，它也是首部外感热病学专著，创立了六经辨治体系，明确了外感热病的概念、治则、治法和方药，揭示了外感热病发生发展以及诊断治疗的一般规律，奠定了后世治疗外感热病的基础。本节以《伤寒论》为引，探讨外感热病的辨证论治体系发展。

一、《伤寒论》中对小儿外感热病的论述

早在《素问·热论》中即示以六经次第："伤寒一日，巨阳受之……二日，阳明受之……六日，厥阴受之……"《伤寒论》创立了外感热病六经辨证论治体系，尤其是热病的六经分证、传变规律、药物治疗等方面的重大突破，发展和丰富了中医学外感热病理论。首先，仲景从寒邪立论，突出"恶寒"一证，认为寒邪是外感热病的基本原因，发热仅是外感病的一个证候。如"太阳之为病，脉浮，头项痛而恶寒"，故后世有"有一分恶寒便有一分表证"之说。其次，创立六经辨证，为外感病证治确立了法度。在《热论》汗、泄两法的基础上，提出了清、下、滋阴等治疗温热病的具体方法，并创制了相应的方剂。《伤寒论》中的六经辨证包含了"八纲"辨证，三阳主表，三阴主里，外邪循六经传变，由表入里，由阳入阴，由轻而重，体现了当时对外感热病的认识。《伤寒论》在六经病证的阐述中，包含了明显的病、证、方层次结构，故可以从症状和治法方药上探求其对外感热病的认识。

《伤寒论》中记载了多种发热的症状，涉及约百条文，以太阳病和阳明病最为多见，可通过发热的不同症状明辨发热的病机。太阳病发热，多与"恶寒""恶风"同时出现，"有一分恶寒便有一分表证"，为病邪在表；另有"翕翕发热"，为热势低的表邪致热。伤寒几日后，正气尚旺，邪气化热入里，于是阳明病所记载的发热为但热不寒。此外还有潮热和蒸蒸发热，潮热是热发如潮汛，见于阳明经气旺时，胃肠燥热内结，正邪斗争剧烈，故热势加剧；蒸蒸发热是由内而外发热，有如熏蒸之感，二者都为里实热。往来寒热的症状描述皆出自柴胡汤证，是少阳证的特有表现，为邪入半表半里，少阳枢机不利，邪正相争，正胜发热，邪胜恶寒。

《伤寒论》中并未包含专门的中医儿科内容，如明代李濂的《医史·卷六·张机补传》中所说："或谓有大人之病，而无婴儿之患；有北方之药，而无南方之疗；则长沙之所阙者。"故《伤寒论》对于小儿外感热病并没有直接的证治论述，但研究小儿外感热病首先要着眼于外感病，故尽管《伤寒论》中并未包

含儿科内容，但对于小儿外感热病的辨治有着深远的影响。例如元代曾世荣所著的《活幼心书·伤寒》中开篇就说："仲景一书前辈发明甚详，愚不敢赘，姑举其略。""仲景一十六条，三百九十七法，前贤名曰金匮，岂不贵哉！"曾氏不仅言辞对于《伤寒论》尽显尊崇，学术上亦遵仲景之说："然治小儿伤寒伤风，与大方相同者，若发热身无汗，麻黄汤主之。以表实无汗，荣血受邪而设也。得汗则寒邪发泄，而无壅遏之患。若身热自汗，桂枝汤主之，以表虚自汗，卫受邪而设也。"其他如《证治准绳·幼科》中言"仲景论内外不足发热自汗之症，禁不可发汗"等类似记述都体现出了《伤寒论》对后世儿科外感热病证治有着很大的影响。在方剂上更是有着显著的体现，如以桂枝汤、小柴胡汤治疗小儿外感发热；以麻杏石甘汤治疗小儿肺炎等早已成为学界共识。总体来说，《伤寒论》亦为中医儿科学外感发热的理论渊源之一。

二、《伤寒论》中外感热病的六经辨证机理

人体的物质基础是气血，人体的生理活动也靠气血的灌输与运行。气血在体内濡养脏腑，在体表则可以称之为营卫（也称之为荣卫）。营卫与气血本质相同，都是饮食水谷化生的精微物质。"卫气者，所以温分肉，充皮肤，肥腠理，司开阖者也。""营气之道，内谷为宝，谷入于胃，气传之肺，留溢于中，布散于外，精专者行于精隧，常营无已，终而复始，是谓天地之纪。"可见营气精专行于脉中，主营养人体各处；卫气剽悍行于脉外，主卫外而为固。人体分表里，卫气主表，保护人体不受外邪侵犯，卫气顾护体表的能力和体内的正气相关，一荣俱荣，一损俱损。如果体内正气虚，则外邪很容易攻破体表防线，进一步影响深层的气血盛衰与运行。营卫调和，则体表正常，开合有度，无寒热之感，能抵御风寒六淫之变。倘若起居不慎或天气骤变，都会影响营卫的正常运行，这就是外感的原因。自然界中的六淫：风寒暑湿燥火，其实就是六气的异常变化，六气调和，应时而作，则人不病。人应该顺应自然规律，和天地的气机变化同步，如果不能同步，则疾病丛生。

《伤寒论》中论述了人体感受风寒后的症状与治疗，风性疏泄，寒性收引，"风则伤卫，寒则伤营"。人无病时，营卫调和，强弱相同，无有偏盛。风伤卫时，卫气奋而抗邪，但由于风邪鼓荡开泄，导致卫外不固，肌表打开，营阴外泄，出现了发热、汗出、恶风、脉缓的太阳中风证。"太阳中风，阳浮而阴弱。阳浮者，热自发，阴弱者，汗自出。啬啬恶寒，淅淅恶风，翕翕发热，鼻鸣干呕者，桂枝汤主之"也详细地说明了太阳中风的具体症状。此时，肌表出现病态的疏泄，则发热、汗出、脉缓；汗孔大开，卫气受伤，则恶风恶寒。

"太阳病，发热汗出者，此为荣弱卫强，故使汗出，欲救邪风者，宜桂枝汤。"荣弱卫强，荣弱，指的是脉浮弱，腠理开而营阴外泄；卫强，是卫欲闭而风不止，风伤卫，与卫气搏击，则显卫气刚强不屈之态。

寒伤营时，此时自然界的气机为闭藏收引，营在脉中，卫在脉外，营气比卫气位置偏里，有卫气固束，外寒本不能伤营。然常有腠理开泄而外寒忽至，寒伤营，卫闭营郁，体表气机被束。"太阳病，或已发热，或未发热，必恶寒，体痛，呕逆，脉阴阳俱紧者，名为伤寒""太阳病，头痛发热，身疼腰痛，骨节疼痛，恶风无汗而喘者，麻黄汤主之"，因卫气束闭过度，则头痛身疼、骨节疼痛、脉紧；腠理不宣，则无汗而喘；寒伤营气，故恶寒恶风；营被卫遏，不得发荣，则郁而化热，且不一定是受寒之初就有发热，故曰或已发热，或未发热，必恶寒。以上可见虽同为太阳表证发热，机理却不相同。中风、伤寒，不仅取决于人患病当时外界的风寒偏盛，还取决于患者当时的身体状况和既往体质。治疗也是以辛温为主，以汗出为度。太阳中风证与太阳伤寒证，虽均有呕逆，纳谷不馨，此乃表气不和，影响里气，但病位在表，里气并无大碍。以上乃太阳病发病机理。

外感病不经治疗，若体内正气尚强，则继续留在太阳病阶段，静待时日或可自汗而愈。若体内阴阳脏腑素有偏盛，外感不解，营卫失调就会影响里气的平衡，从而发生传变。外感病不解，由表入里，与既往体质也有很大关系。阳气素盛者，则入于阳明；阳虚阴盛者，则传入三阴；表邪不能入于里，又不复在表，或胆火素重者，则入少阳。

外感病若经过不恰当的治疗，则会发生变证，甚至坏病。误治后，或伤阳气而入于三阴，或伤津液而入于阳明，或入少阳，或二经三经合病，并不按照传经次序，治疗的法则为"观其脉证，知犯何逆，随证治之"。如果人体的正气难以适应外界风寒之变，卫气护外不力，则一有外感，内已先乱，太阳病证发生时间短暂，让人来不及觉察，病已迅速进入到脏腑阶段，所以有"直中三阴""越经传"之说。

太阳经为六经藩篱，一般情况下，病情发展为由表入里，若里气有偏，则可迅速通过太阳病阶段发展到里证。

三、六经病的基本内容

六经辨证是要辨别出病、脉、证、治四方面的基本内容，可见通常所说的六经辨证，实际上是对辨识以上四方面内容的简称。

1. 太阳病

太阳病为外感疾病的初期阶段，太阳病以"脉浮，头项强痛而恶寒"为提纲，凡外感疾病初起出现此脉此症者，即可称其为太阳病。太阳病有表证、里证之分。太阳表证因病者体质及感受邪气之不同，又分为中风与伤寒两大类型。中风的主要脉症有恶风寒发热、头项强痛、自汗、鼻鸣、干呕、脉浮缓等。其病机为卫阳浮盛，卫外不固，营阴外泄。伤寒的主要脉症有恶风寒、发热、头项强痛、身疼腰痛、骨节疼痛、无汗而喘、脉浮紧等，其病机为风寒外束，卫阳郁遏，营阴凝滞。太阳里证亦称太阳腑证，有蓄水、蓄血之分。蓄水证是表邪不解，内入太阳之腑，邪与水结，膀胱气化失司，故出现发热、渴欲饮水、水入则吐、小便不利、少腹满、脉浮数等。蓄血证是表邪不解，循经入里化热，热与血结，血蓄下焦膀胱部位，其临床证候为少腹急结或硬满、其人如狂或发狂、小便自利等。此外，太阳病还有兼证，如太阳中风兼喘、兼汗漏不止、兼身疼痛等；又有因误治失治所导致的变证，如结胸、痞证、脏结、火逆等。

2. 少阳病

邪入少阳，胆火内郁，枢机不利，故以"口苦、咽干、目眩"为提纲。其主证有往来寒热、胸胁苦满、默默不欲饮食、心烦喜呕、舌苔白、脉弦细等。少阳枢机不利还包括有若干兼证，如兼太阳之表，则出现发热、微恶寒、肢节烦疼、微呕、心下支结等；兼阳明之里，则可见往来寒热、呕不止、心下急，或心下痞硬、郁郁微烦，或潮热、不大便等；若兼气化不利，则出现往来寒热、心烦、胸胁满微结、小便不利、渴而不呕、但头汗出等；如少阳病误下，病邪弥漫，表里俱病，虚实相兼，则见胸满烦惊、小便不利、谵语、一身尽重、不可转侧等。

3. 阳明病

阳明病是外感病过程中，正邪相争激烈，邪热极盛的阶段。其证多属里实燥热性质，故阳明病以"胃家"为提纲。阳明病依据燥热与肠中糟粕结合与否，而有热证、实证之分。如燥热虽盛，但未与肠中糟粕相结，而充斥内外、弥漫周身，出现身大热、汗自出、不恶寒、反恶热、脉洪大、烦渴引饮者，称为阳明热证。若燥热之邪与肠中糟粕相结，燥屎阻滞肠道，腑气不通，出现潮热、谵语、手足濈然汗出、腹满硬痛、不大便、脉沉实者，称为阳明实证。另有胃热约束脾的转输功能而出现大便硬结、不更衣十日无所苦者，名为脾约证，亦属阳明实证范畴。阳明病虽以里热燥实证为主，但也有由于里虚或中寒所导致的阳明寒证、虚证。

4. 太阴病

太阴病是三阴病的初始阶段。病入太阴，则以脾阳不运，寒湿阻滞为主，故以"腹满而吐，食不下，自利益甚，时腹自痛"为提纲。除太阴本证外，尚有太阴兼表证，见脉浮、四肢烦疼等；有太阴腹痛证，见腹满时痛，或大实痛等；若太阴寒湿在里不解，郁而发黄，亦可形成太阴发黄证。

5. 少阴病

少阴病是外感病发展过程中的危重阶段。病至少阴，心肾阴阳气血俱虚，故以"脉微细，但欲寐"为提纲。少阴病有寒化热化两途。寒化证见手足厥冷、身踡而卧、下利清谷、小便清利、脉沉微等。热化证则以心中烦不得卧、咽干咽痛，或下利口渴、舌红少苔或无苔、脉细数等为主要脉症。此外，少阴病还有兼太阳之表的两感证，热化津伤、邪热归并阳明的急下证，以及热移膀胱、下厥上竭等证。

6. 厥阴病

厥阴病是伤寒六经病证的最后阶段。厥阴为病，肝失条达，木火上炎，脾虚不运，易形成上热下寒的病理变化。厥阴病提纲证"消渴，气上撞心，心中疼热，饥而不欲食，食则吐蛔，下之，利不止"即反映了厥阴病寒热错杂的证候特点。然厥阴受邪，阴阳失调若邪气从阴化寒，则为厥阴寒证；从阳化热，则为厥阴热证；病至厥阴，正邪相争，阴阳消长，见手足厥逆与发热交替出现，则为厥热胜复证。若由于"阴阳气不相顺接"，表现为四肢厥冷者，则称之厥逆证。邪犯厥阴，肝失疏泄，影响脾胃，升降失调，还可见呕吐、下利等证。

六经病是脏腑经络、气血等病理变化的临床反映，而人体脏腑经络又是不可分割的整体，故某一经的病变，往往会影响到另一经，甚至出现相互传变以及合病、并病等。传变是六经病的特征之一。传，是指病情循着一定的趋势发展，由一经传到另一经，如太阳病传到阳明病，少阳病传到太阴病等；变，是指病情在某些特殊条件下不循一般规律发展，而发生了性质的改变，如太阳病变为结胸，太阳病变为脏结等。由于传与变两者之间存在一定的联系，而且都强调的是疾病发生了变化，所以临床上统称为"传变"。

六经病传变与否，主要取决于四个方面的因素：一是正气的强弱；二是感邪的轻重；三是治疗的当否；四是体质差异及有无宿疾。一般而论，凡病邪侵袭，正虚邪盛，则病证由表传里，由阳入阴；若正气恢复，驱邪外出，则病证由里出表，由阴转阳。无论病证由表入里，或由阳阴，还是由里出表，由阴转阳，皆称为传变。所不同的是前者属邪胜病进，后者属邪衰病退。

六经病不仅有传经而来者，而且还有"直中"。直中是指病邪不经太阳初期及三阳阶段，直接发病于三阴。产生"直中"的主要原因是正气内虚，抗邪无力。

六经可以一经发病，也可以同时涉及两经或三经，故有合病、并病之称。凡两经或三经同时发病，无先后次第之分者，称为"合病"。如太阳阳明合病、太阳少阳合病，以及三阳合病等。若一经的病证未罢，而另一经病又起，有先后之分者，称为"并病"。如太阳阳明并病、太阳少阳并病等。合病多属原发，其势较急；并病多属继发，其病较缓。

四、常见证型的辨证论治(以六经为经、营卫气血为纬)

(一)太阳证

1. 太阳病经证

(1)太阳中风表虚证(卫分)

主证：发热，汗出，恶风，头痛，脉浮缓。

病机：本证是由风寒束表，营卫不和所致，属外感风寒表虚证。风寒袭表，卫阳浮盛，卫外不固，营阴外泄。

治法：解肌祛风，调和营卫。

方药：桂枝汤。桂枝(去皮)、芍药、生姜、大枣(切)各 9g，甘草(炙)6g。

出处：《伤寒论·辨太阳病脉证并治》第 13 条："太阳病，头痛，发热，汗出，恶风，桂枝汤主之。"

解析：桂枝汤为治疗太阳病中风证的主方。方中桂枝辛温，解肌祛风，通阳疏卫。芍药酸苦微寒，扶正固本，敛阴和营。桂枝配芍药，开一合，于发汗之中寓有敛汗之意，于和营之中又有疏卫之功。生姜辛散止呕，并能佐桂枝发表解肌。大枣甘平补中，还可助芍药益阴和营。炙甘草甘平，不仅调和诸药，而且配桂枝、生姜辛甘化阳以助卫气，伍芍药、大枣酸甘化阴以滋营阴。诸药相合，共奏解肌祛风、调和营卫、敛阴和阳之效。本方用药精当，配伍严谨，发汗而不伤正，止汗而不留邪，故为治疗太阳中风证的主方。桂枝汤中的桂枝、甘草、生姜、大枣，皆有健脾和胃之功，可达到滋化源、充气血、和阴阳、调营卫的作用。因为桂枝汤配伍巧妙，功用广泛，既可用于太阳中风证，又可化裁施治于各种伤寒变证与杂病，被后世尊为"群方之魁"。

桂枝汤方后所附的煎服法是保证疗效的重要内容，主要包括：①药后啜粥。服药须臾，啜热稀粥一碗，既可借谷气以充汗源，又可借热力以鼓舞卫气，使汗出表和，祛邪而不伤正。②温覆微汗。服药啜粥之后，覆被保温，以遍身微似有汗为佳，切勿大汗淋漓。因为汗多伤正，邪反不去，病必不除。③见效停药。如果一服汗出病愈，应当停服，亦即中病则止，以免过剂伤正。④不效继进。如果一服无汗，继进后服，如果不汗，后服可缩短给药时间，半日之内把三剂服完。若病重服一剂汗不出者，必须昼夜给药，并可连服二至三剂。⑤药后禁忌。服药期间忌食生冷、黏滑、肉面等不易消化及刺激性食物，以防恋邪伤正。

（2）太阳伤寒表实证（营分）

主证：恶寒（风），发热，周身疼痛，无汗，咳嗽或喘，脉浮紧。

病机：风寒外束，卫阳被郁，营阴凝滞，肺气失宣。

治法：发汗解表，宣肺平喘。

方药：麻黄汤。麻黄 9g，桂枝 6g，杏仁 6g，甘草（炙）3g。

出处：《伤寒论·辨太阳病脉证并治》第 35 条："太阳病，头痛发热，身疼腰痛，骨节疼痛，恶风，无汗而喘者，麻黄汤主之。"

解析：麻黄汤配伍严谨，效速功卓，是治疗外感风寒表实证的基础方。麻黄辛温，为发散风寒第一要药，更有宣肺平喘之功，故以之为君。桂枝辛温，解肌祛风，能协同麻黄增强发汗解表之力，是为臣药。杏仁宣肺平喘，降中有升，不仅增平喘之效，且能助解表之力，故为佐药。炙甘草补益中焦，意在顾护汗源，更能调和诸药，故为使。诸药合用，为开腠发汗、散寒解表、宣肺平喘之良剂。

麻黄汤为发汗峻剂，故服药时不需啜粥以防汗出太过。同时本方只适合于风寒表实无汗证，对表虚自汗、外感风热、虚人外感、失血失精等证均为不宜。

若喘急胸闷、咳嗽痰多、表证不甚者，去桂枝，加苏子、半夏以化痰止咳平喘；若鼻塞流涕重者，加苍耳子、辛夷以宣通鼻窍；若夹湿邪而兼见骨节酸痛，加苍术、薏苡仁以祛风除湿；兼里热之烦躁、口干，酌加石膏、黄芩以清泻郁热。

（3）太阳伤寒兼里热证

主证：恶寒，发热，身痛（或重），无汗，烦躁，脉浮紧（或浮缓）。

病机：风寒外束，闭郁肌表，阳郁化热。

治法：外散风寒，内清里热。

方药：大青龙汤。麻黄 18g，桂枝 6g，甘草（炙）6g，杏仁 10g，生姜 10g，大枣 10g，石膏 24g。

出处：《伤寒论·辨太阳病脉证并治》第 39 条："太阳中风，脉浮紧，发热，恶寒，身疼痛，不汗出而烦躁者，大青龙汤主之。"

解析：大青龙汤由麻黄汤倍用麻黄，减杏仁剂量，加石膏、姜、枣而成。方中麻黄六两，较麻黄汤增倍，故为发汗重剂。重用麻黄，佐桂枝、生姜辛温发汗，外散风寒，以开祛邪之路；加石膏辛寒，以清郁闭之热，使郁热除则烦躁止；炙甘草、大枣，和中以滋汗源。诸药合之，既能发汗解表，又可清热除烦，为表里双解之剂。药后当以汗出表解而效，犹如龙升雨降，郁热顿除之意，故名为大青龙汤。

由于本方麻黄用量大，为发汗之峻剂，故服用时应注意：①先煮麻黄，去上沫；②温分三次服用；③取微微汗出为佳、切勿过汗伤阳；④因本方发汗力强，不易控制，若汗出过多，可用温粉扑身以止其汗；⑤若一服汗出邪解，即停后服；⑥若复服过汗，乃至亡阳，出现恶风、烦躁、不眠等变证者，应及时救治。

（4）太阳伤寒兼水饮内停证

主证：恶寒，发热，咳嗽，气喘，呕恶，脉浮紧（或浮滑）。

病机：风寒束表，水饮内停。

治法：辛温解表，温化水饮。

方药：小青龙汤。麻黄 9g，芍药 9g，细辛 6g，干姜 9g，甘草（炙）6g，桂枝（去皮）9g，五味子 6g，半夏（洗）9g。

出处：《伤寒论·辨太阳病脉证并治》第 40 条："伤寒表不解，心下有水气，干呕，发热而咳，或渴，或利，或噎，或小便不利，少腹满，或喘者，小青龙汤主之。"

解析：小青龙汤是由麻黄汤、桂枝汤合方去杏仁、生姜，大枣，加干姜、细辛、半夏、五味子而成，意在辛温解表，以散外感之风寒；辛散温化，而祛内停之水饮。麻黄为本方主药，有发汗、平喘、利水之功，一物而三任也。又与桂枝为伍，则增强通阳宣化之效。桂枝与芍药相配，调和营卫。干姜、细辛，大辛大热，散寒宣肺，化痰涤饮。五味子敛肺止咳，而不使麻、桂、姜、辛等升散太过。大凡外感咳喘，多忌芍药、五味子之类，恐其敛邪不散，致生他变。本方有此二味，当知其与麻、桂、姜、辛等同用之妙，是开阖相宜，升降得法，对外寒内饮之证尤为相宜。半夏降逆化饮，与上述诸药相配，其功更著。甘草和中，又能调和诸药。诸药合用，在外专行开表以散寒，在内独散心下之水气，堪称解表化饮之祖剂。

（5）太阳表郁轻证

主证：发热恶寒如疟状，日二三度发，或伴面热，身痒。

病机：表郁日久，邪轻证轻。

治法：辛温解表，小发其汗。

主方：桂枝麻黄各半汤。桂枝 3g，芍药 3g，生姜（切）3g，甘草（炙）2g，麻黄 3g，大枣 3g，杏仁 2g。

出处：《伤寒论·辨太阳病脉证并治》第 23 条："太阳病，得之八九日，如疟状，发热恶寒，热多寒少，其人不呕，清便欲自可，一日二三度发，面色反有热色者，未欲解也，以其不能得小汗出，身必痒，宜桂枝麻黄各半汤。"

解析：桂枝麻黄各半汤为桂枝汤与麻黄汤各取 1/3 量，按 1:1 比例合方，或将两方各三合煎液合并而成。两方为小剂组合，旨在使桂枝汤调和营卫而不留邪，麻黄汤解表发汗而不伤正。刚柔相济，剂量虽小，却可以发散邪气，扶助正气，属发汗轻剂。

2. 太阳病腑证

（1）太阳蓄水证（气分）

主证：发热恶风，小便不利，少腹硬满，渴欲饮水，饮不解渴，甚则水入则吐，脉浮数。

病机：表邪不解，水蓄下焦，气化不利。

治宜：化气行水，兼以解表。

方药：五苓散。猪苓（去皮）、茯苓、白术各 9g，泽泻 15g，桂枝（去皮）6g。

出处：《伤寒论·辨太阳病脉证并治》第 71 条："太阳病，发汗后，大汗出，胃中干，烦躁不得眠，欲得饮水者，少少与饮之，令胃气和则愈。若脉浮，小便不利，微热消渴者，五苓散主之。"第 74 条："中风发热，六七日不解而烦，有表里证，渴欲饮水，水入则吐者，名曰水逆，五苓散主之。"

解析：五苓散用药五味，以苓为主，共为散剂，故名五苓散。方中猪苓、泽泻渗湿利水，茯苓、白术健脾利湿，桂枝温阳化气，合四药则可促膀胱之气化而除停饮，且兼以解表。五药合用，共奏化气利水、通里达表之功。"以白饮和服"，含有服桂枝汤啜粥之义；"多饮暖水"可助药力以行津液而散表邪。本方通阳化气以利水道，外窍得通则下窍亦利，故曰"汗出愈"。凡属膀胱气化不利之蓄水证，不论有无表证，皆可用本方治疗。

（2）太阳蓄血证（血分）

主证：少腹拘急硬满，小便自利，其人如狂，舌红苔黄，脉沉涩。

病机：瘀血不行，热结下焦。

治宜：活血化瘀，通下瘀热。

方用：桃核承气汤。桃仁 12g，大黄 12g，桂枝 6g，甘草（炙）6g，芒硝 6g。

出处：《伤寒论·辨太阳病脉证并治》第 106 条："太阳病不解，热结膀胱，其人如狂，血自下，下者愈。其外不解者，尚未可攻，当先解其外。外解已，但少腹急结者，乃可攻之，宜桃核承气汤。"

解析：桃核承气汤药用五味，以桃仁为主，活血化瘀；大黄苦寒，既能荡实除热，又能活血逐瘀。两药相和，可使互结之瘀热得以下行。桂枝辛温，通经活血，以助桃仁；芒硝咸寒，软坚去实，以助大黄。硝黄合用，可导瘀热以下行。炙甘草调和诸药，且防伤正。

本方的煎服法，有三点需要注意：一是先煎诸药，后下芒硝；二是饭前服用，即所谓"先食温服"；三是每次五合，每日三次，其每次服用量仅为每次煎出量的五分之一，可谓小量服用。

（二）少阳证

1. 少阳经证

主证：寒热往来，胸胁苦满，不欲饮食，心烦喜呕，咽干，口苦，目眩，脉弦。

病机：邪犯少阳，胆火上扰，枢机不利。

治法：和解少阳，调达枢机。

方药：小柴胡汤。柴胡 18g，黄芩、人参、半夏、甘草（炙）、生姜（切）各 9g，大枣（擘）9g。

出处：《伤寒论·辨少阳病脉证并治》第 96 条："伤寒五六日，中风，往来寒热，胸胁苦满，默默不欲饮食，心烦喜呕，或胸中烦而呕，或渴，或腹中痛，或胁下痞硬，或心下悸，小便不利，或不渴，身有微热或咳者，小柴胡汤主之。"

解析：小柴胡汤为和解少阳之方。方中柴胡苦平，入肝胆经，透泄与清解少阳之邪，并能疏泄气机之郁滞，使少阳之邪得以疏散，为君；黄芩苦寒，清泄少阳之热，为臣；柴胡与黄芩配伍用于疏散半表半里之邪。其中，柴胡偏于透散半表之邪；黄芩偏于清除半里之热邪。柴胡升散之性，得黄芩之清泄，共奏和解少阳之功。半夏、生姜以和胃降逆止呕；人参、大枣益气健脾，既可扶正以祛邪，又可以益气以御邪内传；炙甘草调和诸药。

2. 少阳兼证

（1）少阳兼太阳证

主证：发热微恶风寒，肢体骨节烦疼，胸胁苦满，微呕，心下痞结。

病机：少阳枢机不利，太阳营卫不和。

治法：和解少阳，调和营卫。

方药：柴胡桂枝汤。桂枝（去皮）4.5g，黄芩 4.5g，人参 4.5g，甘草（炙）3g，半夏（洗）6g，芍药 4.5g，大枣（擘）9g，生姜（切）4.5g，柴胡 12g

出处：《伤寒论·辨少阳病脉证并治》第 267 条："伤寒六七日，发热微恶寒，支节烦疼，微呕，心下支结，外证未去者，柴胡桂枝汤主之。"

解析：柴胡桂枝汤由小柴胡汤与桂枝汤组成。方用小柴胡汤原方之半量和解少阳枢机，扶正达邪，以治微呕、心下支结；取桂枝汤原方之半量解肌祛风，调和营卫，解太阳未尽之表邪，以治发热微恶寒、肢节烦痛。此属太阳少阳并病之轻证，故投以小柴胡汤、桂枝汤原方各 1/2，是为太少表里双解之轻剂。

（2）少阳兼阳明里实证

主证：寒热往来，胸胁苦满，呕吐或呕不止，心下急或心中（下）痞硬，大便秘结或下利臭秽不爽，肛门灼热，小便色黄，舌红苔黄少津，脉弦数。

病机：少阳胆火内郁，兼阳明燥热里实。

治法：和解少阳，通下阳明。

方药：大柴胡汤。柴胡 18g，黄芩、芍药、半夏、枳实各 9g，生姜 15g，大枣 9g，大黄 6g。

出处：《伤寒论·辨少阳病脉证并治》第 165 条："伤寒发热，汗出不解，心中痞硬，呕吐而下利者，大柴胡汤主之。"

解析：大柴胡汤是小柴胡汤与小承气汤合方加减而成。因无里虚，且阳明燥结里实已成，故于小柴胡汤中去人参、炙甘草之温补，以免补中恋邪，又因其病位主要在心下胃脘，故于小承气汤中减大黄用量之半，并去除满之厚朴，其意在于通里泻热；加芍药敛阴和营，缓急止痛；因呕不止，故重用生姜。方中柴胡配黄芩和解少阳，清泄郁火；大黄、枳实泻热荡实，导滞行气；半夏、生姜和胃降逆止呕；芍药缓急止痛；大枣甘缓和中。诸药相合，共奏和解少阳、通下阳明之功，属少阳阳明双解之剂。适用于少阳阳明合病、并病之有阳明里实者。

（3）少阳兼水饮内结证

主证：往来寒热，胸胁满微结，口渴而不呕，小便不利，但头汗出。

病机：少阳枢机不利，兼有水饮内结。

治法：和解少阳，温化水饮。

主方：柴胡桂枝干姜汤。柴胡18g，桂枝9g，干姜6g，瓜蒌根12g，黄芩9g，牡蛎(熬)6g，甘草(炙)6g。

出处：《伤寒论·辨少阳病脉证并治》第147条："伤寒五六日，已发汗而复下之，胸胁满微结，小便不利，渴而不呕，但头汗出，往来寒热，心烦者，此为未解也。柴胡桂枝干姜汤主之。"

解析：柴胡桂枝干姜汤由小柴胡汤加减而成。柴胡配黄芩，外疏内清，以和解少阳之邪；因津伤口渴，心烦不呕，故去半夏、生姜，加瓜蒌根以生津胜热而止烦渴；阳郁气滞，枢机不利，故去人参、大枣，加牡蛎以软坚散结；桂枝配干姜一则通阳化阴以行三焦、一则制黄芩、瓜蒌根之寒凉。诸药寒温不一，故用甘草调和诸药，且甘草合瓜蒌根则生津止渴，合桂枝、干姜则辛甘化阳。诸药相合，可使少阳得和，枢机得利，气化以行，阳生津布，诸症悉愈。

（三）阳明证

1. 阳明经证

（1）表里俱热证

主证：身大热，大汗出，大渴引饮，脉洪大；或见手足厥冷，喘促气粗，心烦谵语，舌质红，苔黄腻。

病机：阳明热盛，充斥内外。

治法：清泄阳明。

方药：白虎汤。石膏30g，知母18g，甘草6g，粳米9g。

出处：《伤寒论·辨阳明病脉证并治》第182条："身热汗自出，不恶寒，反恶热也。"

解析：本方主治阳明气分热盛证。凡伤寒化热内传阳明之经，温病邪传气分，皆能出现本证。里热炽盛，故壮热不恶寒；热灼津伤，故见烦渴引饮；热蒸外越，故汗出；脉洪大有力，为热盛于经所致。因其病变为里热实证，邪既离表，故不可发汗；里热炽盛，尚未致脏腑实便秘，又不宜攻下；热盛伤津，又不能苦寒直折，以免伤津化燥，愈伤其阴。当以清热生津为法。方中君药石膏甘寒，能清热以治阳明气分内盛之热，并能止渴除烦。知母为臣，苦而性寒质润，寒助石膏清热，润助石膏生津。二者相须为用，加强清热生津之功，石膏、知母为常用的治疗阳明经热证的药物。佐以粳米、炙甘草和中益胃，并可防止君臣药之大寒伤中之弊。炙甘草又可调和诸药。

附：兼太阳风寒者白虎加桂枝汤；兼湿者白虎加苍术汤；兼气阴两伤者白虎加人参汤。

（2）水热互结证

主证：小便不利，发热，口渴，心烦。

病机：水热互结。

治法：清热利水育阴。

方药：猪苓汤。

出处：《伤寒论·辨阳明病脉证并治》第 223 条："若脉浮，发热，渴欲饮水，小便不利者，猪苓汤主之。"

解析：猪苓汤为育阴利水之代表方。方中猪苓、茯苓、泽泻淡渗利水；滑石甘寒，清热利水而导热下行；阿胶为血肉有情之品，咸寒润下，以滋真阴之虚。共成清热利水育阴之剂。

2. 阳明腑证

主证：日晡潮热，手足濈然汗出，脐腹胀满疼痛，痛而拒按，大便秘结不通，甚则神昏谵语、狂乱、不得眠，舌苔黄厚干燥，或起芒刺，甚至苔焦黑燥裂，脉沉实，或滑数。

病机：外邪入里化热，与大肠的燥热相合，燥屎内结所致。

治法：釜底抽薪。

方药：腑实初起、结而未实、津液受损以燥热为主者调胃承气汤；痞满实为主者承气汤；痞满燥实为主者大承气汤。

大承气汤：大黄 12g，芒硝 6g，厚朴（炙）18g，枳实 12g（先煮枳实、厚朴，再下大黄，芒硝冲服。）

小承气汤：大黄 12g，厚朴 6g，枳实 9g。

调胃承气汤：大黄 12g，芒硝 9g，炙甘草 6g。

出处：《伤寒论·辨阳明病脉证并治》第 212、213、220、248 条。

解析：大承气汤为"急下存阴"之剂。以数日不大便，脘腹胀满，苔黄厚而干，或焦黑燥裂，脉沉数有力为证治要点。方中大黄苦寒泄热，祛瘀通便，消除治病之因为君药。然大黄泻下攻积之力强，而软坚之力欠佳，故以芒硝软坚润燥通便以为臣药。厚朴下气，除满消胀，枳实苦辛破结，导滞消痞，共助大黄芒硝攻下热结。大承气汤泻下与行气并重，主治痞满燥实俱备的阳明腑实证。小承气汤不用芒硝，枳实、厚朴用量亦轻，其功轻下，主治痞满实的阳明腑实轻证。调胃承气汤其功缓下，主治阳明腑实证，燥实同见，而无痞满之证者。

（四）太阴病

太阴表证

主证：低热，头痛，恶寒，肢痛，兼腹胀满，食少纳差，便溏。

病机：脾阳虚弱，复感风寒。

治法：解肌发汗，调和脾胃。

方药：桂枝汤。

出处：《伤寒论·辨少阴病脉证并治》第 276 条："太阴病，脉浮者，可发汗，桂枝汤主之。"

解析：太阴病属里虚寒证，其脉当沉、弱，今脉不沉反浮，当属太阴兼表之证。以桂枝汤发汗，说明本证里虚不甚，而以表证为主。太阴病有可汗之脉，必有可汗之症。本证多为素有脾阳不足，复感风寒之邪而发病，阳虚有寒者禁汗，仲景早已明言。故无论其太阳表证有汗无汗，皆不宜用麻黄汤发汗，唯桂枝汤啜热粥，温覆取微汗，则解肌祛风，调和营卫，安内攘外，方无损阳伤阴之忧。

（五）少阴病

1. 少阴热化证

（1）阴虚火亢证

主证：心烦不得卧，口燥咽干，舌红少苔，脉细数。

病机：肾阴虚，心火旺。

治法：滋肾阴，清心火。

方药：黄连阿胶汤。黄连 12g，黄芩 6g，芍药 6g，鸡子黄 2 枚，阿胶 9g。

出处：《伤寒论·辨少阴病脉证并治》第 303 条："少阴病，得之二三日以上，心中烦，不得卧，黄连阿胶汤主之。"

解析：黄连阿胶汤是滋阴降火的代表方。方中黄连、黄芩直折心火以除炎上之热；阿胶、鸡子黄滋补肾阴而养营血。芍药配黄连，酸苦涌泻而清火；芍药配阿胶、鸡子黄，酸甘化液以滋阴。诸药合用，滋肾水而降心火，心肾交泰，水火既济，而心烦不得卧诸证自除。

（2）少阴水热互结证

主证：小便不利，下利，咳而呕渴，心烦不得眠。

病机：水热互结。

治法：清热利水育阴。

方药：猪苓汤。

出处：《伤寒论·辨少阴病脉证并治》第 319 条："少阴病，下利六七日，咳而呕渴，心烦不得眠者，猪苓汤主之。"

解析：本条与阳明病篇猪苓汤证同为阴虚水结，但发病原因有所区别。阳明证是阳明热证误下后，热陷下焦与水相结；本条则是少阴本病阴虚，水热互结。

2. 少阴兼表证

主证：发热，无汗恶寒，头身痛，脉沉。

病机：风寒之邪，初客少阴，正虚不甚。

治法：温经解表。

主方：麻黄细辛附子汤。麻黄(去节)6g，细辛 6g，附子(炮，去皮)3g。

出处：《伤寒论·辨少阴病脉证并治》第 301 条："少阴病，始得之，反发热，脉沉者，麻黄细辛附子汤主之。"

解析：麻黄细辛附子汤的药物组成如方名。方中麻黄外解表寒，附子温补肾阳，细辛以其气味辛温雄烈而走窜，既能佐附子温经补阳，又能佐麻黄解散表寒。三药合用，于温阳中兼发散，于解表中兼补虚。

另有少阴兼表轻证：少阴兼表，病势较轻者，予麻黄附子甘草汤。《伤寒论·辨少阴病脉证并治》第 302 条："少阴病，得之二三日，麻黄附子甘草汤微发汗。"

(六)厥阴病

1. 寒热错杂证

病机：上热下寒，寒热错杂。

主证：时静时烦，呕吐，腹痛时作时止，与进食有关，痛剧时手足厥冷，甚则吐蛔。或见寒热往来，久利不止，反胃呕吐，脉沉细或弦紧。

治法：清上温下，安蛔止痛。

主方：乌梅丸。乌梅 30g，细辛 6g，干姜 10g，黄连 15g，当归 6g，附子(去皮，炮)3g，蜀椒 6g，桂枝(去皮)、人参、黄柏各 9g。

出处：《伤寒论·辨厥阴病脉证并治》第 338 条："蛔厥者，乌梅丸主之，又主久利。"

解析：乌梅丸中重用乌梅，并用醋渍增益其酸性，为安蛔止痛之主药。附子、干姜、细辛、蜀椒、桂枝，取其辛以伏蛔，温以祛寒；黄连、黄柏，取其苦以祛蛔，寒以清热；人参、当归补气养血。本方酸苦辛甘并投，寒温攻补兼用，以其酸以安蛔，以其苦以下蛔，以其辛以伏蛔，为清上温下，安蛔止痛之良方。因乌梅味酸入肝，兼具益阴柔肝、涩肠止泻的功效，故本方又可治寒热错杂、虚实互见之久利，实为厥阴病寒热错杂证之主方。原方为丸剂，现代多用汤剂，使用方便，加减灵活。

2. 厥阴热证

主证：下利便脓血，血色鲜艳，里急后重，肛门灼热，伴发热、口渴、舌红、苔黄等热象。

病机：肝经湿热，下迫大肠。

治法：清热燥湿，凉肝止利。

方药：白头翁汤。白头翁 6g，黄连 9g，黄柏 9g，秦皮 9g。

出处：《伤寒论·辨厥阴病脉证并治》第 371 条："热利下重者，白头翁汤主之。"第 373 条："下利欲饮水者，以有热故也，白头翁汤主之。"

解析：白头翁汤，药用四味，白头翁味苦性寒，善清肠热，疏肝凉血，是治疗热毒赤痢之要药。秦皮苦寒偏涩，清肝胆及大肠湿热，主热利下重，与白头翁配伍，清热解毒，凉肝止利，为治疗厥阴热利的主药。黄连、黄柏苦寒厚重，清热燥湿，坚阴厚肠。四药均为苦寒之品，寒能胜热，苦能燥湿，相伍为用，共奏清热燥湿、凉血止利之功，为临床治疗热利下重的常用方剂。现代除口服外，还可水煎保留灌肠。

（张　骁）

第六节　温病辨治

一、概　述

（一）学术渊源

中医温病学与中医儿科学有着密不可分的关系，在历史的发展与学科的结合、应用中，温病学理法广泛应用于儿科学，儿科学临床极大地丰富了温病学理论与实践，因而小儿温病学术具有深远渊源。然而，小儿生理、病理独具特点，在发生温热病情况下具有特殊的诊治规律，因此，有关小儿温病的理法方药应自成体系，有必要开展系统、全面的认识和研究，创新小儿温病学说。

小儿温病为儿科发病率最高的一类疾病，也是全部温病中的最主要患者群。中医传统儿科四大证——麻、痘、惊、疳——中除疳以外，三大证属温病范畴，可见小儿温病及其学术在中医儿科学中占有重要位置。中医学对小儿温病的研究源远流长，文献丰富，方法众多，疗效显著。如隋代《诸病源候论》中便有惊候、丹候、时气病候、胎胆候、霍乱候等相关论述。唐朝《备急千金要方》中善用大黄治新生儿实热病。《颅囟经》中论述了对痫、惊、痢的论治。宋代《小儿药证直诀》中对多种发疹性疾病主张治以辛凉宣透、清利解毒，对惊风分述治疗要则。《小儿斑疹备急方论》为较早的痘疹专书。阎季忠在《阎氏小儿方论》中创紫雪、至宝丹作为救治热病神昏痉厥的重要方药。陈文中在《小儿痘疹方论》中首创用附子、肉桂、丁香等燥热之剂治疗痘疹。杨士瀛《仁斋小儿方论》治痘疹倡温热而忌泻下，治惊风先予镇静、豁痰、解热等。元代《活幼心书》中对惊风抽搐详究辨证。明代万全在《育婴家秘》中制万氏牛黄清心丸治小儿惊风广为应用。清朝夏禹铸在《幼科铁镜》中对急惊风证的认识和治疗独具特色。谢玉琼在《麻科活人全书》中对麻疹的分期及其辨证论治进行了详细介绍。陈复正在《幼幼集成》中对惊风、痉病等的论述切合实用。再有吴鞠通的《温病条辨·解儿难》和叶天士的《临证指南医案·幼科要略》等都是小儿温病学的重要参考文献。

（二）病变机制及病情传变

温病发生和发展的全过程存在着一个客观的规律，这个规律就是卫气营血的病机演变规律。它反映了温病病变过程中由轻到重的先后四个不同阶段，反映了温病病变由浅到深的浅深层次。这四个阶段是温病发生发展的内在病机演变的客观规律的正确揭示。四个阶段的判定主要依靠临床上所表现出来的四大证候群，不同的证候群反映不同的病理机制，并据此全面分析从而进行辨证施治。叶天士所创卫气营血理论的意义主要在于阐明温病过程中的病理变化，并根据其病机变化所反映概括出的证候类型，作为辨证论治的依据，从而立法制方以治疗温病。

"卫气营血"亦称"荣卫气血"，在生理上主要是指维持人体生命活动的基本物质和人体的功能活动。在温病过程中的卫气营血病机变化则是指人体在温邪作用下导致的卫气营血某一部分的功能失调或实质损害，它体现了温病过程中不同证候的内在本质，是温病过程中卫气营血不同证候类型产生的基础。卫气分之病机变化以功能失调为主，往往表现为代谢功能的改变；营血分之病机变化以实质损害为主，主要脏器的结构损害较为严重，功能紊乱亦较危急；然卫气之间和营血之间又有本质上的不同。故叶天士在《温热论·第八条》中云"大凡看法，卫之后方言气，营之后方言血"，指明了卫气营血病机的浅深层次。

温病过程中所出现的卫气营血证候，体现了温病发展的不同阶段，在病机层次上有着相应的深浅之分，反映在病情上有着轻重之别。而病情的轻重与预后又有着密切关系。一般来说，卫分证见于病之初期阶段，对机体损害尚不显著，故病情轻浅；气分证多见于卫分证之后，病位渐深，邪势转盛，邪正剧争，以功能障碍为主的病变亦渐显著，病情明显增重；营分证，邪势深入，病理损害更为严重，营阴受损，抗邪能力下降，出现以神志异常为主要表现的功能障碍，病情更为深重；血分证大多在营分证基础上进一步发展而成，邪热更盛，病理损害亦更广且严重，其病情最为深重。

温病证候的发展变化在本质上就是卫气营血病机的演变和转化，这种发展变化过程通常称为传变。在发生于卫、气、营、血四个阶段之中的病理过程中，卫分证是温病的初期阶段，病位在于肺卫；气分为温病的中期，病位在肺、胃、肠、胆、脾、膀胱等；营分乃温邪深入于里，为温病过程的严重阶段，病位主要在心与心包；血分属温病的晚期阶段，病位则在心、肝、肾。

温病传变概括起来大体有以下几种：

· 邪犯卫分，经治疗后邪从外解而病愈。

· 病邪由表入里，渐次入内。即初起邪在卫分，后传入气分、营分、血分。这种由浅至深，病势由轻转重的发展规律，称为"顺传"，多见于新感温病，为温病传变的一般规律。

· 表邪内传，深陷于里。即卫分之邪入里后不经气分阶段而直接内陷于营分，这是一种病情骤然由轻转重的突变，可以称之为"逆传"。

· 表邪入里，流连气分。即卫分之邪内传入里后，始终在气分流连而没有深入营血。

· 病发于里，里热外达。有些温病初起即病发于里而见里热证候，其里热有在气在营之例。里热可进一步内陷，也可由里向外透达。营分里热可转出气分而渐解。里热外达是病情由重转轻的标志。

· 病发于里，进一步深入内传。如病发于气分可进一步深入营分，发于营分的里热可进一步深入血分，或内闭心包、陷入肝经，这是温病过程中最为严重的一种传变。

造成不同传变形式的原因，主要是由于感受病邪的性质不同和体质因素的差异，从而导致了邪正态势的不同，进而形成了不同的发展转归。

（三）立法制方

"温热大师"叶天士针对"卫气营血"证候的不同病机特点，在治疗上提出了如下原则:"在卫汗之可也,到气才可清气,入营犹可透热转气……入血就耗血动血,直须凉血散血……"即卫、气、营、血的治疗大法分别是"汗之""清气""透热转气""凉血散血"。其相应且有代表性的治疗方剂一般认为是银翘散、白虎汤、清营汤、犀角地黄汤。

"汗之",华岫云言:"辛凉开肺便是汗剂,非如伤寒之用麻桂辛温也。"提示了"汗之"的用药特点。治疗卫分证宜辛凉透汗解表,使邪从外解,用药既忌辛温发汗,以免助热耗阴,又不宜过用寒凉之品,以免凉遏冰伏,邪不外透。必须注意的是由于表邪性质有风热、暑湿、湿热、燥热等不同,"汗之"的方法又不尽相同。

"清气",是指卫表之邪入里,气分里热已炽,治疗应以清气泄热为主。初入气分者多用轻清透邪之品,热毒深重者则用苦寒沉降之药,使邪热外透。叶氏用"才可"二字,是强调清气之品不可早投滥用,须在温邪确入气之后方可用之,以防早投寒凉,遏邪不解。由于气分证涉及病位广泛,有肺、胃、肠、脾、胆、膜原、胸膈、三焦等不同,感邪轻重有别,证候类型不同,故气分证的具体治法较为复杂,"清气"乃言其梗概。

"透热转气",是指邪热入营,治宜清营热、滋营阴,并伍以轻清透泄之品,使入营之邪热仍然透转出气分而解的治疗方法。药如犀角、玄参等,配合金银花、连翘、竹叶等清泄之品,以达透热转气的目的。临床上要慎用滋腻养血和破散活血之品,以免腻滞留邪和破散伤血。

"凉血散血",是针对血分证热毒炽盛、耗血动血、热瘀交结的病机特点而确立的治疗大法。该法具有"清、养、散"三方面的作用:清,指清热凉血,药如犀角等。血热不除,血不归经,凉血之品具有宁血之效。养,指滋养阴血,药用地黄等。阴津不复,新血不生,养阴之品,有充养阴津、化生新血之效。散,指消散瘀血,药用牡丹皮、赤芍等。因瘀血不去,血易妄行,故用散血化瘀之品,而收止血之效,并可防止凉血之品遏制血行。临证时切不可滥用炭类止血而加重瘀血之证。

二、卫分证辨治

卫分证是温邪初袭人体肌表,引起卫外功能失调而产生的一类证候类型。见于温病的初级阶段,但不同的温邪侵犯卫分,症状各具特点,临床上有温热和湿热两大类别。

1. 风热在卫证

【临床表现】发热,微恶风寒,无汗或少汗,头痛,咳嗽,口微渴,苔薄白，舌边尖红，脉浮数。

本证的症状特征是发热与微恶风寒并见，舌苔薄白质地欠润，同时可见舌边尖红等。

【病因病机】本证为风热病邪袭于肺卫，导致肺卫失宣的风热在卫证，多发生于冬春季节。

叶天士云："温邪上受，首先犯肺""肺主气属卫。"温邪犯肺，外则卫受邪郁，而出现卫表症状，内则肺气失宣，而出现肺经表现，故为肺卫证候。温邪入侵，正气抗邪，正邪相争故发热；肺受邪乘，清肃失司，肺气上逆故咳嗽；肺气不宣，卫气不布，肌肤失于温煦，故微恶风寒；温热初期，伤津不重，故口微渴。风热在卫表故脉浮数。

【诊断要点】发热，微恶风寒，咳嗽，苔薄白，脉浮数。

【类证鉴别】风热侵袭肺卫证有偏卫、偏肺之别。前者发热、恶风寒、苔白为著，后者身不甚热、咳嗽明显。分别选用银翘散、桑菊饮，二方均为辛散凉泄之剂，用以疏散卫表风热之邪。前者偏于疏卫，后者偏于宣肺。

【辨证思路】本证的辨证思路要抓住风热侵袭卫表的发热与微恶风寒并见、舌苔白脉浮数等症，邪袭于肺，故亦见咳嗽。

【治疗措施】疏风散热。代表方：偏于卫者，银翘散；偏于肺者，桑菊饮。

2. 暑湿在卫证

【临床表现】发热恶寒，头痛无汗，身形拘急，脘闷心烦，舌苔薄腻等。

本证的症状特征是身形拘急，为受寒后全身蜷缩怕冷之象，舌苔色白腻而不厚。

【病因病机】本证为暑湿内蕴而兼寒邪外束，多因夏月先受暑湿，复因起居不慎，贪凉饮冷而致。寒束肌表，卫气不通，皮毛闭塞，故见发热恶寒，头痛无汗，身形拘急。暑湿内蕴，故见身形拘急，脘闷心烦等。本证属夏月感冒的一个类型，又称"冒暑"。

【诊断要点】发热恶寒，脘闷心烦，舌苔薄腻。

【类证鉴别】本证暑、湿、寒三气交感，表里并困，与单纯感受寒邪或暑湿者不同。

【辨证思路】发热恶寒，头痛无汗说明寒束卫表，脘闷心烦，舌薄腻为暑湿内蕴所致，故为暑、湿、寒三气交感，表里并困之候。

【治疗措施】外散表寒，内清暑湿。代表方：新加香薷饮。

3. 湿热在卫证

【临床表现】恶寒头重，四肢酸重，发热少汗，胸闷脘痞，苔白腻，脉濡缓等。

本证湿在卫表之恶寒头重、四肢酸重等症状较重，同时又有湿阻气机之胸闷脘痞之里证，故为卫气同病，湿重热轻之证。

【病因病机】本证为外感湿热之邪，困阻肌表之证。多见于湿温初起，湿热病邪侵于卫表，多发生于雨湿较盛的夏秋季节。因湿为阴邪，重浊黏滞，阻滞气机，故见恶寒头重、四肢酸重等湿邪在表之证。发热少汗，胸闷脘痞为湿热阻滞气机，苔白腻，脉濡数为湿热所致。诸症并见，形成湿热在卫证。

【诊断要点】恶寒头重，胸闷脘痞，苔白腻。

【辨证思路】有一分恶寒便有一分表证，恶寒头重、四肢酸重等为湿热困遏肌表而湿重于热。胸闷脘痞，苔白腻为湿热阻滞气机，苔白为湿热初起病在卫表。

【治疗措施】芳香透泄，宣肺祛湿。代表方：藿朴夏苓汤。

4. 燥热在卫证

【临床表现】发热，微恶风寒，头痛、少汗，干咳无痰或痰少而黏，甚则咳声嘶哑，咽干鼻燥，口渴，苔薄白而燥，舌边尖红，右脉数大等。

本证属于燥热侵袭肺卫证。干咳无痰，或痰少而黏等说明了燥邪的特征。舌边尖红，右脉大说明燥热伤肺。

【病因病机】本证由于秋季久晴无雨，秋阳以曝，气候偏于燥热，燥热之邪侵袭肺卫，导致肺卫功能失常所致。

【诊断要点】发热微恶风寒，干咳痰少，咽干鼻燥，苔薄白欠润。

【辨证思路】首先确定发热微恶风寒、少汗为燥热在卫表，然后认定干咳痰少，咽干鼻燥，苔薄白而燥为燥热侵袭肺卫，耗伤津液。故辨为燥热在卫。

【治疗措施】辛凉甘润，清透肺卫。代表方：桑杏汤。

5. 风热毒邪犯卫

【临床表现】恶寒，发热，热势不甚，无汗或少汗，头痛，头面红肿，全身酸楚，目赤，咽痛，口渴，舌苔薄黄，脉浮数。

本证可见于大头瘟初起，头面红肿、目赤、咽痛等肿毒表现为本证的症状特征。

【病因病机】此为风热时毒侵犯肺卫之证。邪毒犯卫则恶寒，发热，全身酸楚，无汗或少汗；热毒郁肺，肺热炎上则目赤、咽痛；邪热津伤则口渴；热毒攻窜头面则红肿；苔薄黄，脉浮数是风热时毒犯于肺卫，病势在表之证。

【诊断要点】恶寒发热，全身酸楚，头面红肿。

【辨证思路】有恶寒发热、全身酸楚等卫表症状，又见头面红肿、目赤、咽痛等肿毒表现者可以辨为本证。

【治疗措施】疏风透表，宣肺利咽。代表方：葱豉桔梗汤。

6. 温热毒邪犯卫

【临床表现】初起憎寒发热，继则壮热烦渴，咽喉红肿疼痛，甚或溃烂，肌肤丹痧隐隐，舌红赤，见珠状突起，苔白而干，脉浮数。

本证见于烂喉痧初起阶段，肌肤丹痧隐隐，舌红赤，见珠状突起等肿毒表现为本证的症状特征。

【病因病机】本证为烂喉痧的初起表现，为时毒外袭肌表，内侵肺胃之证。邪犯肌表，邪正相争，卫阳受郁，故憎寒发热，苔白，脉浮数；肺胃热毒上壅咽喉，则咽喉红肿疼痛而糜烂；热毒退及营分，外窜血络，则皮肤丹痧；心烦口渴，舌红赤如珠均为热毒壅盛的征象。

【诊断要点】憎寒发热，咽喉红肿疼痛，肌肤丹痧隐隐。

【辨证思路】有憎寒发热等卫表症状，又见肌肤丹痧隐隐等肿毒表现者可以辨为本证。

【治疗措施】透表泄热，解毒利咽，凉营透疹。代表方：清咽栀豉汤。

卫分证是卫气营血辨证的第一个阶段，温邪在卫，病变层次最浅，一般病情较轻，持续时间较短。若正气未衰，加上及时适当的治疗，温邪受到顿挫，可以从卫表而外解，即为本传；若感邪过重，或治疗不及时或治疗不恰当，温邪可从卫顺传入气；或因患者心阴心气素虚，温邪可由卫分而逆传进入营（血）分，出现危重证候。

三、气分证辨治

凡温邪不在卫分，又未传入营（血）分的证候皆属气分范围。气分证的病变范围较广泛，涉及的脏腑主要有肺、胃、脾、肠、胆、膜原、胸膈等。临床上可分为温热性的气分证和湿热性气分证两大类，临床表现较为复杂。

1. 热郁胸膈证

【临床表现】身热不甚，心烦懊恼，坐卧不安，欲呕不得呕，舌苔微黄，脉数。

本证的症状特征为心烦懊恼，其表现为烦郁无奈，焦虑难控，有莫可名状之苦，起卧不安等。

【病因病机】邪热初入气分，热郁胸膈，郁而不宣，而致此证。

因里热不甚，津液未至大伤，故身热不甚，更无伤津口渴之症；无形邪热扰于胸膈，故心烦懊恼，坐卧不安，欲呕不得呕，此为热郁胸膈证之症状特征。舌苔微黄说明邪热不甚。

【诊断要点】心烦懊恼，舌苔微黄。

【辨证思路】出现心烦懊恼、坐卧不安等精神症状且有身热不甚、舌苔微黄等热郁表现即可诊断为本证。

【治疗措施】轻清宣气。代表方：栀子豉汤。

2. 阳明热盛证

【临床表现】壮热恶热，面赤，汗大出，心烦，渴喜凉饮，舌质红，苔黄燥，脉洪数或滑数壮热为本证的症状特征，表象为高热，全身通体皆热，但恶热而不恶寒。

【病因病机】本证为阳明里热亢盛，邪气盛，正气旺，正邪剧烈抗争，里热蒸迫所致。足阳明胃为多气多血之腑，为十二经之海，阳气旺盛，故抗邪力强。邪热入胃，正气奋起抗邪，邪正剧争，里热蒸迫，外而肌肉，里而脏腑，无不受其熏灼，故见壮热恶热，面赤，汗大出，心烦，渴喜凉饮，舌质红诸症。因熏蒸之热未曾里结成实，故见苔黄燥、脉洪数或滑数等，故又称这种病理变化为"无形热盛"。

【诊断要点】壮热，多汗，渴饮，脉洪大。

【辨证思路】出现大热、大汗、大渴、脉洪大等典型的"四大"症者，辨为阳明热盛证。然仲景运用白虎汤，只有"三大症"，并无口渴者。临证时若见表邪已解，里热已盛，而津液未至大伤，表现为口不渴或不大渴之时，也可辨为此证。

【治疗措施】辛寒清气，达热出表。代表方：白虎汤。

3. 热郁胆腑证

【临床表现】身热，口苦而渴，干呕，心烦，小便黄赤，胸胁不舒，舌红苔黄，脉弦数等。

【病因病机】本证为热蕴胆腑气分，郁而化火，少阳胆腑郁热外泄，津液耗伤所致。

胆腑郁热外泄则身热；胆火上扰则口苦、心烦；胆火犯胃则干呕；胆火郁蒸伤津则口渴、小便黄赤；热郁胆腑，经输不利则胸胁不舒；舌红苔黄，脉弦数均为热郁胆腑之征象。本证以身热，口苦，胸胁不舒，脉弦数为特征。

【诊断要点】身热，口苦，胸胁不舒，脉弦。

【辨证思路】口苦、胸胁不舒、脉弦定位在胆，身热、心烦、舌红苔黄等为热郁，合为热郁胆腑证。

【治疗措施】苦寒清热，宣郁透邪。代表方：黄芩汤加豆豉玄参方。

4. 湿热困中证

【临床表现】发热汗出不解，口渴不欲多饮，脘痞呕恶，心中烦闷，或见白㾦，便溏色黄，小便短赤，苔黄滑腻，脉濡滑数。

本证的一个重要症状特征是发热汗出不解，即虽然多次出汗而热势不减，或者虽略有减轻，而不久辄复热。白㾦是另一个重要症状特征，是皮肤出现的细小白色疱疹，形如粟米，内含浆液，表面隆起。

【病因病机】本证为湿热俱盛，交蒸中阻，正邪剧争所致。发热汗出不解乃因湿热胶着流连所致，故虽有相蒸之汗但不能退热，或热势虽得消减但不久热又复盛，湿热蒸腾于外，可有汗出而黏，面色也会有垢腻之象；湿热内阻，津不上承则口渴，内阻则不多饮；脘痞呕恶为湿热中阻，气机壅塞，升降失司所致；心中烦闷为湿热扰心；便溏色黄，小溲短赤为湿热下注肠道、蕴阻膀胱所致；湿热郁蒸肌肤则出白㾦；苔黄滑腻，脉象濡数为湿热俱盛之象。

【诊断要点】发热汗出不解，脘痞呕恶，心中烦闷，苔黄腻。

【辨证思路】发热汗出不解，苔黄滑腻，脉濡滑数为湿热俱盛之象，口渴不欲多饮，脘痞呕恶等为湿热交蒸中阻脾胃所致，故为湿热困中证。

【治疗措施】辛开苦降，燥湿泻热。代表方：王氏连朴饮。

5. 热盛动风证

【临床表现】身热壮盛，头晕胀痛，四肢抽搐，牙关紧闭，颈项强直，两目上视，甚至角弓反张，肢冷昏谵，舌红苔黄，脉象弦数。

本证的症状特征是四肢抽搐，颈项强直，角弓反张等动风表现，其他症状特征尚有肢冷昏谵，脉象弦数。

【病因病机】本证由于热邪炽盛，燔灼肝经，引动肝风，风火相煽所致，即所谓"热极生风"。热邪炽盛则身热壮盛；邪热上扰清窍，风火相煽，气血上涌则头晕胀痛；四肢抽搐，牙关紧闭，颈项强直，两目上视，甚至角弓反张均为肝风内动之象；舌红苔黄为气热之象；数脉主热，弦脉乃筋脉拘急之征。

【诊断要点】身热壮盛，动风见证和舌红苔黄。

【辨证思路】身热壮盛、舌红苔黄等为热邪炽盛，四肢抽搐、颈项强直等为动风见证，故为热盛动风证。

【治疗措施】凉肝息风。代表方：羚角钩藤汤。

6. 毒盛气分证

【临床表现】壮热口渴，烦躁不安，头面焮肿疼痛，咽喉疼痛剧烈，舌红，苔黄，脉数实。本证的症状特征是：头面焮赤肿胀、灼热疼痛，呈斑块状鲜红突起，皮肤发硬，表面光亮、界线清楚，这是大头瘟的典型表现。

【病因病机】本证为肺胃气分热毒上攻头面所致。热毒炽盛，充斥肺胃则壮热口渴，烦躁不安，咽喉疼痛加剧；头为诸阳之会，风热时毒上窜，壅结头面脉络，则见头面红肿疼痛；舌红苔黄，脉数实皆里热毒盛之征象。

【诊断要点】壮热烦渴，头面红肿疼痛明显。

【辨证思路】见到壮热烦渴，舌红苔黄，脉数等气分表现，并有头面红肿、灼热、疼痛，呈斑块状鲜红突起者即可考虑为本证。

【治疗措施】清热解毒，疏风消肿。代表方：普济消毒饮。

邪在气分，邪气既盛，正气抵抗力亦强，若邪正相持不下，可流连气分。若正气奋起抗邪，或经及时而正确的治疗，可冀邪退而病愈。相反，若正不敌邪，或有失治、误治，温邪可自气分而陷入营血分，病变趋于严重，而进入危重时期。

四、营分证辨治

营分证是指温邪入营，以实质损害为主要病机变化，以营热阴伤，扰神窜络为主要特点的一类证候类型。临床上必见心烦谵语等神志症状以及身热夜甚，舌质红绛等。

1. 热入营分

【临床表现】身热夜甚，心烦躁扰，时有谵语，口干反不甚渴饮，舌质红绛无苔，脉细数。邪热在营的特征热型是身热夜甚，指发热夜间较白天为重，且灼热无汗；舌质绛是邪热入营的标志，绛为深红色，多由红舌发展而来，全舌通绛，一般无苔垢罩盖；谵语等神志异常是营分证的必有症状，是指胡言乱语，语无伦次。

【病因病机】本证由于热灼营阴、营热蒸腾所致。多由气分邪热不解，传入营分，少数则由卫分传营或直接病发营分。其病理特点：一是营热炽盛，扰神窜络；二是心营阴津受损。

身热夜甚是邪热在营的常见热型，为温热入营，阴分受伤，黑夜为阴，以阴助阴，与邪剧争所致；口干为热耗营阴，反不甚渴饮者因热蒸营阴，上潮于口；舌质红绛主邪热入营，耗伤营阴；经脉不充则脉细，营热鼓动津液则脉数。由于"心主血属营"，营气通于心，营热扰心故出现心烦躁扰，时有谵语。

【诊断要点】身热夜甚，心烦谵语，舌质红绛。

【辨证思路】热入营分的热型为身热夜甚，必有症状为心烦谵语等神志表现，舌质红绛无苔为热入营分的标志。见到这三大主症，即可辨为本证。

【治疗措施】清营泄热。代表方：清营汤。

2. 热入心包证

【临床表现】神昏谵语或昏愦不语，身热，舌謇肢厥，舌质纯绛鲜泽，脉细数等。

严重的神志症状即神昏或昏愦是本证的症状特征，舌质纯绛鲜泽为本证的典型舌象。

【病因病机】本证由于温邪内陷心包，灼伤营阴，炼液为痰，痰热阻闭机窍所致。其热陷途径，大多为热自肺卫逆传心包营分者，也有从卫及气，渐传心营者或见邪热直中，径入心包者。

热入心包，痰热扰乱心神，则谵语，如痰热内闭机窍，则昏愦不语。邪热深入营分，热盛伤阴则灼热。舌为心之苗，心之别络系舌本，痰热阻塞心包络脉则舌謇；痰热阻滞气机，阴阳气不相顺接，阳郁不得外达则四肢厥冷，"热深者厥亦深"；舌绛为热入营，鲜泽为有痰，痰热内阻心窍常见此舌象。

【诊断要点】身热，昏谵，舌质绛。

【鉴别诊断】叶天士云："心主血属营。"热入心包虽属于营分范围，但其病机变化与热入营分不尽相同，前者为包络阻闭，痰热闭窍，后者是营热阴伤，心神被扰。

【辨证思路】热入心包的特征症状为神昏谵语或昏愦不语。舌质红绛或纯绛鲜泽为其典型舌象。结合发热病史即可诊断。

【治疗措施】清心凉营，豁痰开窍。代表方：清宫汤。

3. 毒燔气营

【临床表现】咽喉红肿糜烂，甚则气道阻塞，声哑气急，肌肤丹痧密布，红晕如斑，赤紫成片，壮热，汗多，口渴，烦躁，舌绛干燥，遍起芒刺，状如杨梅，脉细数。

【临床表现】咽喉红肿糜烂，其则气道阳塞，声哑，壮热，汗多，口渴，烦躁，舌绛干燥，遍起芒刺，状如杨梅，脉细数。

本证见于烂喉痧的极期阶段，杨梅舌是本证的重要症状特征之一，其舌红绛干燥，遍起芒刺，舌乳头红肿突起，状如杨梅；咽喉红肿糜烂，肌肤丹痧密布亦是本证的重要特征。

【病因病机】此为邪毒化火，燔灼气营（血）之危重证。气分邪毒炽盛，则见壮热、汗出、口渴、烦躁；营（血）分热毒炽盛，故见丹痧密布，红晕如斑；舌绛干燥，遍起芒刺，状如杨梅，脉细数等，为热灼营阴之征。

【诊断要点】咽喉红肿糜烂明显，肌肤丹痧密布，杨梅舌。

【辨证思路】毒燔气营（血）的特征症状为肌肤丹痧密布、杨梅舌等，结合壮热、舌绛等气营症状即可辨证。

【治疗措施】清气凉营，解毒救阴。代表方：凉营清气汤。

营分病变介于气分与血分之间，温邪既可转出气分，又可深逼血分。这两个方面的转归，视营热阴伤程度及治疗是否得当而异，一般而言，温邪初入营分，犹可透热转气；但若营分邪热久炽，营阴耗伤较甚，或因失治、误治，温邪可深陷血分，使病情加重转危。

五、血分证辨治

血分证是指温邪深入血分，引起耗血动血，瘀热互结为主要病机变化的一类证候类型。临床上以高热和出血为其特点。

1. 热盛动血证

【临床表现】身体灼热，躁扰不安，甚或昏狂谵妄，斑疹密布，色呈紫黑或吐衄便血，舌质深绛、紫绛，脉细数等。

身体灼热指高热无汗，热盛烫手，为本证之症状特征之一。出血及舌质深、紫绛亦为本证之特征。

【病因病机】本证由于邪热深入血分，迫血妄行，耗伤阴血，心失所主，肝失所藏，热瘀互结，形成耗血动血之候。

血分热毒炽盛，耗伤阴血则身体灼热，表现为高热无汗，持续不退；躁扰昏狂为血分热盛，热扰神明；斑疹吐衄为热邪灼伤血络，血不循经，迫血妄行，溢于脉外，即可发生各部位出血。上部之血络损伤，即可见吐血、衄血；如下部之血络损伤，则可见便血、尿血；如血溢于肌肉，瘀于皮下，则可见发斑，血热炽盛，津液耗伤，血因津少而浓稠，故斑色紫黑；舌质深绛、紫绛，脉细数，皆是血热之象征。

【诊断要点】身体灼热，斑疹出血，舌质深绛。

【鉴别诊断】本证与营分证比较，其病势更重，故营分证仅见斑点隐隐，而本证则斑点外发，或连成大片，且可见吐血、衄血、便血、尿血。正如叶天士所说："入血就恐耗血动血。"

【辨证思路】温病身体灼热、出血或大片斑疹、舌质深绛即可诊断为本证。

【治疗措施】凉血散血。代表方：犀角地黄汤。

2. 气营(血)两燔证

【临床表现】壮热，口渴，头痛，烦躁不安，外发斑疹，甚或吐血溺血，神昏谵妄，两目昏瞀，口秽喷人，周身关节痛如被杖，苔黄燥或焦黑，舌质深绛或紫绛等。本证的症状特征为既有气分证，又有营(血)分证。

【病因病机】本证为气热炽盛，内逼营血之气营（血）两燔之候。气分热盛则壮热，口渴，头痛，苔黄燥；营血热盛则见斑疹、出血见证，舌质深绛；神昏谵妄，两目昏瞀，口秽喷人，周身关节痛如被杖，苔焦黑，舌质紫绛等为营血重症表现。

【诊断要点】气、营、血症状并见。

【鉴别诊断】本证既有气分表现，又有营（血）症状，与单纯的气或营（血）分证不同。

【辨证思路】既可见到壮热、口渴、苔黄燥等气分证，又可见到烦躁不安、舌质绛等营分证，或可见到吐血、溺血等出血症状，即为气营（血）两燔证。

【治疗措施】气营（血）两清，即辛寒清气合凉营（血）解毒。代表方：加减玉女煎。

3. 热与血结证

【临床表现】少腹坚满，按之疼痛，大便色黑，小便自利，神志如狂，或清或乱，口干，漱水不欲咽，脉沉实或细涩，舌有瘀斑或紫绛，脉细涩。

本证的特征为少腹坚满、按之疼痛的少腹症状和漱水不欲咽、舌有瘀斑等瘀血症状。本证尚可见到夜热昼凉之表现。

【病因病机】本证乃血分热盛，血热凝结成瘀，蓄于少腹之候，尚有认为血结于胞宫、小肠、血室的。本证血分热炽，消灼津液，血液浓稠，凝结成瘀，蓄于少腹则少腹坚满，按之疼痛，大便色黑；心主血脉，血热瘀结于下，上扰心神则神志如狂或清或乱；血瘀络道，气血闭塞则脉沉实或细涩；舌有瘀斑或紫绛为内有瘀血之征。本证还可有夜热昼凉，乃热在阴分，夜间为阴，以阴助阴故尔；小便自利乃血热结于少腹，而非水热互结之病变，病不在膀胱之故。

【诊断要点】少腹坚满疼痛，舌有瘀斑或紫绛，脉细涩。

【辨证思路】瘀血蓄于少腹之少腹坚满、按之疼痛、大便色黑，加之内有瘀血的脉沉实或细涩、舌有瘀斑或紫绛等，即可辨为热与血结证。

【治疗措施】攻下泄热，活血逐瘀。代表方：桃仁承气汤。

血分证病情危重凶险，积极而恰当的救治可使血分热毒渐衰，正气逐渐恢复，病情可望获得缓解。血分热毒极盛，正不敌邪，若未得到积极有效的抢救可因血脉瘀阻，脏气衰竭或急性失血，气随血脱而死亡。

（豆子莹）

第七节 发热的中医热型辨治

发热是临床常见的症状，可见于许多疾病，同西医学一样，中医将发热也分为不同的热型，热型的划分为临床准确辨证用药指明了准确的方向。

一般而言，寒热是辨别热病性质的纲领。寒证与热证孰多孰少反映了机体阴阳的偏盛与偏衰。阴盛或阳虚多表现为寒证；阳盛或阴虚则表现为热证。寒热辨证在发热的治疗上有重要意义。中医根据患儿发热恶寒的不同表现，将发热分为四个类型：寒热往来，恶寒发热，但热不寒及但寒不热。这些热型既可见于伤寒、也可见于温病；既可见于外感发热，也可见于内伤发热。本节我们来探讨不同的热型的发病机制及辨证用药思路。

一、常见热型的发病机制

（一）但寒不热

但寒不热是指患者只怕冷而不觉发热的症状。外邪初侵，或阳虚、阳郁，阳气不煦，尚未化热，故但寒不热。根据发病的急缓、病程的长短，可分为以下两个类型：

1. 新病恶寒

新病恶寒可见于外感病初期尚未发热之时，或者寒邪直中脏腑的情况。若患者突感恶寒肢冷，伴有脘腹冷痛，喜温拒按，或咳喘痰鸣，脉沉迟有力等症，属于实寒证，多因感受寒邪较重，直接侵袭机体，寒邪直中脏腑，使阳气郁遏，机体失于温煦所致，即所谓的"阴盛则寒"。

2. 久病畏寒

久病畏寒是指患者经常畏寒肢冷，得温则缓，常伴有脘腹冷痛，喜温喜按，少气懒言，舌淡嫩，脉沉迟无力等症，属于里虚寒证。多因素体虚弱，或久病伤阳，致使阳气虚衰，形体失于温煦所致，即所谓的"阳虚则寒"。

（二）恶寒发热

恶寒发热即发热怕冷，是发热最为常见的一个热型，为感冒、伤寒、温病等多种外感热病的常见症状。其主要形成机制是外邪侵袭人体肌肤外表，人体正气与邪气相互斗争暂时处于下风的表现。恶寒发热的症状轻重与感受病邪的性质、轻重和邪正的盛衰都有着密切的关系。

发热恶寒最早出自《素问·至真要大论篇》中："帝曰：善。火热复，恶寒发热,有如疟状,或一日发,或间数日发,其故何也?岐伯曰:胜复之气,会遇之时,有多少也。阴气多而阳气少,则其发日远;阳气多而阴气少,则其发日近。此胜复相薄,盛衰之节,疟亦同法。"明确指出了发热恶寒的症状及发病机制。恶寒即怕冷,外感内伤均可引起,如《素问·骨空论》中提及:"风从外入,令人振寒,汗出头痛,身重恶寒。"《伤寒论·辨太阳病脉证并治上》中指出:"太阳病,或已发热,或未发热,必恶寒,体痛,呕逆,脉阴阳俱紧者,名曰伤寒。"并进一步指出其病机关键:"病有发热恶寒者,发于阳也。"发热恶寒为太阳表证的主要症状,治以解表为主。恶寒亦为劳倦内伤的常见症状,如《丹溪心法·恶寒》中提出了"阳虚则恶寒"。《张氏医通·诸伤门》中也进一步提及:"劳倦所伤,寒温不适恶寒,即怕冷。是自我感觉寒冷且与天气环境不相符。诸邪郁遏表阳,或阳虚卫弱所致。"《张氏医通·寒热门》中总结云:"外感、内伤、伤食、温痰、火郁,皆有恶寒,非独阳虚也。"《证治汇补·恶寒》中也说:"此第言阴阳正虚之病,他如风、寒、暑、湿、痰、火、郁、瘀、痈、疮,一切邪气拂郁于表,表中之阳气不能发越者,皆令恶寒。"

恶寒发热,一般先见恶寒,继而发热,发热后恶寒即减轻。也有已发热而仍恶寒明显者。由于人体感受外邪性质的不同,寒热症状也有轻重之分。通常分为以下三种类型。

1. 恶寒重而发热轻

患者自我感觉怕冷比较明显,并有轻微发热的症状,这是风寒表证的主要特征,是由外感风寒而导致。同时因外寒为阴邪,寒邪袭表,正邪相争,机体收缩防御,人体的正气阳气在体内无法外溢,则肌表热量减少,故恶寒重而发热轻。

2. 发热轻而恶风

患者自我感觉有轻微发热,并有遇风觉冷、避之可缓的症状,这是伤风表证的主要特征,主要由外感风邪所致。又因风影响较小,人体肌肤疏通,阳气与风邪相互影响不剧烈,故发热轻而恶风。有时也会出现部分患者只有恶风的感觉。

3. 发热重恶寒轻

患者自我感觉发热较重,同时又有轻微怕冷的症状。由外感风热之邪所致,因风热为阳邪,阳盛则热,故发热明显;风热袭表,使腠理开泄,故同时有轻微恶寒。

恶寒发热,临证又有表里虚实、外感内伤之辨。

(1)热病(外感)表证 古人云"有一分恶寒,便有一分表证"。伤寒乃表闭伤阳、阳不温煦，故恶寒重，阳郁久则化热(凉燥之邪犯肺卫、湿温初起之湿遏卫阳类同)；温病，外感温热邪气(风热、湿热、暑热、温燥等)，体表气机失于宣畅，而致"表郁"，温煦机表不足，故有短暂的、程度较轻的恶寒；感冒的风寒、风热、风湿、秋燥等类同上述，若并阳气虚感冒，恶寒更著。

(2)热病里证　发热极期、肠痈、疮疡、瘟疫及邪毒内陷等里证：病邪入里，正气奋起抗邪，正邪剧烈交争，体内阴阳失衡，导致体表营卫失和。

(3)内伤发热　李东垣在《内外伤辨惑论》中首先提出恶寒发热有外感、内伤之分；朱丹溪则提及"内伤极多，外感向而有之"。临床可见气虚发热(阴火乘土)、阳虚发热/真寒假热(龙雷火)、阳郁发热(阳郁化火之郁火发热，阳郁不能达于四末、失于温煦则恶寒)、瘀血发热(卫气壅塞之灯笼火)等。

(4)太阳病类疟证(表郁轻证)　这是发热恶寒的一特殊类型，《伤寒杂病论》第23条："太阳病，得之八九日，如疟状，发热恶寒，热多寒少，其人不呕，清便欲自可，一日二三度发……面色反有热色者，为欲解也，以其不能得小汗出，身必痒，宜桂枝麻黄各半汤。"

(三)寒热往来

寒热往来是发热与恶寒交替出现的一种热型，其热时自觉热而不觉寒，其寒时自觉寒而不觉热为其特点，与恶寒发热的寒热同时并作不同。《类证活人书》中云："往来寒热者，阴阳相胜也。阳不足则先寒后热，阴不足则先热后寒。"其病机是邪入半表半里，枢机不利而致。成无己曰："邪在表则寒，邪在里则热，今邪在半表半里，未有定处，是以寒热往来也。"陈尧道云："邪在半表半里之间，外与阳争而为寒，内与阴争而为热。"《杂病广要》中概括为："往来寒热有期者，疟也；无期者，诸病也。有伤寒邪在少阳，及妇人病伤寒热入血室，而往来寒热者。有衰弱人，阴阳之气并虚，相为胜复而往来，病后产后多有之。有抑郁而致者，如寡妇尼姑，独阴无阳，欲火炽于中，则内热；不得遂而气郁于里，不外达，则表寒；久之郁热得伸，则表热是也。有宿食结滞者，轻则消导，重则下之。"

总结概括寒热往来的病因有以下几个方面：

邪入少阳　表现往来寒热，胸胁苦满，兼有心烦喜呕，不思饮食，口苦咽干，目眩，舌边红，苔薄白，脉弦数。

湿热郁阻　往来寒热如疟，口渴心烦，脘闷，腹胀，呕恶身热，午后较重，入夜尤甚，天明得汗诸症稍减，但胸腹灼热不除，苔黄白而腻，脉弦数。

疟疾　寒热往来，反复发作，发有定时，先恶寒，甚者寒战，继则壮热，最后汗出通身，热退身和，同时伴有头痛如裂，周身乏力，肢体疼痛，口渴引饮。如此反复发作，脉弦。

寒热往来型发热从病机和病位分析，则主要见于外感（伤寒、温病）之半表半里和内伤的气血阴阳失调。

（1）外感热病　病位在半表半里，内外之枢纽，邪气来犯（寒、热、湿等），枢机不利。气郁少阳、枢机不利，气不能达表以温煦，故恶寒；正邪相争、气郁化热则发热。枢机不利证见，如呕吐、失眠、不欲饮食、口苦、便秘等。伴不同邪气的特点。多见兼证。如《伤寒论》147 条："伤寒五六日，已发汗而复下之，胸胁满，微结，小便不利，渴而不呕，但头汗出，往来寒热心烦者，此为未解也，柴胡桂枝干姜汤主之。"

（2）内伤杂病　内伤杂病主要与气机失常、阴阳失调有关。气机失常，气郁阳不外达则作寒，郁久化热则发热。阴阳失调，"阳胜则热，阴胜则寒"，则寒热往来。

（四）但热不寒

但热不寒是指患者只感发热，不觉怕冷，甚或反恶热者。多属阳盛或阴虚所致里热证。根据发热的轻重、时间、特点的不同，可分为壮热、潮热、微热三种类型。

（1）壮热　患者身发高热（体温 39℃ 以上），持续不退，甚至不恶寒，反恶热者，称为壮热，常兼有面赤、大汗出、烦渴饮冷、脉洪大等症。多因风寒表邪入里化热，或风热内传，邪正相搏，阳热内盛，蒸达于外所致。常见于外感温热病的气分阶段，或伤寒病的阳明证，属里实热证。

（2）潮热　患者定时发热，或定时热甚，如潮汐之有定时者，称为潮热。根据发热特征和病机的不同，临床上常见有以下三种情况：

阳明潮热　热势较高，常于日晡之时（即申时，下午 3～5 时）明显。因系胃肠燥热所致，见于阳明腑实证，故称之为阳明潮热或日晡潮热，属于里实热证。邪热入里，与胃肠糟粕互结，故热势较高，并伴见腹满、便秘、口渴、舌红苔黄厚燥等症；日晡为阳明经气正旺之时，抗邪力最强，故此时发热更甚。

湿温潮热　身热不扬（肌肤初扪不觉热，扪之稍久，即感灼手者），午后尤甚，因系湿热蕴结所致，常见于湿温病，故称湿温潮热。湿遏热伏，热在湿中，湿难透达，故身热不扬，并伴有身重、脘痞、苔腻等症。

阴虚潮热　午后或入夜低热，自觉其热自骨内向外蒸发。因系阴虚内热所致，故称阴虚潮热，或骨蒸潮热。阴液亏虚，阴不制阳，虚热内生，加之夜间卫阳入里，内热更甚，故见午后或入夜低热，并伴见颧红、消瘦、盗汗、舌红少苔等症。

（3）微热　患者的热势不高（多在 37℃ ～38℃），或仅自觉发热，体温不高者，称为微热或低热。一般来说，微热者的发热时间比较长，多属内伤疾患所致，按病机可分为以下几种情况：

气虚发热　表现为长期微热，烦劳则甚，常伴有神疲乏力、少气懒言、自汗、脉虚等症。由于脾虚气陷，清阳不升，久郁而发热。

阴虚发热　多表现为长期微热，其病机及意义见"阴虚潮热"。

气郁发热　表现为情志不舒，时有微热，常伴有急躁易怒，胁肋胀痛，脉弦等症。多因情志不畅、肝气郁结化火所致。

小儿夏季热　表现为小儿在夏季气候炎热时长期低热不止，兼见烦躁口渴、无汗、多尿等症，至秋凉时不治自愈。多因小儿气阴不足，不能适应夏季炎热气候所致。

恶寒发热从病因及病位而言，亦有外感、内伤之分。

（1）外感热病

伤寒阳明病　邪已入里，正邪交争，表失温煦。

温病　外感温热邪气，肺卫表热者（部分无恶寒，尤其是不伴正虚者），温热病的气营血阶段，邪气入里化热，正邪交争，阳郁不著者。

（2）内伤发热　阴虚发热之阴虚火旺，食积发热、湿郁发热、气郁发热等郁热证阳郁不著、表失温煦。

二、常见热型的辨证用药思路

（一）恶寒发热

1. 恶寒发热之外感病

（1）伤寒病　《伤寒论·辨太阳病脉证并治》开篇即提出："太阳之为病，脉浮，头项强痛而恶寒。"吴人驹说"项为太阳之专位，有所障碍，不得如常之柔和"，其实就是外感风寒之邪侵袭人体，风寒外束，正邪交争于浅表，太阳经脉受邪后出现的一种表现，有头项不适与恶寒、脉浮并见。后世认为此条堪称太阳病之提纲。其后则给出了恶寒发热的具体条文及方药。

①太阳伤寒表实证

主证：恶寒发热，头疼身痛，无汗，咳嗽或喘，舌苔薄白，脉浮紧。

病机：病在太阳，症见头痛发热、恶风，为风寒外束，肌表受邪，卫阳被遏，正邪交争；无汗，为腠理闭郁，营阴郁滞；身疼腰痛、骨节疼痛，乃寒邪侵犯太阳经脉，经气运行不畅；气喘系外邪犯肺，肺气失宣。诸症反映风寒外束，致卫阳被遏，营阴郁滞，太阳经气不利，邪干于肺，发为太阳伤表寒证。

治法：发汗解表，宣肺平喘。

方药：麻黄汤。麻黄9g，桂枝6g，杏仁6g，甘草（炙）3g。

出处：《伤寒论·辨太阳病脉证并治》第35条："太阳病，头痛发热，身疼腰痛，骨节疼痛，恶风，无汗而喘者，麻黄汤主之。"

解析：柯韵伯说："太阳主一身之表，风寒外束，阳气不伸，故一身尽疼；太阳脉抵腰中，故腰痛；太阳主筋所生病，诸筋者，皆属于节，故骨节疼痛；从风寒得故恶风；风寒客于人，则皮毛闭，故无汗；太阳为诸阳主气，阳气郁于内，故喘；太阳为开，立麻黄汤以开之，诸证悉除矣。"方中麻黄，辛温发汗、宣肺平喘。桂枝，解肌祛风，助麻黄发汗。杏仁，宣降肺气，增麻黄平喘之力。炙甘草，调和诸药且能防止大汗伤津。本方为辛温发汗峻剂，是治疗太阳伤寒证之主方。本方配伍特点有二：一为麻、桂相须，发卫气之闭以开腠理，透营分之郁以畅营阴，则发汗解表之功益彰；二为麻、杏相使，宣降相因，则宣肺平喘之效甚著。本方是治疗外感风寒表实证的基础方。若喘急胸闷、咳嗽痰多、表证不甚者，去桂枝，加苏子、半夏以化痰止咳平喘；若鼻塞流涕重者，加苍耳子、辛夷以宣通鼻窍；若夹湿邪而兼见骨节酸痛，加苍术、薏苡仁以祛风除湿；兼里热之烦躁、口干，酌加石膏、黄芩以清泻郁热。

②太阳中风表虚证

主证：头痛发热，汗出恶风，鼻鸣干呕，苔白不渴，脉浮缓或浮弱者。

病机：本证是由风寒束表、营卫不和所致，属外感风寒表虚证。《伤寒论》中称之为太阳中风，其病机为卫强营弱（是卫气与邪气交争的应急状态）。外感风邪，风性疏泄，卫气失去其固护之性，不能固护营阴，致使营阴不能内守而外泄，故有头痛发热，汗出恶风，脉浮缓。汗者，阳加于阴谓之汗也。

治法：解肌发表，调和营卫。

方药：桂枝汤。桂枝（去皮）、芍药、生姜、大枣（切）各9g，甘草（炙）6g。

出处：《伤寒论·辨太阳病脉证并治》第13条："太阳病，头痛，发热，汗出，恶风，桂枝汤主之。"

解析：风寒在表，应以辛温发散之品以解表，但本证属于表虚，腠理不固，故以解肌发表，调和营卫。营为阴，卫为阳，调和营卫即调和阴阳，即祛邪调正兼顾治之。方中桂枝发汗解肌，温经通络，助阳化气为君药，助卫阳，通经络，解肌发表而祛在表之邪。用芍药养血调经，平肝止痛，敛阴止汗为臣药，是由于芍药有益阴敛营，敛固外泄之营阴的作用。桂芍等量合用，一治卫强，一治营弱，使表邪得解，营卫调和。生姜发汗解表，温中止呕，温肺止咳；味辛性温，既助桂枝辛散表邪，又可和胃止呕。大枣补中益气，养血安神，缓和药性；味甘性平，可补中益气、滋脾生津（颇有滋养营阴之意）。姜枣相配，是为补脾和胃、调和营卫的常用组合，是本方中除了桂枝芍药以外的第二对调和营卫的药对。炙甘草益气补中，清热解毒，祛痰止咳，缓急止痛，调和药性；合桂枝辛甘化阳以实卫，合芍药酸甘化阴以和营。柯琴《伤寒论附翼》赞本方"为仲景群方之魁，乃滋阴和阳，调和营卫，解肌发汗之总方也"。

注意事项：服方已须臾，啜热稀粥一升余，以助药力。温覆令一时许，遍身漐漐微似有汗者益佳，不可令如水流漓，病者必不除。

③太阳伤寒兼里热

主证：外感风寒，兼具里热，畏寒发热，身疼痛，无汗，心中烦热，脉浮紧。

病机：外有表寒，内有里热。因风寒外束，闭郁肌表，阳郁化热。

治法：辛温解表，兼清里热。

方药：大青龙汤。麻黄18g，桂枝6g，甘草（炙）6g，杏仁10g，生姜10g，大枣10g，石膏24g。

出处：《伤寒论·辨太阳病脉证并治》第39条："太阳中风，脉浮紧，发热，恶寒，身疼痛，不汗出而烦躁者，大青龙汤主之。"

解析：本方是太阳阳明合病的表里双解方，即麻黄汤方重用麻黄，加石膏、生姜、大枣而成。方中麻黄汤重用麻黄加生姜，辛温发汗，以散表寒。石膏辛寒清解里热，与麻黄配伍能透达郁热（非芩连），防麻桂助热。倍甘草，加生姜、大枣甘温和中气，补汗源。杏仁配麻黄，一收一散，宣降肺气利于达邪外出。服药后以汗出邪解取效，犹如龙升雨降（《内经》中云"人之汗以天地之雨名之"），郁热顿除，故仲景以大青龙而命方名。

注意事项：一服汗者，停后服。若复服，汗多亡阳，遂虚，恶风，烦躁，不得眠也。

（2）温病肺卫证

①风温卫分证

主证：温病初起，发热无汗，或有汗不畅，微恶风寒，头痛，口微渴，咳嗽咽痛，舌尖红，苔薄白或微黄，脉浮数。

病机：《素问·调经论》中云："卫气不得泄越，故外热。"卫气司皮毛开合，卫气郁阻，失却温养，开合失司，故微恶风寒，无汗或少汗；头为诸阳之会，经气不利，故头痛；"肺主气属卫"，卫气郁阻，肺气失宣，必失肃降，咳而闷。

治法：辛凉解表。

方药：银翘散。连翘 15g，金银花 15g，苦桔梗 6g，薄荷 6g，竹叶 6g，生甘草 6g，荆芥穗 6g，淡豆豉 6g，牛蒡子 6g。

出处：《温病条辨·上焦篇》第 4 条："太阴风温、温热、温疫、冬温，初起恶风寒者，桂枝汤主之；但热不恶寒而咳者，辛凉平剂银翘散主之。"第 5 条："太阴温病，恶风寒，服桂枝汤已，恶寒解，余病不解者，银翘散主之，余症悉减者，减其制。"

解析：本方治疗温病初起诸证。吴瑭指出"太阴温病不可发汗"；叶桂曰"在卫汗之可也""辛胜便是汗药"。方中重用连翘、金银花为君药，既有辛凉解表、清热解毒的作用，又具有芳香避秽的功效，体现了"治上焦如羽，非轻不举"的特点。薄荷、牛蒡子可以疏散风热，清利头目，且可解毒利咽。荆芥穗、淡豆豉有发散解表之功；若无汗者，可加大用量，助君药发散表邪，透热外出，此二者虽为辛温之品，但辛而不烈，温而不燥，反佐用之，可增辛散透表之力，为臣药。竹叶清热除烦清上焦之热，且可生津，芦根功在清热生津，桔梗可宣肺止咳，三者同为佐药。甘草和诸药。

②湿温卫分证（湿温初起）

主证：湿温初起，恶寒无汗，身热不扬，肢体困倦，肌肉烦疼，面色垢腻，口不渴或渴不欲饮，胸次痞闷，大便溏而不爽，舌苔白滑或腻，脉濡缓或沉细似伏。

病机：身热不扬，无汗，恶寒，为客邪在表，湿为阴邪，阻遏卫阳；头部沉重，胸闷，为客邪引动里湿，阻滞气机，清阳不升；四肢酸困，肌肉疼痛，为脾主四肢，脾主肌。

治法：芳香化湿，疏中解表。

方药：藿朴夏苓汤。藿香 10g，淡豆豉 10g，白蔻仁 3g，厚朴 6g，半夏 10g，杏仁 6g，茯苓 10g，猪苓 6g，泽泻 6g，生薏苡仁 20g。

出处：《医原·湿气论》卷下，据严鸿志在《感证辑要》中引作"藿朴夏苓汤"。

解析：藿朴夏苓汤治疗湿热之证为温邪夹湿，邪滞三焦，尚在气分，未传营分之证。叶天士在《温热论》中云："再论气病，有不传血分，而邪留三焦，犹伤寒中之少阳病也，彼则和解表里之半，此则分消上下之势。"湿浊滞于中焦，非芳香化浊和燥湿醒脾之品，不能振奋已困脾阳，祛除黏腻湿浊。故方用香豉、藿香、白豆蔻芳化，宣通肺卫以疏表湿，使阳不内郁，则身热自解；藿香、白豆蔻、厚朴芳香化湿；厚朴、半夏燥湿运脾，使脾能运化水湿，不为湿邪所困，则胸闷、肢倦、苔滑、白腻等症即愈。再用杏仁开泄肺气于上，使肺气宣降，则水道自调；茯苓、猪苓、泽泻、薏苡仁淡渗利湿于下，使水道畅通，则湿有去路，共奏开源节流之功。全方用药照顾到了上、中、下三焦，以燥湿芳化为主，开宣肺气，淡渗利湿为辅，与三仁汤结构略同，而利湿作用过之。身热是阳气郁结之象，宣散即解，所以名为湿温却无清热之品。方中药物经合理配伍，可分消上中下三焦湿邪，湿去则热无所依则自清，故可治疗湿热导致的上、中、下三焦之病，即"湿去热孤"之法，此法为温病学对和法的发展，为和解法的变局。

③暑温卫分证（暑犯肺卫）

主证：身热有汗，或微恶风，咳嗽头胀，骨节酸楚，口干，脉浮数，舌苔薄，夹湿者，有胸闷、身重等。

病机：本病属暑温轻证，暑月冒风、肺气失宣。

治法：清热宣气，解暑保金。

方药：雷氏清宣金脏法。牛蒡子4.5g，桑叶9g，桔梗4.5g，杏仁6g，瓜蒌壳9g，川贝母6g，马兜铃3g，蜜炙枇杷叶6g。

出处：雷少逸在《时病论》中云："夏日炎暑，火旺克金，宜乎清热宣气，保其金脏……宜用清宣金脏法，法中蒡、贝、兜铃，清其肺热；杏、蒌、桔梗，宣其肺气。夫人身之气，肝从左升，肺从右降，今肺被暑热所烁，而无降气之能，反上逆而为咳矣。故佐桑叶以平其肝，弗令左升太过；枇杷以降其肺，俾其右降自然。升降如常，则咳逆自安谧矣。"

解析：此为暑月冒风，肺气失宣之方治，故用药侧重于轻清宣肺一面，桑叶、牛蒡、桔梗辛凉轻宣，开发上焦；马兜铃、川贝、杏仁清肺化痰；瓜蒌、枇杷叶皆轻清之品，盖治上焦如羽焉。如加入丝瓜叶、金银花、荷叶、西瓜翠衣等品，则与暑月冒风之病机，更相吻合矣。

④凉燥袭肺证

主证：恶寒发热，头痛无汗，鼻干鼻塞，咳嗽少痰，舌苔薄少津。

病机：本病属凉燥之邪袭肺卫，凉燥伤及皮毛，故恶寒无汗，头微痛。所谓头微痛者，不似伤寒之痛甚也。凉燥伤肺，肺失宣降，津液不布，聚而为痰，则咳嗽痰稀；凉燥束肺，肺系不利而致鼻塞咽干；苔白脉弦为凉燥兼痰湿佐证。

治则：轻宣凉燥，理肺化痰。

方药：杏苏散（亦治风寒咳嗽）。苏叶、半夏、茯苓、前胡、杏仁各9g，苦桔梗、枳壳、橘皮各6g，甘草3g，生姜3片，大枣3枚。

出处：《温病条辨》卷一载："燥伤本脏，头微痛，恶寒，咳嗽稀痰，鼻塞，嗌塞，脉弦，无汗，杏苏散主之。"

解析：本方证为凉燥外袭，肺失宣降，痰湿内阻所致。遵《素问·至真要大论》"燥淫于内，治以苦温，佐以甘辛"之旨，治当轻宣凉燥为主，辅以理肺化痰。方中苏叶辛温不燥，发表散邪，宣发肺气，使凉燥之邪从外而散；杏仁苦温而润，降利肺气，润燥止咳，二者共为君药。前胡疏风散邪，降气化痰，既协苏叶轻宣达表，又助杏仁降气化痰；桔梗、枳壳一升一降，助杏仁、苏叶理肺化痰，共为臣药。半夏、橘皮燥湿化痰，理气行滞；茯苓渗湿健脾以杜绝生痰之源；生姜、大枣调和营卫以利解表，滋脾行津以润干燥，是为佐药。甘草调和诸药，合桔梗宣肺利咽，功兼佐使。本方乃苦温甘辛之法，发表宣化、表里同治之方，外可轻宣发表而解凉燥，内可理肺化痰而止咳嗽，表解痰消，肺气调和，诸症自除。

（3）感　冒

①风寒感冒

主证：恶寒或恶风，鼻塞声重，打喷嚏，清鼻涕，喉痒，咳嗽，甚则发热，无汗，头痛，肢体酸痛，舌淡薄白。

病机：风寒外束，窍道不利，肺气失宣则鼻塞、咳嗽等，发热病机与卫气郁阻有关。

治法：辛温解表，宣肺散寒。

方药：荆防败毒散。羌活、独活、柴胡、前胡、枳壳、茯苓、荆芥、防风、桔梗、川芎各一钱五分（4.5g），甘草五分（1.5g）。

出处：《摄生众妙方》。

解析：方用荆芥、防风、羌活、独活祛风解表、除湿止痛为君，除外感寒湿。川芎、柴胡行血祛风、解表邪止头痛以为臣，桔梗开肺与大肠之痹，枳壳利气行痰，一升一降，宽胸利气，善治胸膈痞闷。前胡疏风祛痰，配桔梗、枳壳宣肺祛痰治咳嗽有痰，与柴胡配伍，一降一升，升清降浊，使体内气机恢复正常。茯苓、甘草渗湿健脾化痰，使补而不滞以为佐。甘草调和诸药以为使。诸药合用，具宣疏肌表风寒湿邪之效。

②风热感冒

主证：发热，微恶风寒，或有汗，头痛，鼻塞黄涕，咳黄痰，咽红疼痛，舌薄黄，脉滑数。夹暑则身热汗出不解，尿赤。

病机：本病属风热之邪袭肺卫所致，肺卫受邪，卫气抗邪故发热，卫气郁遏则微恶风寒；风热袭肺，肺失清肃则咳嗽；热为阳邪，灼液成痰，因此痰稠色黄；风热上扰，热伤津液则口干，咽喉不利则咽痛；肺气失宣，鼻窍不利，故鼻塞，风热灼津则鼻流黄涕。

治则：辛凉解表，疏风清热。

方药：桑菊饮。桑叶 7.5g，菊花 3g，杏仁 6g，连翘 5g，薄荷 2.5g，桔梗 6g，生甘草 2.5g，芦根 6g。

出处：吴鞠通在《温病条辨》上焦篇卷一中云："太阴风温，但咳，身不甚热，微渴者，辛凉轻剂桑菊饮主之。"

解析：方中桑叶、菊花甘凉轻清，疏散上焦风热，且桑叶善走肺络，能清宣肺热而止咳嗽，同为君药。薄荷辛凉解表，助桑、菊疏散风热，从皮毛而解；桔梗、杏仁升降肺气，宣肺止咳，兼有解表作用，共为臣药。连翘苦寒，清热透表；芦根甘寒，清热生津，为佐药。甘草配桔梗，清利咽喉，且能调和诸药，以为使。诸药配伍，使风热得以疏散，肺气得以宣畅，则表解而咳止。吴鞠通在《温病条辨》中论此方曰："此辛甘化风、辛凉微苦之方也。盖肺为清虚之脏，微苦则降，辛凉则平，立此方所以避辛温也。今世金用杏苏散通治四时咳嗽，不知杏苏散辛温，只宜风寒，不宜风温，且有不分表里之弊。此方独取桑叶、菊花者，桑得箕星之精，箕好风，风气通于肝，故桑叶善平肝风；春乃肝令而主风，木旺金衰之候，故抑其有余。桑叶芳香有细毛，横纹最多，故亦走肺络而宣肺气。菊花晚成，芳香味甘，能补金水二脏，故用之以补其不足。风温咳嗽，虽系小病，常见误用辛温重剂销铄肺液，致久嗽成劳者不一而足。圣人不忽于细，必谨于微，医者于此等处，尤当加意也。"

③风湿感冒

主证：恶寒发热，无汗，头痛项强，肢体酸楚疼痛，口苦微渴，舌苔白或微黄，脉浮。

病机：外感风寒湿邪，内有蕴热证。

治则：发汗祛湿，兼清里热。

方药：九味羌活汤。羌活 9g，防风 9g、苍术 9g，细辛 2g，白芷 3g，川芎 3g，黄芩 3g，生地黄 3g，甘草 3g。

出处：王好古《此事难知》。

解析：本方用治外感风寒湿邪，内有蕴热所致的病证。风寒束于肌表，故恶寒发热、无汗头痛；湿邪郁滞经络，气血运行不畅，故肢体酸楚疼痛；口苦微渴是兼有里热之象。治则亦以发散风寒湿邪为主，兼清里热为辅。方中羌活辛苦温，入太阳经，散表寒，祛风湿，利关节，止痹痛，为治风寒湿邪在表之要药。防风长于祛风除湿，散寒止痛，为风药中之润剂；苍术辛苦温燥，可以发汗除湿；防风、苍术两药相合，协助羌活散寒除湿止痛，为臣药。细辛性甚走窜，又搜剔筋骨之力，与白芷、川芎活血行气，祛风止痛合用以散寒祛风，宣痹以止头身之疼痛。生地黄、黄芩清泄里热，其中生地黄养阴生津凉血，二者合用防止诸药辛温燥烈之性，为佐药。甘草调和诸药而为使药。方中升散药与清热药结合使用，体现了分经论治的基本结构。

④气虚感冒

主证：恶寒发热，或热势不盛，自觉时时形寒，自汗，头痛鼻塞，咳嗽，痰稀白，气短，乏力，舌白，脉浮无力。

病机：体质偏弱，卫表不固，稍不谨慎，吹风受凉之后，则可见体虚发热。在禀赋素质有所偏差失调的情况下，最易内外因相合而引起发病。正如《幼科释谜·感冒》中云："感冒之原，由卫气虚，元府不闭，腠理常疏，虚邪贼风，卫阳受扰。"气虚之人，感风寒居多，后化热者甚少。

治则：益气解表，调和营卫。

方药：参苏饮。人参、紫苏叶、干葛根、半夏、前胡、茯苓各6g，枳壳、桔梗、木香、陈皮、甘草各4g，生姜7片，大枣1枚。

出处：《太平惠民和剂局方》。

解析：方中苏叶发散表邪，利气宽中；葛根解肌发汗，人参益气补脾，苏叶、葛根与人参合用，则无发散伤正之虞；半夏、前胡、桔梗止咳化痰，宣降肺气；木香、枳壳、陈皮理气宽胸，醒脾畅中；茯苓健脾渗湿以消痰；甘草补气安中，兼和诸药。煎服时，少加生姜、大枣为引，协助苏、葛调营卫以助解表，合参、苓调和脾胃，以助扶正。诸药配伍，散补并行，散不伤正，补不留邪。临床以恶寒发热、无汗头痛、咳痰色白、胸脘满闷、倦怠乏力、苔白脉弱为辨证要点。表寒证重，宜将荆芥、防风易葛根；头痛甚，加川芎、白芷、藁本；气滞较轻，去木香。

⑤阳虚感冒

主证：阵阵恶寒，甚则寒战蜷缩，或兼低热，无汗或自汗，汗出恶寒甚，头痛，骨节疼痛，四肢不温，舌淡胖苔白，脉沉细无力。

病机：同气虚感冒。

治则：温阳解表。

方药：桂枝加附子汤。桂枝9g，芍药9g，炙甘草6g，生姜9g，大枣12枚，炮附子6g。

出处：《伤寒论》第 20 条："太阳病，发汗，遂漏不止，其人恶风，小便难，四肢微急，难以屈伸者，桂枝加附子汤主之。"

解析：附子温里助阳祛寒，桂枝汤通阳散风寒。腹泻便溏加肉桂、炮姜温中止泻。尤在泾在《伤寒贯珠集》中论本方曰："发汗伤阳，外风复袭，汗遂不止，《活人》所谓漏风是也。夫阳者，所以实腠理，行津液，运肢体者也。今阳已虚，不能护其外，复不能行于里，则汗出小便难。而邪风之气，方外淫而旁溢，则恶风四肢微急，难以屈伸。是宜桂枝汤解散风邪，兼和营卫，加附子补助阳气，并御虚风也。"

2. 恶寒发热之里热病

（1）热病里证

1）肠痈（疮疡）

主证：肠痈是热毒内聚，瘀结肠中，而生痈脓的一种病证。临床以发热恶寒，少腹肿痞，疼痛拘急为特征。

病机：本病多由进食厚味、恣食生冷和暴饮暴食等因，以致脾胃受损，胃肠传化功能不利，气机壅塞而成；或因饱食后急暴奔走，或跌仆损伤，导致肠腑血络损伤，瘀血凝滞，肠腑化热，积热不散，瘀热互结，导致血败肉腐而成痈脓。现代医学认为，阑尾腔梗阻和细菌感染是本病的主要发病原因。

分型：肠痈按临床表现不同，又可分为以下三型，具体辨证用药如下。

①瘀滞证

主证：症见腹痛阵作，按之加剧。脘腹胀闷，恶心欲吐，大便正常或秘结。

治法：通里攻下，泄热去瘀。

方药：大黄牡丹皮汤。大黄 12g，牡丹皮 3g，桃仁 10g，冬瓜子 30g，芒硝 9g。

出处：《金匮要略》中云："肠痈者，少腹肿痞，按之即痛，如淋，小便自调，时时发热，自汗出，复恶寒，其脉迟紧者脓未成，可下之，当有血；脉洪数者，脓已成，不可下也，大黄牡丹皮汤主之。"

解析：肠痈初起，多由湿热郁蒸，气血凝聚，结于肠中，肠络不通所致。大黄苦寒攻下，又可活血祛瘀，泻肠中之湿热，去肠中稽留之瘀血；桃仁苦平，性善破血，与大黄为伍破瘀泻热，共为君药。芒硝泻热导滞，软坚散结；牡丹皮凉血化瘀消肿，疗肠痈，俱为臣药。冬瓜子甘寒，清肠利湿，排脓散结，治肠痈，为佐使药。

②热毒蕴热证

主证：症见腹痛较瘀滞型剧烈，腹皮绷急，拒按，右少腹可扪及肿块，壮热，自汗，大便秘结，小便短赤，舌质红，舌苔黄糙。

治法：通里攻下，清热解毒，佐以活血化瘀。

方药：仙方活命饮加减。白芷、贝母、防风、赤芍、当归尾、甘草、皂角刺、穿山甲、天花粉、乳香、没药各6g，金银花25g，陈皮9g。

出处：《校注妇人良方》。

解析：本方所治为热毒壅聚，营卫不畅，气滞血瘀所致，属于阳证痈疡。热毒壅聚，则局部红肿热痛；邪正交争于肌表，则身热微恶寒；舌苔薄白或微黄，脉数有力，为阳证痈疡之征。本证的特征是发病迅速，易肿易成脓、易溃易敛。阳证疮疡初起者，必治以清热解毒，并配以理气活血、散结疏风之法。方中金银花功善清热解毒，既能解气分热毒，又能清血分之热毒，且芳香透达，为治阳证疮疡之要药；当归尾、赤芍、乳香、没药活血散瘀，消肿止痛；陈皮理气行滞，消肿止痛；防风、白芷辛散疏透，疏散壅滞而散其结，使热毒从外透解，白芷又长于消肿排脓；浙贝母、天花粉清热化痰排脓，可使脓未成即消；穿山甲、皂角刺活血通络，透脓溃坚，可使脓成即溃；甘草清热解毒，调和诸药；酒煎则能活血通络以助药效。诸药合用，使热毒消解，气血畅通，肿消痛止。

③毒热证

主证：症见腹痛甚剧，弥漫至全腹部，腹皮绷急，手不可近，心下满硬，腹胀，矢气不通，壮热，口干唇燥，面红目赤，呕吐不能进食，小便赤涩。

治法：通里攻下，清热解毒，活血化瘀。

方药：复方大承气汤。炒莱菔子30g，厚朴、枳实各15g，木香10g，生大黄15~30g，芒硝(冲服)15~30g。

出处：《中西医结合治疗常见外科急腹症》。

解析：六腑宜通，肠道阻塞，法宜攻下，恢复通降之常，气血不通，又宜活气行血，使其通畅。方用芒硝、大黄攻下通肠；枳实、厚朴、莱菔子泄痞宽胀，降气行津；桃仁、赤芍、大黄活血行瘀，共奏攻下通肠、行气活血功效。使腑气得通，气血流畅，则痛、呕、胀、闭等可解。此方要旨在于通其肠道，开其窒塞，肠道得通，诸证才能缓解。虽然展现了气血津肠齐通的配方法度，通肠才是最终目的。

2）瘟疫郁热

主证：憎寒壮热，或头痛如破，或烦渴引饮，或咽喉肿痛，或身面红肿，或斑疹杂出，或胸膈胀闷，或上吐下泻，或吐衄、便血，或神昏谵语，或舌卷囊缩。

病机：表里三焦大热，三焦火郁，气机失畅。

治则：升清降浊，散风清热。

方药：升降散。白僵蚕 6g，全蝉蜕 3g，姜黄 9g，生大黄 12g(可用制大黄、栀子或槟榔代)。

出处：杨栗山《伤寒瘟疫条辨》。

解析：升降散是杨栗山在《伤寒瘟疫条辨》中治疗外感温病 15 方的基本方，不知方出何氏。杨栗山云："名曰升降，亦(表里)双解之别名也。"因之命名"升降散"。"取僵蚕、蝉蜕，升阳之中清阳；姜黄、大黄降阴中之浊阴，一升一降，内外通和，而杂气之流毒顿消矣。"尤其姜黄，驱邪伐恶，行气散郁。《内经》中"火郁发之"临床以憎寒壮热、胸膈闷胀不舒或上吐下泻为辨证要点。临床上郁热者，不论外感内伤，内外儿妇各科皆用之，不局限于治温病的狭窄范围。

(3)热极之热邪蕴毒、邪毒内陷证

本型见于诸多热病，气分证多见，在原辨证基础上加黄连解毒汤，内虚者清补兼施，防毒内陷，如参附类。

3. 恶寒发热之内伤

(1)阳虚发热(真寒假热)

主证：发热而欲近衣，形寒怯冷，四肢不温。少气懒言，头晕嗜卧，腰膝酸软。舌质淡胖，或有齿痕，苔白润，脉沉细或浮大无力。

病机：因阳气虚衰而致格阳、戴阳证的真寒假热征象，最早见于《丹溪心法·发热》。《医碥·卷一》中论之曰："阳虚谓肾火虚也。阳虚应寒，何以反发热？则以虚而有寒，寒在内而格阳于外，故外热；寒在下而戴阳于上，故上热也。此为无根之火，乃虚焰耳。症见烦躁，欲坐卧泥水中，面赤如微酣，或两颧浅红，游移不定，渴欲饮水，或咽喉痛而索水置前却不能饮，肌表虽大热而重按之则不热，或反觉冷，且两足必冷，小便清白，下利清谷，脉沉细或浮数无力，按之欲散。治宜温热之剂，温其中而阳内返，温其下而火归元，误投寒凉立死。"

治法：温补阳气，引火归元。

方药：肾气丸。熟地黄 24g，山药 12g，山茱萸 12g，泽泻 9g，茯苓 9g，牡丹皮 9g，肉桂 3g，附子 3g。

出处：《金匮要略》又名金匮肾气丸、八味丸。另有出自《济生方》之肾气丸与本方略有出入，该方又名加味肾气丸、济生肾气丸、十味丸。

解析：本方证治为肾阳不足所致。方中重用干地黄以滋补肾阴，为君；臣以山茱萸、山药补肝脾而益精血；加以附子、桂枝之辛热，助命门以温阳化气；佐以泽泻、茯苓利水渗湿，且可使滋阴而不滋腻，牡丹皮清肝泻火，使补阳不动相火。本方的配伍特点：一为补阳与补阴配伍，阴阳并补，而以补阳为主；二为滋阴之中配以少量桂、附以温阳，目的在于阴中求阳，少火生气，故方名"肾气"。短气甚者，加人参补益元气；便溏腹泻者，加白术、干姜温健中阳。

（2）血瘀发热

主证：午后或夜晚发热，或自觉身体某些部位发热，恶寒。兼口燥咽干，但欲漱水不欲咽，面色萎黄或晦暗，皮肤粗糙甚至肌肤甲错。舌质青紫或有瘀点、瘀斑，脉弦或涩。

病机：瘀血阻滞。由于情志、劳倦、外伤等原因导致瘀血阻滞经络，气血运行不畅，壅遏不通，因而引起发热，此为瘀血发热的主要病机，如《灵枢·痈疽篇》中云："营稽留于经脉之中，则血泣而不行，不行则卫气从之而不通，壅塞不得行故热，外不达肌肤则怕冷。"此外，瘀血发热也与血虚失养有关，如《医门法律·虚劳沦》说："血痹则新血不生，并素有之血，亦瘀积不行，血瘀则荣虚，荣虚则发热。"

治法：活血化瘀。

方药：血府逐瘀汤。桃仁12g，红花9g，当归9g，生地黄9g，川芎5g，赤芍6g，牛膝9g，桔梗5g，柴胡3g，枳壳6g，甘草3g。

出处：《医林改错》。

解析：本方以桃仁、红花共为君药，一上一下，逐瘀活血，通行全身，相得益彰。臣药以大队活血化瘀之品，如赤芍、川芎、当归、牛膝等，助君药以逐瘀；行气解郁之辈柴胡、枳壳等，助君药以宣畅气血。君臣相伍，则气行血畅，瘀除病退。柴胡兼为佐药，伍桔梗以行气宽胸，载药于上，引诸药趋向胸中"血府"；牛膝亦兼为佐药，性善趋下，能引瘀血下行，使邪气有外解之路。生地黄清热、滋阴气养血，既可解瘀血久留所生之"瘀热""伏阳"，兼能收化瘀而不伤血的固本作用。甘草为使，调和诸药，使攻逐不致过猛，瘀化正气无伤。发热较甚者，可加秦艽、白薇、牡丹皮清热凉血。

（3）阳郁发热（肝郁化火）

主证：发热，随情绪波动，恶寒或四末不温，面赤，心烦，舌质红，脉沉而躁数热。

病机：阳气郁而化热则发热，郁火上冲则面赤、耳面热，气机郁阻、阳气不温煦，则恶寒或四末不温，脉沉主郁，躁数为热。

方药：丹栀逍遥散。当归、芍药、茯苓、白术、柴胡各6g，牡丹皮、山栀子、甘草各 3g。

出处：《校注妇人良方》。

解析：肝喜条达而恶抑郁。方中以柴胡疏肝解郁，使肝气条达而为君药。白芍酸苦微寒，养血敛阴，柔肝缓急；当归甘辛苦温，养血和血，略有轻微的活血之功，且气香可理气，为血中之气药；归、芍与柴胡同用，意在补肝之阴，和肝之血，和肝之气，共为臣。木郁则土衰，肝病易于传脾，故以白术、茯苓、甘草健脾益气，不但可实脾土以抑木，且使营血生化有源，共为佐。加薄荷可以疏散郁遏之气，透达肝经郁热；煨生姜降逆和中，亦为佐药。牡丹皮、栀子皆可清肝火，而牡丹皮入血分，从血分而清肝火；栀子入气分，从气分而清肝火。且二者皆有透散之性，以散肝气之郁滞。如此，治肝应一走气分一走血分，两药合而用之。四末逆冷者合四逆散；憎寒者合升降散。

（4）气虚发热

主证：发热恶寒，热势或低或高，常在劳累后发作或加剧，倦怠乏力，短气懒言，自汗，易于感冒，食少便溏。舌质淡，苔薄白，脉细弱。

病机：由于劳倦过度。饮食失调，或久病失于调理，以致中气不足，阴火内生而引起发热。

治法：益气健脾，甘温除热。

方药：补中益气汤。黄芪 18g，炙甘草 9g，人参 6g，当归 3g，橘皮 6g，升麻 6g，柴胡 6g，白术 9g。

出处：《内外伤辨惑论》卷中。

解析：本方证因于饮食劳倦伤脾，致脾胃元气虚衰，清阳下陷，脾湿下流，郁遏阳气而起。方中重用黄芪，味甘微温，入脾肺经，补中益气，升阳固表止汗，为君。配伍人参、炙甘草、白术补气健脾为臣，与黄芪合用，以增强其补中益气之功。用当归养血和营是恐气虚时久，以致营血亏虚，以协助人参、黄芪以补气养血。陈皮理气和胃，化痰湿而醒脾气，使诸药补而不滞，共为佐药。并以少量升麻、柴胡升阳举陷，协助君药以升提下陷之中气，为佐使。炙甘草调和诸药。全方配伍大意有二：一是补气健脾以治气虚之本；一是升阳举陷，以求清升浊降，于是脾胃和调，水谷精微生化有源，脾胃气虚诸证即可自愈。加减：自汗较多者，加牡蛎、浮小麦、糯稻根固表敛汗；时冷时热，汗出恶风者，加桂枝、芍药以调和营卫；胸脘痞闷，舌苔白腻，为脾虚夹湿，加苍术、茯苓、厚朴以健脾燥湿；大便稀溏，手足欠温者，加干姜、肉桂温运中阳。

（二）寒热往来

1. 寒热往来之外感

（1）伤寒少阳证

①少阳经证

主证：寒热往来，胸胁苦满，不欲饮食，心烦喜呕，咽干，口苦，目眩，舌红，苔薄黄，脉弦。

病机：邪郁恶寒，正胜发热，正邪交争寒热往来，邪犯少阳，经气不利，胆火上扰，疏泄不利。证属邪犯少阳，枢机不利。

治法：和解少阳。

方药：小柴胡汤。柴胡24g，黄芩、人参、半夏、甘草（炙）、生姜（切）各9g，大枣（擘）4枚。

出处：《伤寒论》中云："伤寒五六日，中风，往来寒热，胸胁苦满，默默不欲饮食，心烦喜呕，或胸中烦而呕，或渴，或腹中痛，或胁下痞硬，或心下悸，小便不利，或不渴，身有微热，或咳者，小柴胡汤主之。"

解析：本方主治少阳病证。方中柴胡苦平，入肝胆经，透泄并清解少阳之邪，并能疏泄气机之郁滞，使少阳之邪得以疏散，为君；黄芩苦寒，清泄少阳之热，为臣；柴胡与黄芩配伍用于疏散半表半里之邪。其中，柴胡偏于透散半表之邪；黄芩偏于清除半里之热邪。柴胡升散之性，得黄芩之清泄，共奏和解少阳之功。半夏、生姜和胃降逆止呕；人参、大枣益气健脾，既可扶正以祛邪，又可益气以御邪内传；炙甘草调和诸药。

②少阳兼证

·发热微恶寒，肢节烦痛，心下痞结，微呕，是少阳兼太阳病，可用柴胡桂枝汤。

·少阳证而见腹满痛，郁郁微烦，心以下急，大便不通，舌苔干黄等，是少阳兼阳明里实证，方用大柴胡汤。

附：历代医家认识（小柴胡汤治疗外感病）

少阳病（伤寒少阳）　柯韵伯认为小柴胡汤"为少阳枢机之剂，和解表里之总方"。

太阳病（太阳伤寒）　本方在《伤寒论》中却出现在太阳中篇，可见本方原可治太阳病，为太阳与少阳统治之方。刘渡舟说："从少阳之枢，以达太阳之气。"

太阴病（太阴风热）　感冒风寒之圣剂，亦是其他外感热病尤其风热（加生石膏、金银花)之良方。《得效方》中谓："小柴胡汤治挟岚嶂溪源蒸毒之气。"

虚人感冒　常用少阳之方。刘渡舟释曰："体虚之人，卫外不同，外邪侵袭，可直达腠理。腠理者，少阳之分也。故虚人感冒纵有太阳表证，亦为病之标也；纵无少阳正证或变证，却总是腠理空疏，邪与正搏，故可借用小柴胡汤，从少阳之枢以达太阳之气，则太阳表证亦可除矣。"

(2)湿温少阳证

温病少阳证，也称为少阳湿温病，多见于各种感染性疾病急性期或恢复期。

主证：寒热往来者，午后、入夜尤甚，身热不扬，身重胸闷，小便不畅，大便不爽，舌苔黄白而厚腻，脉濡缓。湿温病的显著特点为身热不扬。

病机：少阳枢机不利，胆热偏重，兼湿热痰浊之证。湿热痰浊邪气侵犯人体，病症纷繁复杂，湿遏热郁，阻于少阳胆与三焦，三焦气机不畅所致。

治法：和解少阳，清胆利湿。

方药：蒿芩清胆汤。青蒿 4.5~6g，淡竹茹 9g，半夏 4.5g，赤茯苓 9g，青子芩 4.5g，生枳壳 4.5g，陈皮 4.5g，碧玉散 9g。

出处：《重订通俗伤寒论》。

解析：青蒿苦寒芳香，苦能燥湿，寒能清热，芳香可以避秽，清透少阳邪热；黄芩苦寒，善清胆热，并能燥湿，两药相合，既能内清少阳湿热，又能透邪外出。半夏燥湿化痰，和胃降逆；竹茹清胆胃之热，化痰止呕，二者配合为治痰热的常用药对。碧玉散、赤茯苓清热利湿，导邪从小便而出。陈皮理气化痰，宽胸畅膈；枳壳下气宽中，除痰消痞。《通俗伤寒论》言此方："为治疗湿温少阳病之方。"妙在以青蒿芳香之品代替柴胡(伤寒少阳必用柴胡，湿温少阳病需用青蒿，因前者主升，湿邪为患，可导致浊邪上蒙清窍，而后者，既可清透少阳之邪，又芳香化湿)。叶天士"上下分消之势"(通阳不在温，而在利小便，开上、畅中也为通阳之法，非利小便一种)，湿邪阻滞气机、阳气不通为主，上下分消，阳气得通，气机畅达，湿除、痰祛、热消，少阳病除，三焦通畅、胆腑温和，大病若失。

附：半夏泻心汤

半夏泻心汤证：但满而不痛者；呕而肠鸣(寒热错杂，热上则呕，寒下则泄)，心下痞者。

解析：此为伤寒病，病机为寒热错杂，以半夏、干姜辛开，以黄芩、黄连苦降，以参、枣、草甘温扶中。与湿温病之辛开苦降法同药异，即甘温扶中之参、枣、草不宜。苦降：热重者，予黄芩、黄连；热轻者，予枳实(微寒苦)、槟榔(辛温苦)、厚朴(辛温苦)、苍术(辛温苦)。辛开：槟榔、厚朴、苍术、草果、菖蒲、陈皮、半夏、藿香。重者可合开上、渗下。湿热病，舌遍体白、口渴，湿滞阳性，可纯用辛开，如厚朴、草果、半夏、菖蒲等。

附：（黄连）温胆汤

温胆汤为为辛开苦降治法的另一名方，原载于《千金方》，主治胆虚寒，实则为清胆湿热之方，同蒿芩清胆汤类，为湿温少阳病（湿热痰浊稽留三焦、胆胃不和证）之方。方中竹茹、枳实、陈皮、半夏辛开苦降畅中，利化痰湿清热，降逆止呕；茯苓利小便；生姜、甘草益胃气止呕吐，大枣安神。叶天士称其为"上下分消之方"。主治中焦湿热之呕吐、湿热痰之咳嗽，胆腑湿热之呕吐口苦，中枢不利、水火失济之烦躁不得眠。故温者，实为清，使胆"温和"之意。

（3）温热少阳病（春温病，伏寒化温，里热发于少阳）

主证：寒热往来，无汗，口渴，口苦，面红，心烦，舌红苔黄，脉数。

病机：热郁少阳证初起，可见新感引动伏邪而兼有微恶风寒、身形拘急的风寒表证，也可见外感风热而见微恶风寒、头痛、咽痛者的风热表证。

治法：苦寒泄热、宣郁透邪。

方药：黄芩汤加豆豉玄参方。黄芩9g，白芍药9g，炙甘草3g，大枣3枚，淡豆豉12g，玄参9g。

出处：清代柳宝诒《温热逢源》

解析：方中以黄芩为君药，白芍、炙甘草为臣药。黄芩苦寒，入少阳经而清泄胆热。方中的芍药应当用酸寒的白芍，白芍配伍炙甘草，可酸甘化阴而生津液。大枣性甘温，恐有壅滞助热之弊，可以去掉。淡豆豉微辛微温，能宣发伏邪，宣郁透热，给热邪以出路。玄参甘咸寒，能养阴清热。专入少阳，既能清泄热邪，又能宣郁透邪，还有保津生津之功，是治疗热郁少阳的代表方剂。

（4）邪伏膜原证　如疟疾、流行性感冒、病毒性脑炎等疾病辨证多属温热疫毒伏于膜原者。

主证：寒热起伏，寒甚热微，身痛有汗，手足沉重，呕逆胀满，舌苔白厚腻浊，脉缓。

治法：开达膜原，辟秽化浊。

方药：达原饮。槟榔6g，厚朴3g，草果1.5g，知母3g，黄芩1.5g，芍药3g，甘草1.5g。

出处：吴又可在《瘟疫论》中云："瘟疫初起，先憎寒而后发热，日后但热而无憎寒也，初得之二三日，其脉不浮不沉而数，昼夜发热，日晡益甚，头疼身痛。其时邪在夹脊之前，胃肠之后，此邪热浮越于经……汗之徒伤表气，热亦不减，又不可下，此邪不在里，下之徒伤胃气，其竭越甚，宜达原饮。"

解析：槟榔能消能磨，除伏邪，为疏利之药，又除岭南瘴气；厚朴破戾气所结；草果辛烈气雄，除伏邪盘踞，三味协力，直达其巢穴，使邪气溃败，速离膜原，是以为达原也。热伤津液，加知母以滋阴；热伤营气，加白芍以和血；黄芩清燥热之余；甘草为和中之用。以后四品，乃调和之剂，如渴与饮，非拔病之药也。

注：①膜原：俞根初在《通俗伤寒论》中云："膜者横膈之膜，原者空隙之处，外通肌腠，内近胃腑，即三焦之关键，为内外交界之地，实一身之半表半里也。"②达原饮及其类方，性温偏燥，易助热化火，劫夺阴液，适可而止，一旦但热而无憎寒，即当转手清化，不可不知也。

（三）但热不寒

1. 但热不寒之外感

（1）阳明伤寒

①阳明经证

主证：身大热，大汗出，大渴引饮，脉洪大；或见手足厥冷，喘促气粗，心烦谵语，舌质红、苔黄腻。

病机：邪入阳明，燥热亢盛，充斥阳明经脉，故见大热；邪热熏蒸，迫津外泄故有大汗；热盛煎熬津液，津液受损，故出现大渴引饮。热甚阳亢，阳明为气血俱多之经，热迫其经，气血沸腾，故脉现洪大；热扰心神，神志不宁，故出现心烦谵语；热邪炽盛，阴阳之气不能顺接，阳气一时不能外达于四末，故出现手足厥冷，所谓"热甚厥亦甚"正是此意；舌质红，苔黄腻皆阳明热邪偏盛所致。

出处：《伤寒论》中云："身热汗自出，不恶寒，反恶热也。"

治法：清泄阳明。

方药：白虎汤。石膏50g，知母18g，甘草6g，粳米9g。

解析：本方主治阳明、气分热盛证。凡伤寒化热内传阳明之经，温病邪传气分，皆能出现本证。里热炽盛，故壮热不恶寒；热灼津伤，故见烦渴引饮；热蒸外越，故汗出；脉洪大有力，为热盛于经所致。因其病变为里热实证，邪既离表，故不可发汗；里热炽盛，尚未致脏腑实便秘，又不宜攻下；热盛伤津，又不能苦寒直折，以免伤津化燥，愈伤其阴。当以清热生津为法。方中君药石膏甘寒，能清热以治阳明气分内盛之热，并能止渴除烦。知母为臣，味苦性寒质润，寒助石膏清热，润助石膏生津。二者相须为用，加强清热生津之功，石膏、知母为常用的治疗阳明经热证的药物。佐以粳米、炙甘草和中益胃，并可防止君臣药之大寒伤中之弊。炙甘草又可调和诸药。

兼太阳风寒者白虎加桂枝汤（一典型病例）；兼湿者白虎加苍术汤。

②阳明腑实证

主证：日晡潮热，手足溅然汗出，脐腹胀满疼痛，痛而拒按，大便秘结不通，甚则神昏谵语、狂乱、不得眠，舌苔黄厚干燥，或起芒刺，甚至苔焦黑燥裂，脉沉实，或滑数。

病机：外邪入里化热，与大肠的燥热相合，燥屎内结所致。

治法：釜底抽薪。

方药：腑实初起、结而未实、津液受损以燥热为主者调胃承气汤；痞满实为主者小承气汤；痞满燥实为主者大承气汤。

大承气汤　大黄12g，芒硝6g，厚朴（炙）24g，枳实12g（先煮枳实、厚朴，再下大黄，芒硝冲服。）

小承气汤　大黄12g，厚朴6g，枳实9g。

调胃承气汤　大黄12g，芒硝9g，炙甘草6g。

出处：《伤寒论》。

解析：大承气汤为"急下存阴"之剂。以数日不大便，脘腹胀满，苔黄厚而干，或焦黑燥裂，脉沉数有力为证治要点。方中大黄苦寒泄热，祛瘀通便，消除治病之因，为君药。然大黄泻下攻积之力强，而软坚之力欠佳，故以芒硝软坚润燥通便以为臣药。厚朴下气，除满消胀，枳实苦辛破结，导滞消痞，共助大黄、芒硝攻下热结。大承气汤泻下与行气并重，主治痞满燥实俱备的阳明腑实证。小承气汤不用芒硝，枳实、厚朴用量亦轻，其功轻下，主治痞满实的阳明腑实轻证。调胃承气汤其功缓下，主治阳明腑实证、燥实同见，而无痞满之证者。

附：热结旁流证

热结旁流是胃肠热结便秘的一种特殊表现形式，《伤寒论》中云："少阴病，自利清水，色纯青，心下必痛，口干燥者，可下之，宜大承气汤。"这是"热结旁流"概念最早的源头。明代吴又可正式提出"热结旁流"概念，《温疫论·大便》中云："热结旁流者，以胃家实，内热壅闭，先大便闭结，续得下利，纯臭水，全然无粪。"《温病条辨》中云："阳明温病，纯利稀水无粪者，谓之热结旁流，调胃承气汤主之。"《医宗金鉴》中曰："自利清水，谓下利无糟粕也；色纯青，谓所下皆污水也。"

现代医学急腹症中的不完全性肠梗阻属于中医热结旁流证。梗阻的原因多由于粪块长时间在直肠嵌顿，水分被吸收，粪块越来越干硬，压迫和刺激直肠黏膜，使黏膜水肿、糜烂，肠道细菌移位，黏液和分泌物增多，而从嵌塞的粪块两侧流出肛外。此类疾病，感染体征明显，但定位难。

（2）温热病气分证

①阳明温病

主证：具有气分病的特征，并出现大热，大渴，大汗，脉洪大，舌苔黄干，面赤，心烦，谵语，抽搐等。

本证病机、治法、方药参照前文"阳明经证"。

②肺胃蕴热（如扁桃体炎、咽喉炎、流行性腮腺炎等）

主证：具有气分病的特征，并有咽干灼痛，声音嘶哑，咽喉有腐烂白点，颈项肿胀等。

病机：平素饮食不节，积滞中焦，郁而化热，邪热循经上犯，或外感温热之邪侵犯肺胃而发。

治法：宣肺清火泄热。

方药：凉膈散。川大黄、朴硝、甘草各9g，栀子、薄荷、黄芩各5g，连翘18g。

出处：《太平惠民和剂局方》。

解析：方中重用连翘，清热解毒为君。配黄芩以清胸膈郁热；栀子通泻三焦，引火下行；大黄、芒硝泻火通便，共为臣。薄荷、竹叶轻清疏散，以解热于上；使以甘草、蜂蜜，既能缓和硝、黄峻泻之力，又能存胃津，润燥结，和诸药。本方的特点是用连翘、黄芩、栀子、薄荷、竹叶，疏解清泄胸膈邪热于上；又用调胃承气和蜂蜜，通便导滞，使上焦之热得以清解，中焦之实由下而去。是以清上与泻下并行，但泻下是为清泄胸膈郁热而设，所谓"以泻代清"。

③邪热壅肺（如肺炎、肺脓疡等）

主证：具有气分证的特征，咳喘胸痛，痰多黄稠，汗出热不解，口渴，大便干结，小便短赤，舌红苔黄，脉滑数。

病机：本证多因热邪内壅于肺，肺失清肃或外感风热入里，或风寒之邪入里化热，蕴结于肺所致。《备急千金要方·肺虚实》中云："肺实热，右手寸口气口以前脉阴实者，手太阴经也。病苦肺胀，汗出若露，上气喘逆，咽中塞如欲呕状，名曰肺实热也。""若咳嗽口干，气逆而喘，而不头痛恶寒者，火邪在肺也。"

治法：宣降肺热。

方药：麻杏石甘汤合千金苇茎汤加减。麻黄6g，生石膏20g（先煎），杏仁

12g, 生甘草 3g, 苇茎 30g, 薏苡仁 30g, 桃仁 12g, 鱼腥草 30g, 天竹黄 15g, 全瓜蒌 15g, 葶苈子 15g。

解析：麻杏石甘汤方中麻黄味辛性温，开宣肺气而平喘；石膏辛甘寒，具有清泄肺热之效，二者合用，既能宣肺气又能泄肺热。杏仁味苦降肺气，止咳平喘，全方共奏辛凉宣泄、清肺平喘之效。千金苇茎汤为治疗肺痈的首选方剂。方中芦根为治疗肺痈之要药，具有宣通肺气、清热化痰的功效，以助石膏清泄肺热、杏仁止咳平喘之效；冬瓜仁祛痰排脓、淡渗湿热；桃仁具有解毒活血的功效。两方合用，可起到清热宣肺、化痰平喘之效。再配合鱼腥草、天竹黄、全瓜蒌、葶苈子等清热化痰之品，以加强清化痰热之效，促进痰液引流；甘草调和诸药，补气益脾，缓和辛凉之品伤胃之性，兼顾正虚之本。全方共奏清热化痰、宣肺止咳之效，使痰热之邪清解，外来之邪祛散，肺气宣降正常，咳嗽、咯痰、气喘、发热诸症自除。

④胸膈郁热（如流感，猩红热，肺炎等）

主证：身热不甚，心烦懊恼，坐卧不安，欲呕不得呕，甚或身热不已，面红目赤，胸膈灼热如焚，烦躁不安，唇焦，咽燥，口渴，口舌生疮，齿龈肿痛，或大便秘结，舌红，苔黄，脉滑数。

病机：本证初起为上焦无形热盛，郁滞胸膈，扰心犯胃，故见身热，懊恼心烦，欲呕不得呕等。若胸膈郁热不解，势必化火，燔灼内外，充斥上下，病情发展。邪热燔灼，熏蒸胸膈，则身热不已，面红目赤，胸膈灼热如焚；膈热扰心，则烦躁不安；膈热化火上炎，灼伤津液，则唇焦，咽燥，口渴，口舌生疮，齿龈肿痛；膈热炽盛下及肠道，腑失通降，故大便秘结；舌红，苔黄，脉滑数均为里热燔灼之象。

治法：清膈除烦。

方药：栀子豉汤。栀子 9g，香豉 4g。

出处：《伤寒论》。

解析：方中栀子味苦性寒，泄热除烦，降中有宣；香豉体轻气寒，升散调中，宣中有降。二药相合，共奏清热除烦之功。

⑤阳明温病（如口臭、便秘或腹泻等）

主证：高热或午后潮热，大便秘结或腹泻黄臭稀水，腹胀满，腹痛拒按，烦躁谵语，舌红苔黄燥或灰黑起刺，脉沉数有力。

病机：外感温热之邪未解，邪热内炽中焦而致。

治法：攻下泄热。

方药：大柴胡汤。柴胡 15g，黄芩 9g，芍药 9g，半夏 9g，生姜 15g，枳实

9g，大枣 4 枚，大黄 6g。

出处：《金匮要略》。

解析：本方系小柴胡汤去人参、甘草，加大黄、枳实、芍药而成，亦是小柴胡汤与小承气汤两方加减合成。方中重用柴胡为君药，配臣药黄芩和解清热，以除少阳之邪；轻用大黄配枳实以内泻阳明热结，行气消痞，亦为臣药。芍药柔肝缓急止痛，与大黄相配可治腹中实痛，与枳实相伍可以理气和血，以除心下满痛；半夏和胃降逆，配伍大量生姜，以治呕逆不止，共为佐药。大枣与生姜相配，能和营卫而行津液，并调和脾胃，功兼佐使。

（3）温热病营血分证

①热入营分（如乙型脑炎，流行性脑脊髓膜炎、川崎病及其他严重感染等）

主证：发热夜甚，口不渴，心烦不寐，时有谵语，斑疹隐隐，舌绛无苔，脉细数。

病机：本证多由于温热之邪在气分不解而内陷于营所形成。亦可由于营阴素虚而受邪较重，发病之初即见本证。热邪深入营分，消耗血中津液，心神被扰，则见以上诸候。可见于风温、春温、暑温、伏暑、湿温、秋燥等各种温病的深重阶段。

治法：清营泄热。

方药：清营汤。犀角 3g（水牛角 30g 替代），细生地 15g，玄参 10g，竹叶心 5g，麦冬 10g，丹参 10g，黄连 5g，金银花 10g，连翘 6g。

解析：本证为温邪入于营分，营阴大伤，血液受劫，因此在治疗上，应清热、养阴、凉血三法并用，但在具体用法上，应重在清营热，养营阴，凉血之品则次之。病入营分，热伤营阴，重在清营。但在清营中，必须注意要"透热转气"。因营分证除邪热入营，劫伤营阴外，还兼有气机不畅，邪无出路而遏于营中，故在治疗时，应根据具体情况加入适当具有开达、宣透作用的药物，以祛其壅塞，排除障碍而宣畅气机，使邪有出路，则入营之热邪即可外透，转出气分而解。清营热当慎用苦寒，以免凉遏气机之弊，或苦寒伤阴，化火耗津之弊。滋营阴当慎用滋腻之品，重在甘寒为主，以免恋邪之弊。方中犀角清解营分之热毒，故为君药。生地黄凉血滋阴，麦冬清热养阴生津，玄参滋阴降火解毒，三药共用，既清热养阴，又助清营凉血解毒，共为臣药。温邪初入营分，故用金银花、连翘、竹叶清热解毒，营分之邪外达，此即"透热转气"的应用。黄连清心解毒，丹参清热凉血，活血散瘀，可热与血结。以上五味药共为佐药。

②气营同病（如急性胃肠炎、乙型脑炎、急性菌痢等）

主证：营分病出现气分证，或气分病加重出现营分证，均可为气营同病，舌绛而有黄白苔。

病机：由于感受邪毒较重，邪热由表入里，传入气营，燔灼肺胃。主证以壮热烦躁、疹点密集、色鲜红或紫暗为特点。

治法：清气凉营。

方药：清瘟败毒饮。生石膏 50g，水牛角 30g，生地黄 18g，栀子 10g，黄芩 10g，连翘 10g，知母 10g，牡丹皮 10g，黄连 6g，赤芍 10g，玄参 10g，竹叶 10g，桔梗 6g，甘草 6g。

出处：《疫疹一得》。

解析：清瘟败毒饮的组方特点就在于气血两清。本方重用辛甘大寒之生石膏，此乃清气分热之上品，可清热泻火，除烦止渴，主清肺胃热。胃为"水谷之海"，十二经的气血皆赖于脾胃化生的水谷精微，所以胃热清则十二经之火自消。石膏配知母、甘草，取白虎汤之意，清泻阳明气分之热而保津；连翘、竹叶轻清宣透，给气分之邪以出路，又可清心除烦。黄连、黄芩、栀子三药合用，取黄连解毒汤之意，通泻三焦实火；犀角（水牛角代）、牡丹皮、生地黄、赤芍专于凉血解毒，养阴化瘀。取犀角地黄汤之意，在于清血分热邪兼顾护阴液。玄参、桔梗、甘草清热透邪利咽，桔梗又可载药上行。诸药合用，既清气分之火，又凉血分之热，能够治疗一派实热之危象。

③气血两燔（如某些流脑、斑疹伤寒、钩端螺旋体病、川崎病等）

主证：壮热，口渴，心烦躁扰，甚则昏狂谵妄，衄血、吐血、便血、尿血、非时经血、发斑，斑色紫黑，舌绛紫苔黄燥，脉数。

病机：一般是由气分高热窜入血分而形成。它的特点是气热仍炽，血热已盛。这个证候和单纯的血分证的不同点在于，单纯的血分证可见高热，躁扰昏狂谵妄以及各部位出血的见症，但是口不渴，舌质绛紫而无苔。如果同时见口渴，舌上有黄燥苔，说明血热已盛而气分证仍然未罢，是热邪由气分窜入血分而形成的气血两燔证候。

治法：清气凉血。

方药：化斑汤（或白虎汤合犀角地黄汤）。石膏 30g，知母 12g，生甘草 9g，玄参 9g，犀角 6g（水牛角 30g 代），白粳米 10g。

出处：《温病条辨》。

解析：气血两燔证是气分高热窜入血分而致，治疗的重点仍以清气为主，通过清气降低了气分的热势，给血分热邪找到了出路，血热自然可以向气分外达。化斑汤中的石膏、知母、生甘草、粳米，就是白虎汤的原方，用来清泄气热，达热出表，使气分热邪达表而邪有出路，气分的热势下降，血分热邪自然就可以外达。因为血分证已起，已经有耗血、动血的趋势，出现了出血见症，所以要用凉血药，方中用犀角凉血以止血，玄参养阴清热。临证时应该加重养阴药的剂量并加入凉血活血药以凉血散血，临床实践中可选用白虎汤合犀角地黄汤。

④血分实热（如某些流脑、斑疹伤寒、钩端螺旋体病、川崎病等）

主证：身热灼手，躁扰不安，甚则昏狂谵妄，斑疹透露，色紫黑成片，出血（包括吐血、衄血、便血、尿血及非时的经血），舌质绛紫，脉数。

病机：热邪深入血脉而导致血热炽盛，因为血分热邪盛，正邪相争激烈，故高热灼手。热扰心神，心神外越，所以轻则躁扰不安，重则神昏谵语，狂躁妄动。热邪灼络，导致血不循经，溢出脉外而见血证。热邪伤津耗血，故斑色紫黑。

治法：凉血散血。

方药：犀角地黄汤。水牛角 30g，生地黄 24g，赤芍药 12g，牡丹皮 9g。

出处：《温病条辨》。

解析：本证多由热毒炽盛于血分所致，治疗以清热解毒、凉血散瘀为主。心主血，又主神明，热入血分，一则热扰心神，故身热谵语；二则破血妄行，血不循经，血溢脉外，故吐血、衄血、便血、尿血；三则热毒耗伤血中津液，血变黏稠，运行受阻，成瘀故见舌绛。方中苦咸寒之犀角，凉血清心解毒，为君药。甘苦寒之生地黄，凉血滋阴生津，一助犀角清热凉血止血，一恢复已失之阴血。赤芍、牡丹皮清热凉血，活血散瘀，故为佐药。若见蓄血，喜忘如狂者，邪热与血瘀互结，加大黄、黄芩，以清热逐瘀，凉血散瘀；郁怒而加肝火者，加柴胡、黄芩、栀子以清泻肝火；热伤血络，破血忘行之出血，加白茅根、侧柏炭、小蓟以凉血止血。

（4）湿温病气分证

①气分湿温（如各种感染期或恢复期等）

主证：身热不扬，日晡热甚，身重胸闷，小便不畅，大便不爽，舌苔黄白而厚腻，脉濡缓。

病机：湿温初起，邪在气分，湿重于热。卫阳为湿邪遏阻，则见头痛恶寒；湿性重浊，故身重疼痛、肢体倦怠；湿热蕴于脾胃，运化失司，气机不畅，则见胸闷不饥；湿为阴邪，旺于申酉，邪正交争，故午后身热。正如薛生白所言："太阴内伤，湿饮停聚，客邪再至，内外相引，故病湿热。"

治法：清热利湿。

方药：三仁汤或甘露消毒丹。

三仁汤　杏仁、半夏各 15g，飞滑石、生薏苡仁各 18g，白通草、白蔻仁、竹叶、厚朴各 6g。主治湿温初起及暑温夹湿之湿重于热证。头痛恶寒，身重疼痛，肢体倦怠，面色淡黄，胸闷不饥，午后身热，苔白不渴，脉弦细而濡。出处：《温病条辨》。

甘露消毒丹　飞滑石 450g，淡黄芩 300g，绵茵陈 330g，石菖蒲 180g，川贝母、木通 150g，藿香、连翘、白蔻仁、薄荷、射干各 120g。用法：生晒研末，每服三钱，开水调下，或神曲糊丸，如弹子大，开水化服亦可。现代用法：散剂，每服 6～9g；丸剂，每服 9～12g；汤剂，水煎服，用量按原方比例酌定。主治：湿温时疫，邪在气分，湿热并重证。发热倦怠，胸闷腹胀，肢酸咽痛，身目发黄，颐肿口渴，小便短赤，泄泻淋浊，舌苔白或厚腻或干黄，脉濡数或滑数。出处：《温病条辨》。

解析：甘露消毒丹与三仁汤临床应用区别在于，三仁汤主要用于属湿温初起，湿重于热之证。临床应用以头痛恶寒，身重疼痛，午后身热，苔白不渴为辨证要点。甘露消毒丹主要用于治疗湿温时疫，湿热并重之证，为夏令暑湿季节常用方，故王士雄誉之为"治湿温时疫之主方"。临床应用以身热肢酸，口渴尿赤，或咽痛身黄，舌苔白腻或微黄为辨证要点。

2. 但热不寒之内伤

①阴虚发热

主证：午后潮热，或夜间早凉，不欲近衣。手足心热，烦躁，少寐多梦，盗汗，口干咽燥。舌质红，干燥少津或有裂纹，苔少或无苔，脉细数。

病机：阴虚阳盛、虚火内炽，因此出现低热、烦躁、口渴等虚热表现。

治法：滋阴清热。

主方：青蒿鳖甲汤。青蒿（后下）6g，鳖甲 15g，生地黄 12g，知母 6g，牡丹皮 9g。

出处：《温病条辨》。

解析：方中用鳖甲入至阴之分，滋阴退热，入络搜邪；青蒿芳香，清热透络，引邪外出，两味相合，共为君药。"有先入后出之妙，青蒿不能直入阴分，有鳖甲领之入也；鳖甲不能独出阳分，有青蒿领之出也。"生地黄甘凉，滋阴凉血；知母苦寒，滋阴降火，为臣。佐以牡丹皮味辛苦性凉，泻阴中之伏火，使火退而阴生。

②食积发热

主证：高热或午后潮热，大便秘结或腹泻黄臭稀水，腹胀满，腹痛拒按，烦躁谵语，舌红苔黄燥或灰黑起刺，脉沉数有力。

病机：小儿脾常不足，若平素饮食不节或过食肥甘厚腻之品，食滞中焦，郁而化热，故见发热、腹胀、便秘等症。

治法：攻下泄热。

方药：枳实导滞丸。大黄、枳实、神曲各9g，茯苓、黄芩、黄连、白术各3g，泽泻6g。

出处：《内外伤辨惑论》的"治伤湿热之物，不得施化，而作痞满，闷乱不安"。

解析：大黄、枳实，攻下破气，排除积滞，积滞消除，则腹部胀痛立减，即所谓通则不痛。黄连、黄芩，燥湿清热；泽泻、茯苓，利湿下行。四药清利湿热，在大黄、枳实的配合之下使肠中垢腻得以外泄，刺激因素得以消除，所以泄痢得之可止，便秘得之可通。神曲消食，帮助消化；白术补脾固胃，以免芩、连、大黄苦寒伤胃。各药配合，不但能清除湿热积滞，并且可以恢复脾胃的运化功能。

③湿郁发热

主证：身热不扬，日晡热甚，身重胸闷，小便不畅，大便不爽，舌苔黄白而厚腻，脉濡缓。

病机：湿邪内生，郁而化热，或体虚之人，外感湿邪留恋不去，日久化热。

治法：清热利湿。

方药：三仁汤。杏仁、半夏各15g，飞滑石、生薏苡仁各18g，白通草、白蔻仁、竹叶、厚朴各6g。

出处：《温病条辨》。

解析：本方具有清利湿热、宣畅气机的功效。方中以杏仁宣降肺气，善开上焦；白蔻仁芳化湿浊，和畅中焦；生薏苡仁益脾渗湿，疏导下焦；配以半夏、厚朴理气燥湿；通草、滑石、竹叶清热利湿，共奏宣化畅中、利湿清热之效。呕恶加竹茹、藿香、陈皮和胃降逆；胸闷、苔腻加郁金、佩兰芳化湿邪；湿热阻滞少阳枢机，症见寒热如疟，寒轻热重，口苦呕逆者，加青蒿、黄芩清解少阳。

④阳郁发热（肝郁化火）

主证：发热，随情绪波动，恶寒或四末不温，面赤，心烦，舌质红，脉沉而躁数热。

病机：阳气郁而化热则发热，郁火上冲则面赤、耳面热，气机郁阻、阳气不温煦，则恶寒或四末不温，脉沉主郁，躁数为热。

方药：丹栀逍遥散。

解析：参见"恶寒发热之内伤（阳郁发热证）"。

（李向峰）

第八节 小柴胡汤临证应用

一、小柴胡汤的证候解析

小柴胡汤出自东汉张仲景所著的《伤寒论》："伤寒五六日，中风，往来寒热，胸胁苦满、默默不欲饮食、心烦喜呕，或胸中烦而不呕，或渴，或腹中痛，或胁下痞硬，或心下悸、小便不利，或不渴、身有微热，或咳者，小柴胡汤主之。"（96）

"血弱气尽，腠理开，邪气因入，与正气相搏，结于胁下，正邪分争，往来寒热，休作有时，默默不欲饮食；脏腑相连，其痛必下，邪高痛下，故使呕也，小柴胡汤主之；服柴胡汤已，渴者，属阳明，以法治之。（97）

伤寒四五日，身热，恶风，颈项强，胁下满，手足温而渴者，小柴胡汤主之。（99）

伤寒，阳脉涩，阴脉弦，法当腹中急痛，先与小建中汤；不瘥者，小柴胡汤主之。（100）

伤寒十三日不解，胸胁满而呕，日晡所发潮热，已而微利，此本柴胡证；下之以不得利，今反利者，知医以丸药下之，此非其治也；潮热者，实也；先宜服小柴胡汤以解外，后以柴胡加芒硝汤主之。（104）

妇人中风，七八日续得寒热，发作有时，经水适断者，此为热入血室，其血必结，故使如疟状，发作有时，小柴胡汤主之。（144）

伤寒五六日，头汗出，微恶寒，手足冷，心下满，口不欲食，大便硬，脉细者，此为阳微结，必有表，复有里也；脉沉，亦在里也；汗出为阳微，假令纯阴结，不得复有外证，悉入在里，此为半在里，半在外也；脉虽沉紧，不得为少阴病，所以然者，阴不得有汗，今头汗出，故知非少阴也，可与小柴胡汤；设不了了者，得屎而解。（148）

阳明病，发潮热，大便溏，小便自可，胸胁满不去者，与小柴胡汤。（229）

阳明病，胁下硬满，不大便而呕，舌上白胎者，可与小柴胡汤；上焦得

通，津液得下，胃气因和，身濈然汗出而解。（230）

阳明中风，脉弦浮大而短气，腹都满，胁下及心痛，久按之气不通，鼻干，不得汗，嗜卧，一身面目悉黄，小便难，有潮热，时时哕，耳前后肿，刺之稍瘥。外不解，病过十日，脉续浮者，与小柴胡汤。（231）

本太阳病不解，转入少阳者，胁下硬满，干呕，不能食，往来寒热，尚未吐下，脉沉紧者，与小柴胡汤。（266）

呕而发热者，小柴胡汤主之。（379）

伤寒瘥以后更发热，小柴胡汤主之；脉浮者，以汗解之；脉沉实者，以下解之。"（394）

该方主要由柴胡（半斤）、黄芩（三两）、人参（三两）、半夏（半升，洗）、甘草（炙）、生姜（各三两，切）、大枣（十二枚，擘）组成；主治少阳病寒热往来、胸胁苦满、默默不欲饮食、心烦喜呕、口苦、咽干、目眩等症。

《伤寒论》中对其加减用药进行了相关的描述：若胸中烦而不呕者，去半夏、人参，加栝楼实一枚；若渴，去半夏，加人参，合前成四两半，栝楼根四两；若腹中痛者，去黄芩，加芍药三两；若胁下痞硬，去大枣，加牡蛎四两；若心下悸，小便不利者，去黄芩，加茯苓四两；若不渴，外有微热者，去人参，加桂枝三两，温覆微汗愈；若咳者，去人参、大枣、生姜，加五味子半升，干姜二两。

小柴胡汤方解：方中柴胡苦平，入肝胆经，为少阳经之专药，既透泄少阳半表之邪外散，又疏泄少阳气机之郁滞，为君药。黄芩苦寒，清泄少阳半里之热，为臣药。君臣相配，使少阳之邪外透内清，是和解少阳的基本结构。胆气犯胃，胃失和降，佐以半夏、生姜和胃降逆止呕，且生姜又制半夏毒；邪入少阳，缘于正气本虚，故又佐以人参、大枣益气健脾，既扶正以祛邪，又防邪内传。炙甘草助参、枣扶正，且能调和诸药，为使药。诸药合用，以和解少阳为主，兼和胃气，使邪气得解，枢机得利，胃气调和，则诸症自除。

小柴胡汤是少阳病的主要方剂，但却出现在太阳病篇，可见《伤寒论》讨论疾病，并非简单机械地分类，并非静态地分类，而是运用动态的观点来讨论疾病的发生发展规律。这一点是《伤寒论》在历史上众多医书中呈现的鲜明特色，也是现代中医教材所欠缺陷的。因为人生病是一个动态的过程，不是静态的过程，所以医书也不能用静态的观点来讨论疾病，而应该运用动态的观点来讨论疾病。条文中显示为伤寒，这里的伤寒，有几点是我们要注意的，假如是太阳伤寒，即太阳病伤寒证，那么出现了条文中的这么多症状，显然都不是太阳伤寒的症状，那么说明原来的太阳伤寒已经发生了变化。病情传变，变成了少阳病，即病机病性发生了根本性变化，从太阳伤寒变成少阳病小柴胡汤证。如果是外感寒邪的伤寒，当然一般会表现为太阳病，太阳伤寒或太阳中风，都有可能。当然也可能出现其他病变，比如太阴病等。不管是什么病，出现了本条文中的各种症状，说明病情已经传变了，不再是原先的那个病了，病性病机变化了，变成少阳病小柴胡汤证，那么就要用小柴胡汤了。假如是广义伤寒，包括寒邪、热邪、湿邪等。假如是热邪温邪，则可能直接引起少阳病小柴胡汤证，出现本条文中的这些条文，那就是少阳病小柴胡汤证无疑了。至于感受其他的邪气，我们可以不用太在意，《伤寒论》中曾写道："但见一证便是，不必悉具。"即只要是出现了文中这些症状，那就是少阳病小柴胡汤证，就要用小柴胡汤。这一点是我们必须注意的。

条文中的"五六日"，我们可以认为本条症状主要是由其他经的病变传经而来。因为如果是初发病初期即为小柴胡汤证，那么这些症状就不会等到五六日之后才出现。而本条是太阳病篇的条文，少阳病直发的病案，就不应该放在这里了。如果患者一开始就表现为太阳病的临床特点，过几天后再出现少阳病的系列症状，以此来说明太阳病可以传变为少阳病。不管是初发还是别的病传经来的，只要是这个病，就用这个方子，即"有是证用是方"。这是我们临证使用小柴胡汤的基本依据。

以下我们可以看到一系列的症状，如往来寒热。我们理解的寒热往来，一般就是指每天在固定的时间出现恶寒症状，然后出现发热，其规律就是患者先表现为恶寒，然后出现发热症状，之后患者像正常人一样，没事了。但在接下来的几天，患者依然像之前一样，重复上面的热型。这是小柴胡汤的经典症状。但是，随着疾病谱的变化，像这样的规律发热，目前已较少见，而且，这样的病例目前也极少；这种临床症状更多见于疟疾，其中医辨证也属于小柴胡汤证。其根本是因患者正气不足，需要人体阳气不断补充，才能抵抗邪气的入侵。因此，在疾病的初期，患儿首先表现为恶寒症状，而且病邪的性质也多归属于寒邪；然而随着机体阳气的不断充盛，正邪交争也更加激烈，患儿表现为发热症状，如果正气足够强盛，能够驱邪外出，那么患儿一般就会出汗，病邪随之而出，患者的临床症状也就缓解；但是如果患者的正气不足以驱邪外出，但又不是很弱，那么就会表现出正邪交争，呈僵持状态。经过一段时间的发热，患儿就表现为恶寒。随着正气的不胜而退，患儿又平静下来，但是病邪依然存在，等到第二天患儿又表现出这样的反复症状。

胸胁苦满，主要表现为两胁肋部的胀满不适，即肝胆经循行的部位。少阳病的小柴胡汤证也主要是肝胆经由于邪气的入侵而表现为不通的症状。因此，在本经循行的部位就会出现上述症状。患者往往表现为两侧胁肋胀满难受，就像里面有东西撑着一样。其实，从理论上来讲，患者的临床症状不仅局限在胸胁部，而是在身体的两侧，如两侧的头面部、颈部、腹部，以及腹股沟及双下肢两侧都会出现不舒服的症状，这都是小柴胡汤加减的适应证。

默默不欲饮食，主要为神经精神症状，这种患者主要表现为闷闷不乐、食欲不好、心情抑郁等。这里的默默主要以情绪异常为主。因肝胆经主要是阳气生发的部位，由于经气不畅，阳气郁结不散，阳气就不能生发，人精神情绪就比较低落、抑郁。因此，临床上抑郁症患者很多都表现出小柴胡汤证。另一方面，由于肝气郁结，患者胆汁分泌异常，而肝有疏土功能，肝不和则脾胃功能也出现异常。人的胃口与肝脏关系很大，肝气很易犯胃。所以，小柴胡汤的"不欲食"，即没有饥饿感，反而还有想呕吐的感觉。当然，严重时脾胃还有可能出现器质性病变，比如胃炎、幽门螺杆菌感染等，此时饭量可能就真不行了。这里我们还要区分乌梅丸的肝风内动，肝疏土能力过强，风消耗消散了胃中营阴，引起的易饥症状。叶天士就说过，乌梅丸的那些复杂的症状，全是肝病，并说"皆肝厥内风所致"。说明叶天士也认同乌梅丸证乃肝风内动，一会夹热一会夹寒，所以寒热错杂。之所以易饥但不想吃，是因为肝也异常，与小柴胡汤一样，胆汁分泌也受到抑制，区别只是厥阴病肝风偏盛，在三焦通道里乱窜。往上则"气上撞心，心中疼热"，往中土则"消渴，饥而不欲食"，往下则"下利不止"。

心烦喜呕，也就是我们平时感觉的心情烦躁，患者往往伴随着恶心、呕吐的症状，这种症状的根源往往与默默不欲饮食具有相似性，主要是由于肝胆之气异常，肝木克脾土，患者就出现了消化道症状；如果木克土严重，患者就会出现呕吐症状。因此，患少阳病的小柴胡汤证就会经常会出现呕吐的临床表现。而且，我们在读《伤寒论》时就会发现，呕吐是判断是否为伤寒少阳证的症状，也就是我们是否使用小柴胡汤的重要依据。但是，患者临床表现多种多样的，并不能完全拘泥于此，因为呕吐可以出现在任何一经的病变中，还是要根据患者的临床表现及舌脉等辨证论治。《伤寒论》中只是以此作为一个典型的例子予以说明，这点是我们临证一定要注意的问题。另外，心烦也主要与肝胆经相关，其机制主要是肝胆经经气郁结，郁而化火，母病及子，心火旺盛，临床表现为心烦。心火愈大，患者就表现为越发烦躁。但是这个烦躁主要表现为易发脾气，而不是狂躁，这点我们要注意。虽然脾气大，但还是可以讲道理的；而狂躁是发狂的表现，患者意识可能是不清楚的，那样就没有道理可讲，这两点是我们注意的。临床上这类患者很多，其实患者本身也知道自己爱发脾气，但就是不能很好地控制情绪，容易发火，这些都是我们现在所讲的少阳证，也就是小柴胡汤的适应证。

以上提到的小柴胡汤证四大症状，也就是小柴胡汤的适应证，也是我们判断患者是否使用小柴胡汤的重要依据。因此，《伤寒论》在后面的条文中提到，但见一症即是，不必悉具。也就是说，四大症状只要出现一个，就可以考虑用小柴胡汤。当然最好再结合其他症状，症状越全面，越能准确判断病机。对小柴胡汤的条文及适应证进行详细讲解后，以下将对小柴胡汤的临床适用证进行阐述。

二、小柴胡汤的临证应用

（一）呼吸系统

1. 上呼吸道感染

主证：发热，打喷嚏，鼻塞，咳嗽咳痰，流清水样鼻涕，舌质淡，苔薄白，脉浮。

病机：主要由于外感风寒、风热之邪所致，由于外邪、正气等影响，患者正气比较虚弱，在受到风寒、风热的侵袭下，会导致其机体发生失调，出现发热等症状。

治法：解肌退热，和胃解表。

方药：柴胡12g，黄芩9g，生姜9g，党参9g，半夏6g，大枣4枚，甘草（炙）6g，生石膏30g。

方解：柴胡属君药，具有疏散退热、清解半表之邪的作用；黄芩属臣药，具有除热止烦、清热燥湿、泻火解毒的作用；半夏具有和胃降逆、化痰、杀菌、去肺热之功效；党参、大枣具有益气补脾、补胃以滋养津液的作用；甘草具有保护胃气的作用；生石膏具有清热泻火的功效，对于治疗外感热病、高热疾病患者具有显著效果，并且还调和诸药，使药效更加显著。流鼻涕、鼻塞患者，加防风6g，羌活6g；排痰困难患者，加桔梗6g；咽红肿发痒患者，加牛蒡子12g，连翘12g，薄荷6g；持续咳嗽患者，加橘皮6g。

2. 慢性支气管炎

主证：胸闷咳嗽，口干口苦，头晕，舌质红，苔少，脉弦细数。

病机：本证多因外邪犯肺，肺失宣降。肺金受邪，克伐肝木，肝失疏泄，故见口干口苦；横逆犯胃，胃火盛而伤阴。

治法：和解少阳，清热养阴。

方药：柴胡12g，姜半夏6g，党参10 g，黄芩6g，大枣4枚，麦冬12g，山药 15g，天花粉 12g，知母 6 g，南沙参 12g。

方解：本证口干口苦属少阳证，以柴胡为君疏理肝气，配合半夏、黄芩辛开苦降，调脾胃之气机，为臣药；有阳明热盛伤阴之象，此时若单用苦寒清热之品，虽能清其热，但所伤之阴液无以恢复，故合用麦冬、山药、天花粉、知母、南沙参等甘寒养阴清热之品，清热与养阴并举，为佐使之药。

3. 支原体肺炎

主证：发热，阵发性咳嗽，疲乏，伴头痛，肌痛，舌质红、苔薄黄，脉浮数。

病机：本证多因外邪侵袭，本病主要致病因素或风热或风寒或风燥及风湿，首犯肺卫，继入气分及营血分；正气不足，卫外不固，或因劳倦汗出、淋雨受寒等一时正气亏虚，抗病力弱，外邪侵入。急性期正邪交争，肺失宣降，时邪化火化燥，入营动血，恢复期正虚邪微，津伤肠燥为主要病机。

治法：宣肺定喘，清热化痰。

方药：生石膏 30g，柴胡 12g，黄芩 9g，生姜 9g，党参 9g，清半夏各 6g，炙甘草 5g，大枣 4 枚。

方解：本方以柴胡为君药，味苦性凉，归肝胆经，具有和解表里、疏肝升阳的功效，用于寒热往来、胸满胁痛等症；黄芩为臣药，味苦性平，入心、肺、胆、大肠经，具有除湿热、泻实火的功效，可用于肺热咳嗽，壮热烦渴等症。君臣相伍，一散一清，达到和解少阳的目的。佐以生姜、半夏，苦辛温燥，和胃降逆止呕；大枣益气健脾，补泻并用，邪正兼顾，使邪去而正安，正胜而邪退。炙甘草助枣扶正，调和药性为使药。同时加入生石膏，诸药相伍，清透并用，补泻兼顾，升降并调，使邪气得解，枢机得利，胃气和调。治疗期间热退，仅有咳嗽有痰时去生石膏，加款冬花、紫菀各 6g，芦根、瓜蒌各 10g，桔梗 8g；出现喘促加桔梗 8g，杏仁、葶苈子各 6g。

（二）消化系统

1. 功能性消化不良

主证：面色萎黄，形体消瘦，性格内向，纳呆，舌淡红，苔白，脉弦细。

病机：功能性消化不良多是因肝失疏泄，横逆犯胃，气机阻滞，胃失通降，故出现食欲不振，不思饮食。

治法：疏肝，健脾，和胃。

方药：柴胡 12g，黄芩 6g，法半夏 6g，甘草 6g，党参 10g，生姜 3g，大枣 10g，炒麦芽 10g，炒稻芽 10g，鸡内金 10g，炒山楂 10g。

方解：本方以柴胡为君，疏泄横逆之肝气，以黄芩、半夏、生姜辛开苦降调脾胃之气机，大枣、甘草甘补脾胃，鸡内金、麦芽、稻芽、山楂助脾胃运化，若患者脾虚明显则用干姜，取理中丸温中焦之意，若患者有恶心呕吐则用生姜，以半夏、生姜取小半夏汤降逆止呕之意。如果患者有腹泻明显可以合茯苓、白术健脾化湿，不使湿邪困脾。

2. 反流性食管炎

主证：嗳气反酸，咽痒，胃脘胀闷，恶心，舌淡红，苔薄白，脉弦细。

病机：本病多因肝郁气滞，失其疏泄，胃气上逆则恶心、嗳气、反酸，肝郁化火，灼烧胃阴则胃灼热、嘈杂。

治法：疏肝，健脾，降逆。

方药：柴胡 12g，黄芩 10g，生姜 5g，大枣 10g，甘草 6g，半夏 9g，制吴茱萸 3g，黄连 3g。

方解：本方主要以柴胡为君疏理肝气，配合半夏、黄芩、生姜、黄连辛开苦降，调脾胃之气机，同时予生姜、半夏降逆止呕，佐以黄连、吴茱萸有左金丸之意以平肝疏肝，制酸止痛。临床可根据舌脉、症状灵活加减。恶心呕吐剧烈者可加用丁香、半夏、生姜；嗳气、脘腹痞满可加焦三仙、槟榔；胁肋胀痛可加郁金、香附；舌红少津可加石斛、天花粉；呕酸严重可加乌贼骨、威灵仙等；咽部堵塞感明显可加半夏厚朴汤；心下痞硬可加用小陷胸汤。

3. 消化性溃疡

主证：嗳气，恶心，呕吐，腹痛，舌红有瘀点，苔薄白，脉弦。

病机：本病多因饮食不节，而至脾胃损伤，气血不畅，化而为瘀。

治法：疏肝，和胃，化瘀。

方药：柴胡 12g，半夏、党参、黄芩各 6g，大枣、生姜各 6g，炙甘草 3g。

方解：本方主要以柴胡为君，和解少阳，疏肝解郁，升阳举陷，对肝郁气滞、胀满、血虚效可立彰。黄芩为臣，和解少阳，可治食少便溏、气虚乏力之症；半夏、生姜、人参、大枣、炙甘草共同为佐。半夏、生姜散结和胃，降逆止呕；人参、大枣、炙甘草益气健脾，扶正以助透邪外解，又可实里以御邪内传。若属脾胃虚寒证，加芍药、桂枝各 12g；口苦、咽干、心烦者，去半夏加厚朴 6g，黄连、枳壳 6g，茯苓 6g；两胁胀痛、嗳气、胃脘饱胀者，加枳壳 6g，香附、郁金各 6g。

（三）神经系统

1. 偏头痛

主证：以右侧头痛为主，呈胀痛、搏动性痛，伴恶心欲呕、口苦咽干、胃纳差，舌淡，苔白脉弦。

病机：头为清阳之府，三阳经脉均上循头面，五脏六腑之阴精、阳气皆上奉于头，故凡经络脏腑之病变皆可发生头痛。如情志不舒肝气不畅，气郁日久化火，循经上扰清窍；气血运行受阻，邪阻少阳经络，枢机不利而见头痛。

治法：和解少阳，祛风行血。

方药：柴胡 15g，蔓荆子 10g，白芷 6g，菊花 10g，黄芩 10g，法半夏 10g，川芎 10g，党参 10g，大枣 5 枚，生姜、细辛、炙甘草各 5g。

方解：柴胡感一阳之气而生，故能直入少阳，引清气上升而解郁，使半表之邪得从外宣；黄芩清火，使半里之邪得从内除；半夏能开结痰、豁浊气以还清；党参能补久虚，甘草和之，更加姜、枣助少阳升发之气，使邪无内向也；再加细辛通窍止痉，川芎活血行气，蔓荆子清利头目，菊花清上以治头风，白芷散瘀止痛。诸药相伍，能升能降，能开能合，祛邪且扶正，故收桴鼓之效。

2. 外感性眩晕

主证：卒发眩晕，伴恶心呕吐，无耳鸣耳聋，胸闷而烦，口苦咽干，病前曾有恶寒、发热、流涕等外感症状；舌质红，苔薄黄或白腻，脉浮或弦。

病机：足少阳胆经，五行属木，性喜条达；又主相火，而能阴阳协调，氤氲和谐，故称中精之腑、清净之腑。因感受外邪、邪阻少阳，可导致枢机不利，正邪分争，进退于表里之间，则寒热往来，休作有时；外邪郁于少阳，循经上扰清窍，则头胀痛；少阳之经，侧循胸胁，邪犯少阳，阻滞其经脉，经气不利则见胸胁苦满；肝胆表里互用，胆气郁滞，疏泄失职，情志不达，则神情默默而寡言；胆为中正之官，胆火内郁，上扰心神则心烦；胆气内郁，木失疏土，脾失健运则不欲饮食；胆热犯胃，胃失和降则喜呕；胆火上炎则口苦；灼伤津液则咽干；郁热相火循经上扰，则头目昏眩。

治法：和解少阳，疏散外邪。

方药：柴胡 12g，黄芩 9g，党参 12g，半夏 9g，炙甘草 3g，生姜 6g，大枣 6 枚。

方解：柴胡味苦，气辛，微寒，归肝胆经；气味俱轻，阳中之阴也；入手足少阳、厥阴经。柴胡解表退热，疏肝解郁，升举阳气，为君药；黄芩善清上焦之火，入胆经，可清泻少阳相火，为臣药；党参可健运脾土，以化痰除湿，为臣药；半夏燥湿化痰，降逆和胃，生姜疏散表邪，大枣甘温健脾为佐药；甘草本品可祛痰，补益脾气，调和诸药。兼有风寒表证者合用桂枝汤或麻黄汤；兼有风热表证者合用升麻葛根汤或银翘散；兼有暑湿表证者合用新加香薷饮或三仁汤。

（四）泌尿系统

1. 泌尿系结石

主证：急发腰腹绞痛，恶心呕吐，汗出或尿急伴血尿；舌苔黄，舌质红，脉弦数。

病机：本病多因肝胆湿热，经脉阻滞，突然感受外邪引起疼痛、呕吐等症状。

治法：疏肝止痛，清热利湿。

方药：柴胡 12g，黄芩 10g，半夏 6g，泽泻 10g，延胡索 6g，海金沙 10g，金钱草 10g，石韦 15g，大黄 6g。

方解：本方主要以柴胡和解少阳，疏肝解郁，对肝郁气滞、胀满效可立彰为君药；黄芩苦寒，可清热利湿；半夏燥湿化痰为臣药。泽泻味甘、淡，性寒，归肾、膀胱经，用于小便不利，水肿胀满，泄泻尿少；延胡索性温，味辛、苦，入心、脾、肝、肺，是活血化瘀、行气止痛之妙品，尤以止痛之功效而著称于世；海金沙甘、寒，无毒，治湿热肿满，小便热淋、膏淋、血淋、石淋茎痛，解热毒；金钱草味甘、微苦，性凉，归肝、胆、肾、膀胱经，主治肝胆及泌尿系结石、热淋、肾炎水肿、湿热黄疸；石韦味甘、苦、微寒，入肺、膀胱经，有利水通淋、清肺泄热等作用。上五味共为佐药；大黄具有攻积滞、清湿热、泻火、凉血、祛瘀、解毒等功效，为使药。

（五）内分泌系统

1. 亚急性甲状腺炎

主证：手微抖，紧张时尤甚，情绪紧张时手脚麻木，心慌，眠差，舌暗，苔薄黄，脉弦数。

病机：本病多因病邪侵及少阳，邪在半表半里，枢机不利，胆火内郁上炎，灼伤津液，走窜空窍，故口苦、咽干；足少阳胆经起于目内眦，肝胆互为表里，肝开窍于目，胆火循经上扰清窍，则目眩、手抖、心慌、眠差。

治法：和解少阳，清热解毒。

方药：柴胡 12g，法半夏 9g，党参 10g，黄芩 10g，浙贝母 15g，蒲公英 20g，连翘 10g，生姜 10g，大枣 15g，生甘草 15g。

方解：柴胡清利少阳半表之邪，使邪从外而解；黄芩清少阳半里之热，二药合用可疏利少阳，清利湿热，通畅三焦，调理气机，从而使少阳三焦枢机畅达；党参代替人参，与半夏共奏健脾益气之功；生姜散卫阳、升胃气，大枣滋营阴、益脾气，二者和脾胃之津液而和营卫；党参、大枣、甘草三药合用，又可扶助正气，先安未受邪之地。舌苔薄黄，脉弦数，予以蒲公英、连翘清热解毒；浙贝母软坚散结，开郁理气。

（邱建利）

第九节　重视战汗

一、汗证的概念

汗证是指小儿由于阴阳失调、腠理不固，导致汗液在安静状态下异常外泄的一种病证；本病多发于 5 岁以下幼儿。现代医学认为其与多种疾病相关如甲状腺功能亢进、自主神经功能紊乱、反复呼吸道感染、维生素 D 缺乏、结核病、风湿类疾病等相关。

二、汗证的分类

汗是人体的五液之一，由于阳气的蒸发津液从汗孔排出。正常汗出有调节体温、排泄机体代谢产物、润泽皮肤、维持阴阳平衡、气血通达、营卫和谐等作用，为正常的生理现象，然而由于小儿形气未充，腠理疏薄，加之生机旺盛、清阳发越，在日常生活中较成人容易汗出，不是病态。汗证按照出汗的时间可以分为自汗、盗汗；按照汗势及急缓可以分为无汗、少汗、微汗、缓汗、急汗、战汗；按照汗液的性质可以分为热汗、冷汗、黏汗；按照汗液的颜色可以分为黄汗、红汗等；其中战汗是临床上遇到的一种特殊的出汗类型。

三、战汗的病因病机

战汗临床主要表现为先恶寒、战栗，然后汗出的特点；本病的病机主要是病程过程中邪气盛，而正气不足，难以与外邪相争，须待正气蓄积力量抵御邪气；尤其是温病发生、发展过程中的重要阶段。本病的病因一般包括以下几种类型：

·感受外邪后机体气血被抑制，不能正常流注机体的肌表、腠理、四肢百骸。

·在疾病治疗阶段，由于失治误治，或由于汗吐下法不当，导致机体的正气损伤或不足。

·人体脾胃功能不足，中焦气血生化乏源，正气不足以抵邪外出。

·人体感受温热毒邪，损伤人体正常的阴津，不能与亢奋的阳邪进行交争，必须待正气来复，才能奋力抗邪；以致患者出现战栗后出汗的表现。

张景岳在《景岳全书·伤寒典·战汗》中记载："其正气内实，邪不能与之争，则但汗出自不作战，所谓不战应知体不虚也。若其人本虚，邪与正争，微者为振，甚者为战，正胜邪则战而汗解矣。"清代医家吕震名在《伤寒寻源》中也提到："亡血家发汗则寒栗而振；夫下后复发汗，其人振寒者皆虚象也；其人素虚，至欲汗之时，必蒸蒸而振，却发热汗出而解。"吴又可在《瘟疫论·原病篇》中记载："今邪在半表半里，表虽有汗，徒损真气，邪气深伏，何能得解？必俟其伏邪渐退，表气潜行于内，乃作大战，精气自内由膜中以达表，振战止而复热，此时表里相通，故大汗淋漓，衣被湿透，邪从汗解，此名战汗。"其认为疾病必待邪气深入后方可战汗而解。近现代诸多医家也对战汗进行了相关阐述，例如当代温病学家赵绍琴也提到"欲达到战汗而解的目的，首先要判定病在气分，才能出现战汗"，这与古代医家的观点不谋而合。以上医家在本病的阐述中均提到了正虚邪盛的观点。正气不能祛邪外出，须待正气恢复后才能抗邪而形成战汗；另外，机体在外邪入侵后，阴阳气血失调，须在药物或自身等因素作用下阴阳协调，表里通畅后才能奋力抗邪，引起战汗。

四、战汗的历史沿革

战汗首提于《世医得效方·伤寒遗事》："厥阴逆至第七日，脉得微缓微浮，为有脾胃脉也。故知脾气全，不再受剋，邪无所容，否极泰来，荣卫将复，水升火降，则寒热作而大汗解矣。"提到脾胃功能恢复，正气来复，机体气血升降功能正常，而出现战汗的表现，未进一步阐述。到东汉时期，著名医家张仲景在《伤寒杂病论》第94条提到："太阳病未解，脉阴阳俱停，必先振栗汗出而解，但阳脉微者，先汗出而解，但阴脉微者，下之而解，若欲下之，宜调胃承气汤。"第149条中亦提到："伤寒五六日，呕而发热者，柴胡汤证具，而以他药下之，柴胡证仍在者，复与柴胡汤。此虽已下之，不为逆，必蒸蒸而振，却发热汗出而解。若心下满而硬痛者，此为结胸也，大陷胸汤主之；但满而不痛者，此为痞，柴胡不中与之，宜半夏泻心汤。"这里均提到汗出而解，就是津液恢复了要自汗出，但是必先振栗汗出。振栗汗出就是战汗，也就是冥眩状态。至清代，温病学得到快速发展，叶天士首先提到战汗的机制："若其邪始终在气分流连者，可冀其战汗透邪。法宜益胃，令邪与汗并，热达腠开，邪从汗出。解后胃气空虚，当肤冷昼夜，待气还自温暖如常矣。盖战汗而解，邪退正虚，阳从汗泄，故渐肤冷，未必即成脱证。此时宜令病者安舒静卧，以养阳气来复。旁人切勿惊惶，频频呼唤，扰其元神，使其烦躁。但诊其脉，若虚软和缓，虽倦卧不语，汗出肤冷，却非脱证；若脉急疾，躁扰不卧，肤冷汗出，便气脱之证矣；有邪盛正虚，不能一战而解，停一二日再战汗而愈者，不可不知。"清代薛雪在《医经原旨》中记载："有伤寒将解而为战汗者，其人本虚，是以作战。"上述医家均对战汗进行相关阐述。

五、战汗的鉴别

1. 战汗与脱证

脱汗临床表现为大汗淋漓，汗出如珠，常同时伴有精神状态及全身症状改变，如出现声低息微，精神疲惫，四肢厥冷，脉微欲绝或散大无力，多在疾病危重时出现，为病势危急的征象，故脱汗又称绝汗。叶天士在《温热论》中也曾指出"但诊其脉若虚软和缓，虽倦卧不语，汗出肤冷，却非脱症；若脉急疾，躁扰不卧，肤冷汗出，便为出气脱之症矣"，将两者的表现进行了明确鉴别；这个观点也和清代医家吴又可的观点不谋而合，吴氏在《温疫论·战汗篇》中也有"当即脉静身凉，烦渴顿除"的字眼。两位医家均将脉象的表现放到了极为重要的地位；也正如医家金寿山先生所言"所谓决死生定虚实"之理；因此，两者的鉴别主要在于战汗后脉象的变化，若和缓而不急促，患者虽有倦怠及皮肤湿冷的表现，但无躁扰不宁之状便是战汗得解之征，反之便为气脱危症。

2. 战汗与黄汗

后者主要表现汗出色黄，染衣着色，常伴见口中黏苦，渴不欲饮，小便不利，苔黄腻，脉弦滑等湿热内郁之症。黄汗在《金匮要略》中有较详细阐述，以汗出沾衣，色如黄柏汁，故名。症见口渴发热，胸中部满闷，四肢头面肿，小便不利，脉沉迟等。病因是由于风、水、湿、热交蒸所致。湿热伤及血分时，又可并发疮疡。"另外，《金匮要略·水气病脉证并治》中云："黄汗之为病，身体肿，发热，汗出而渴，状如风水，汗沾衣，色正黄如柏汁，脉自沉。"兼见两胫冷，身疼重，腰髋弛痛或小便不利等。由汗出入水壅遏营卫，或脾胃湿热郁伏熏蒸肌肤引起。《千金要方》以本病为五疸之一。

3. 战汗与转疟

转疟主要见于温病的病程中，其病机主要是温邪久羁气分，留于三焦；既不能外解，又未内传；而三焦是人体气液运行的主要通道。温热病邪如久留于三焦，就会造成人体气机升降出入异常，以致气机郁滞，水液运行受阻，停留于体内的水湿之邪进一步阻碍气机运行，导致水液潴留而生痰湿，痰湿与温热之邪相互胶结，进一步加重三焦通道受阻状态；治疗上应畅通气机，化湿泄热，方可使三焦之邪转疟外达。临床转疟多见于湿温、暑温兼湿等湿热性疾病中。如叶氏医案有"脉弦，身热从汗泄而解，此属伏湿，恐其转疟"之论述。

4. 太阳伤寒欲解战汗与疫留气分欲解战汗

两者同属于外感病，在病理过程中均可出现相同的战汗表现，并且在战汗之后疾病症状可以有效缓解。然而，太阳伤寒主要病位在肌表，六经辨证主要为太阳经；临床表现为发热、恶寒，脉浮紧或浮缓；主要病机为外感风寒之邪与机体正气交争于太阳经表，正不胜邪故出现振栗；旋即正盛邪衰，正气可以抗邪外出，故汗出，患儿脉静身凉，诸症缓解。如果患儿虽有战汗表现，但汗出不畅，表证未缓解。此时可以给予调和营卫或解肌发表的治疗方法以达到战汗病情缓解的目的。而疫留气分欲解战汗主要由温疫之邪由肌表传至脏腑，如稽留于气分，则表现出气分的临床表现（如高热、不恶寒、烦渴、脉洪大等），如果正气盛，可以将病邪通过气分转至卫分，通过战汗之后脉静身凉，烦渴顿除，其病自愈。若战汗之后，"身热未除，脉近浮，此表未解也，当得汗解。如未得汗，以柴胡清燥汤和之"；若但战不汗，四肢厥逆，"厥回汗出者生，厥不回，汗不出者死，以正气脱，不胜其邪也"是疾病向恶化方面发展的表现。

5. 战汗与战栗

后者主要是由寒邪外束引起，主要表现为恶寒重，发热轻，头痛项强，骨节疼烦，脉浮紧等表寒症状；且伤寒之战栗多因误汗、误下后损伤人体阳气，导致阳气虚弱；临床上除有误汗、误下的治疗经过外，还具备阳气亏虚的表现；而伤寒邪居太阳之表，正气奋起祛邪外出所致的战汗有恶寒发热、头痛项强，脉浮等太阳经表现；伤寒邪在少阳经战汗，也是正气祛邪外出的表现；伴有少阳证的症状如口苦、咽干、目眩、往来寒热、心烦喜呕、不思饮食等表现。

六、战汗治疗

· 战汗后发热渐退，肤冷渐暖，烦躁口渴等症解除，脉虚软无力者，是正胜邪退，可让患者安静休息，渐渐康复。如有津气耗伤见证者，可服生脉散之类。

· 热邪久留，津液耗伤，战汗后证见身热颧红，手足心热甚于手足背，口干咽燥，神倦脉虚者，为肾阴耗损之证，用加减复脉汤，虚甚者加人参。

· 战汗后，发热退而复热，四肢抽搐，牙关紧闭，目睛上视，甚则神昏，脉弦数者，为邪热扰动肝风之证，用羚角钩藤汤送服紫雪丹或至宝丹。

· 战汗后，如见口开目合，静卧如尸，四肢厥冷，手撒尿遗，大汗不止，脉微欲绝者，此乃正不胜邪，属气脱之候，急投参附汤或参附龙牡救逆汤。

七、战汗的转归

战汗后的转归主要与正气的强盛相关，同时也是正气损伤程度的一种反应。目前其转归主要包括三种可能：第一种转归，患者战汗后热退身凉，神清，脉象和缓，该症状提示患者正气尚可以祛邪外出，是疾病向愈的一种表现，可以让患者多休息，促进机体元气恢复，最终达到疾病的缓解。正如《温热论》中所云："当肤冷一夜……盖战汗而解，邪退正虚，阳从汗泄故渐肤冷，未必即成脱证。此时宜安舒静卧，以养阳气来复，旁人切勿惊惶，频频呼唤，扰其元气。但诊其脉，若虚软和缓，虽倦卧不语汗出肤冷，却非脱证。"第二种转归是战栗后汗不出，此时可能存在有两种可能，一种可能是机体正气严重不足，非但不能促邪外出，反而因邪气亢盛导致内陷厥阴心包等，导致病情危笃；另一种可能则是因正气虽相对不足，但待正气聚集到位，则可以复作战汗，疾病可以痊愈。第三种转归是，虽然战栗之后有汗出，但由于正气一方面过度衰弱，导致阴阳之气不能相生，不能维系彼此，引起正气也随之外脱的危重证候。正如清初戴天章所著《瘟疫明辨》中记载："凡战汗后，神静者吉，昏躁者危，气细者吉，气粗而短者危，舌痿不能言者死，目眶陷者死，目转运者死，戴眼反折者死，形体不仁水浆不下者死。"

八、战汗的启示

战汗在祖国传统医学中被认为是一种以正邪交争为基础的汗出方式，也是正气祛邪外出的一种表现。在此过程中，正气是矛盾的主要方面，决定着疾病的转归，如若正气强盛，一般没有战汗现象的出现；如果一旦战汗出现，我们必须要做的就是顾护正气，通过药物或食物增强正气以助机体祛邪外出。因此，除了准确诊断、及时治疗以外，我们应该牢记古代医家在《瘟疫论》中记载的"凡战不可扰动，但可温覆，扰动则战而终止"，故无论战汗发作前后或发作之时，一切干扰正气聚集的因素皆当避免。

（邱建利）

第三章

病案部分

病案一

患儿左踝关节肿痛50余天，发热半月余。2015年12月24日入院。

【现病史】50天前患儿无明显诱因出现左踝关节局部肿胀、疼痛，无发热、皮疹、晨僵及其他关节不适，间断于当地县、乡医院诊治（具体方案及用药不详），无明显好转。半月前开始出现发热，体温37.9℃，偶有咳嗽，无痰，关节肿痛症状无明显改变，余无明显阳性体征。当地诊所予西药（具体药物不详）口服治疗3天，咳嗽明显缓解，体温于服药2天后恢复正常。12天前体温复升，每日2~3次热峰，最高38.8℃，自服尼美舒利后可降至正常，发热时左膝关节肿痛明显，偶尔自诉头痛，但不能定位，性质描述不清。完善血常规检查结果显示：白细胞11.33×10⁹/L，红细胞3.87×10¹²/L，血红蛋白108g/L，血小板361×10⁹/L，中性粒细胞比率70.70%，C反应蛋白（CRP）5mg/L。左踝关节MRI示：左侧胫骨远端骨骺骨髓水肿，左侧韧带损伤，左踝关节腔少许积液，左踝关节周围皮下少量水肿。口服药物治疗效果不佳，于1周前至县人民医院住院治疗5天，期间查血常规显示：白细胞9.96×10⁹/L，血红蛋白108g/L，血小板317×10⁹/L，中性粒细胞比率62.3%，红细胞沉降率（ESR）67mm/h，CRP 26mg/L，抗O 71.96U/mL，类风湿因子0.72U/mL，降钙素原（PCT）0.24ng/mL，予"氨苄西林钠舒巴坦针（4天）、炎琥宁、复方麝香针"静滴治疗，患儿无热间期较前延长，每日有1~2次热峰，体温最高38.8℃，口服布洛芬后体温可降至正常，遂至我院行进一步诊疗。

【刻下症见】低热，体温 37.5℃，无流涕、咳嗽，无皮疹，发热时自觉头晕、左踝关节疼痛，无皮疹，纳食可，眠安，二便正常。

【入院诊断】中医诊断：痹证——湿热痹阻

西医诊断：发热、关节肿痛原因待查

①细菌感染？②病毒感染？③结核感染？④幼年类风湿性关节炎（少关节型）？

【诊疗经过】入院后首先以完善相关检查明确诊断为主，因患儿发热、胃纳不佳，给予营养支持及热毒宁静滴治疗；相关结果提示 CRP、ESR 均明显高于正常，风湿相关指标和病原学指标未见异常，请骨科会诊后完善左踝关节 X 线片提示：考虑左侧内踝撕脱性骨折后改变，请结合临床。进一步完善左踝关节 CT 提示：左侧内踝撕脱性骨折，左侧内踝胫骨骨骺边缘毛糙，左踝关节积液，考虑骨骺炎及关节感染性改变。左踝关节 MRI 提示：左侧胫骨下端异常信号伴关节积液、周围软组织肿胀，考虑感染性病变。行关节穿刺脱落细胞学检查提示：镜下可见多量红细胞及中性粒细胞，未见恶性肿瘤细胞；抗酸染色：未见抗酸杆菌，细菌普通培养无细菌生长。诊断为左踝关节化脓性关节炎，给予克林霉素磷酸酯针抗感染及对症治疗，中医诊断为痹证——湿热痹阻证，给予四妙散合五味消毒饮加减。经治疗患儿体温正常，关节肿痛症状减轻，家长强烈要求出院。

【入院检查】12 月 25 日血常规：白细胞 8.03×10^9/L，红细胞 4.27×10^{12}/L，血红蛋白 117g/L，血小板 364×10^9/L，中性粒细胞比率 66.6%，淋巴细胞比率 28.0%，CRP 24mg/L。外周血细胞形态分析：中性杆状核细胞比率（镜检）1%，中性分叶核细胞比率（镜检）56%，淋巴细胞比率（镜检）34%，异型淋巴细胞比率（镜检）未见。尿常规未见明显异常。血生化：谷丙转氨酶 20U/L，谷草转氨酶 16U/L，尿素氮 2.78mmol/L，肌酐 36.0μmol/L，尿酸 203μmol/L，肌酸激酶 29U/L，肌酸激酶同工酶 11U/L，电解质基本正常。抗链球菌溶血素（抗 O）165U/mL，正常。乙肝五项：乙肝表面抗体阳性（＋），其余阴性，传染病四项均阴性。细胞＋体液免疫：T 细胞 CD3（＋）1289/μL，T 细胞 CD3（＋）CD4（＋）614/μL，T 细胞 CD3（＋）CD8（＋）576/μL，CD4/CD8 比值 1.1；免疫六项均正常。HLA-B$_{27}$、风湿＋类风湿相关、自身抗体 13 项均阴性。病原学均阴性，降钙素原 0.02ng/mL，正常，巨细胞病毒抗体 IgG 阳性（＋），巨细胞病毒抗体 IgM 阴性（－）。ESR 61mm/h。结明三项均为阴性。甲功三项：游离三碘甲状腺原氨酸 5.54pmol/L，游离甲状腺素 9.68pmol/L，促甲状腺激素 1.00mU/L，铁蛋白 168.4ng/mL，均正常。左踝关节 MRI 提示：左侧胫骨下端异常信号伴关节积液、周围软组织肿胀，考虑感染性病变。

12月26日左踝关节 X 线片提示：考虑左侧内踝撕脱性骨折后改变，请结合临床。

12月27日脱落细胞学检查提示：镜下可见多量红细胞及中性粒细胞，未见恶性肿瘤细胞，抗酸染色未见抗酸杆菌，细菌普通培养无细菌生长。

12月29日踝关节 CT 提示：左侧内踝撕脱性骨折，左侧内踝胫骨骨骺边缘毛糙，左踝关节积液，考虑骨骺炎及关节感染性改变。

【病情变化】入院后前 2 天以对症支持治疗为主，患儿每日有一次热峰，体温最高38.4℃，物理降温后可退至正常，仍有左踝关节肿痛，活动受限；入院第 3 天根据辅助检查结果，考虑为化脓性关节炎，给予克林霉素磷酸酯针抗感染及中药四妙散合五味消毒饮加减，入院后第 4 天体温正常；第 6 天左踝关节后侧疼痛减轻，踝关节屈伸活动范围较前增大，病情好转，经家长强烈要求予出院。

【最终诊断】中医诊断：痹证——湿热痹阻

西医诊断：左踝关节化脓性关节炎

【按语】急性化脓性关节炎是小儿严重的感染性疾病，其早期临床表现不典型，易发生误诊，如果得不到及时诊断和治疗，有致残和死亡的风险。其诊断主要依据临床表现、影像学检查、实验室检查和微生物学检查。该患儿因"左踝关节肿痛50余天，发热半月余"入院，临床表现为左侧踝关节局部发红，皮温高，关节肿胀、疼痛、活动受限，结合其 CRP、ESR 明显增快，风湿相关指标无异常。关节 DR、CT、MRI 表现及关节腔穿刺脱落细胞学检查：镜下可见多量红细胞及中性粒细胞，未见恶性肿瘤细胞。抗酸染色：未见抗酸杆菌，故诊断为化脓性关节炎，主要致病菌是葡萄球菌，其中金黄色葡萄球菌占比最高，克林霉素可作为最初经验性治疗的抗生素，如克林霉素耐药可选择使用利奈唑胺、万古霉素治疗。中医辨证方面：依据患儿以关节肿热疼痛为主要临床表现，关节触之有热感，局部皮色发红，伴有发热，心烦，口渴，小便黄，舌质红，苔黄腻，脉滑数，辨病为痹证，证属湿热痹阻。患儿素食肥甘厚味，脾胃运化不及，痰湿内生，湿浊内蕴，湿浊郁而化热，而至局部发热，舌质偏红，苔黄腻，脉滑数，均属湿热痹阻之证。予四妙散合五味消毒饮加减，具体如下：

麸炒苍术 12g	黄柏 12g	牛膝 12g	薏苡仁 15g
金银花 12g	野菊花 9g	天葵子 12g	蒲公英 9g
紫花地丁 12g	茯苓 15g	泽泻 12g	醋延胡索 12g
川芎 9g	白芷 12g	天花粉 6g	甘草 6g

每日 1 剂，水煎服。

传统中医学并无"化脓性关节炎"病名，根据其疾病发病特点及临床表现，属于中医学"痹证"范畴。《素问·痹论》中云"风寒湿三气杂至，合而为痹也"，指出风、寒、湿三气是痹证发生的诱因。清代李用粹《证治汇补·痹症》记载"湿热痰火、郁气死血，流于经络四肢，悉能为麻为痹"，表明湿热痰瘀亦是痹证的致病因素。清代林佩琴在《类证治裁·痹证》中指出："诸痹，良由营卫先虚，腠理不密，风寒湿乘虚内袭，正气为邪所阻，不能宣行，因而留滞，气血凝涩，久而成痹。""痹久必有痰湿败血淤滞经络，初因风寒湿之邪郁痹阴分，久则化热攻痛；抑或风湿热之邪直中肌肤，热郁经络；抑或内蕴湿热，外感邪气，内外合邪，湿热痹阻。"指出痹证多由营卫虚，腠理不固，风、寒、湿趁虚入内，痹久产生痰湿、瘀血，或内蕴湿热，内外合邪共同导致。该患儿平素喜食甘醇厚味之品，内伤脾胃，脾胃运化功能失调，水湿津液运化失司，郁久化热，湿与热合，湿聚而为痰，痰阻血行失畅，血滞而为瘀。同时湿性黏滞，使痹证缠绵不愈，"久病入络""久病多瘀"则可导致瘀血内生，血凝则痰易生，痰瘀相互渗透，相互转化，流窜经络而发病。治疗原则取"急则治其标，缓则治其本"，治以清热利湿，化痰活血，故选四妙散合五味消毒饮加减。

四妙散由二妙散及三妙丸发展而来，方用黄柏、苍术、怀牛膝、薏苡仁。方中黄柏为君药，其寒凉苦燥，主入肾经，可清热燥湿，泻相火、除骨蒸；臣以苍术，其辛苦而温，性燥烈，主入脾胃，内燥脾湿，又散外湿，二药相伍，"苍术妙于燥湿，黄柏妙于去热"，为治疗湿热痹证之要药；佐以薏苡仁，其甘淡性寒，可健脾利湿，除痹舒筋；同时佐以怀牛膝补肝肾，强筋骨，活血散瘀，祛湿利尿。是主治湿热痿证的常用方剂。

结合患儿局部红肿热痛明显，伴有全身中毒症状，热象明显，合以五味消毒饮清热解毒，消肿散结。方中金银花、野菊花，功擅清热解毒散结，金银花入肺胃经，可解中上焦热毒，野菊花入肝经，专清肝胆之火，二药相配，善清气分热结；蒲公英、紫花地丁均具清热解毒之功，为痈疮疔毒之要药；蒲公英兼能利水通淋，泻下焦之湿热，与紫花地丁相配，善清血分之热结；紫背天葵能入三焦，善除三焦之火。五药合用，气血同清，三焦同治，兼能开三焦热结，利湿消肿。配以天花粉，既能清热泻火而解毒，又能消肿排脓以疗疮，用治疮疡初起，热毒炽盛，未成脓者可使消散，脓已成者可溃疮排脓；茯苓、泽泻健脾利湿；患儿头痛，佐以川芎、白芷、延胡索。其中川芎行气开郁，祛风燥湿，活血止痛，治风冷头痛眩晕、痈疽疮疡，为治头痛之要药；白芷可祛风，燥湿，消肿，止痛，与川芎同用，即可治疗头痛，有增加消肿止痛之功；

延胡索有活血散瘀、利气止痛之功，可治一身之痛。甘草调和诸药。诸药合用，共奏清热解毒、利湿消肿之痛之效。

病案二

患儿发热1月余。2015年3月20日入院。

【现病史】1个月前患儿无明显诱因出现发热，体温37.6℃，无畏寒，无鼻塞、流涕，无咳嗽、喘息，无皮疹、关节痛，于当地医院住院给予抗感染及对症治疗（2015年2月8—14日），患儿体温降至正常，但停治疗2天后体温仍有波动，体温最高37.6℃，体温升高多见于白天，活动后明显，夜间体温可自行降至正常，后间断于当地诊所治疗可好转，但停药治疗3~5天后体温易反复，多伴有鼻塞、流涕症状，体倦乏力、懒言，现就诊于我院，为进一步诊疗以"发热待查"收治入院。

【刻下症见】发热，体温37.6℃，鼻塞、流涕，无咳嗽、皮疹，无关节肿痛，体倦乏力、懒言，稍活动则汗出，胃纳不佳，眠可，大便溏，小便正常。发病以来体重下降1kg。

【入院诊断】中医诊断：内伤发热——气虚发热

西医诊断：发热待查

①细菌感染？②病毒感染？③结核感染？④肿瘤相关性疾病？

【诊疗经过】患儿热峰不高，精神状态尚可，病程较长，且院外抗感染治疗效果不佳，入院后以完善相关检查为主，结果回报显示：血常规、CRP、PCT、病原学、细胞＋体液免疫、ESR、ASO、甲状腺功能、自身抗体、风湿相关指标、EB病毒抗体、大便常规＋培养、尿常规、结核菌素试验（PPD）、T淋巴细胞斑点试验（T-SPORT）无异常；生化检查提示白蛋白稍低，其余正常；肿瘤标志物均为阴性；胸片提示双肺纹理稍增粗；鼻窦CT示双侧鼻甲稍增厚。中医诊断：内伤发热——气虚发热证，给予补中益气汤加减，经治患儿入院第4天体温正常，后巩固2天观察无反复出院。

【入院检查】3月20日血常规：白细胞6.05×10^9/L，红细胞3.87×10^{12}/L，血红蛋白116g/L，血小板342×10^9/L，中性粒细胞比率60.4%，CRP＜10mg/L。尿常规、大便常规未见异常。胸片提示：双肺纹理稍增粗。鼻窦CT提示：双侧鼻甲稍增厚。

3月21日生化检查：谷丙转氨酶28U/L，谷草转氨酶18U/L，白蛋白38g/

L，尿素氮 2.34mmol/L，肌酐 25.0μmol/L，尿酸 196μmol/L，肌酸激酶 32U/L，肌酸激酶同工酶 13U/L，电解质基本正常。抗 O 98U/mL。乙肝五项：乙肝表面抗体阳性（＋），余阴性，传染病四项均阴性。细胞＋体液免疫：T 细胞 CD3（＋）1321/μL，T 细胞 CD3（＋）CD4（＋）690/μL，T 细胞 CD3（＋）CD8（＋）531/μL，CD4/CD8 比值 1.3；免疫六项均正常。风湿＋类风湿相关、自身抗体 13 项均阴性。病原学均阴性，降钙素原 0.04ng/mL，EB 病毒抗体五项（－）。ESR 8mm/h。结明三项均阴性。甲功三项：游离三碘甲状腺原氨酸 5.34pmol/L，游离甲状腺素 9.46pmol/L，促甲状腺激素 0.98mU/L，均正常。肿瘤标志物均为阴性。心脏、腹部 B 超无异常。

3 月 22 日 T 淋巴细胞斑点试验阴性。3 月 24 日 PPD 72h 阴性、大便培养未见沙门菌及志贺菌。

【病情变化】入院后第 2 天以中药治疗，第 4 天鼻塞、流涕明显缓解，体温最高 36.8℃；后服药巩固治疗 2 天患儿体温无反复，胃纳稍好转，带药出院。

【最终诊断】中医诊断：内伤发热——气虚发热

　　　　　　西医诊断：反复呼吸道感染

【按语】该患儿反复发热、伴有倦怠乏力症状，体重下降，经实验室检查无特异性指向，结合患儿病程中有体温反复时多伴有鼻塞、流涕症状，西医诊为反复呼吸道感染。

中医辨证方面：依据患儿以发热为主要临床表现，热势较低，常在劳累后发作或加剧，伴有体倦乏力、懒言，动则汗出，易于感冒，食少便溏，舌质淡红，苔薄，脉细，辨病为内伤发热，证属气虚发热。患儿平素体虚，加之春节期间饮食不知节制，过于食肥甘厚味之物，脾胃运化功能失调，中气化生乏源，导致中气不足，阴火内生则见发热，气虚不能固表，故见自汗出，易感冒，舌淡红，苔薄，脉细均为气虚发热之舌脉表现。予补中益气汤加减，具体如下：

黄芪 15g	白术 10g	党参 10g	陈皮 6g
升麻 6g	柴胡 6g	陈皮 6g	生姜 3 片
大枣 3 枚	炙甘草 6g	白芷 6g	辛夷 6g
龙骨 30g	牡蛎 30g。		

每日 1 剂，水煎服。服 3 剂后，患儿体温正常，鼻塞、流涕症状明显缓解，仍有大便溏、胃纳欠佳症状，原方去白芷、辛夷，加半夏、茯苓取六君子汤补脾。

气虚导致发热的认识源于《黄帝内经》，《素问·调经论》中有阴虚生内热的记载，指出劳倦太过，损伤脾气，气虚而生内热。至金元时期，名医李东垣提出了"气虚发热"理论，他在《黄帝内经》所提出的"劳者温之""损者温之"的治疗原则基础上，提出了"甘温除热"的治疗方法，为治疗内伤发热提供了新的治疗思路。

脾胃为气机升降之枢纽，调节着人体的气机升降，使机体处于正常的生理状态，脾胃升降失司，则清阳不升、浊阴不降，疾病丛生。李东垣在《脾胃论》中指出"脾胃之气既伤，而元气亦不能充，而诸病之所由生也"，并以此提出了"内伤脾胃，百病由生"的著名学说。在临床中重视脾胃升降，重视甘温补益脾胃之气，助其生发，创立了补中益气汤。

该患儿气虚症状明显，临床以发热为主要临床表现，故取补中益气汤加减，方中黄芪味甘微温，入脾肺经，补中益气，升阳固表，故为君药。臣以人参、白术，补气健脾。当归养血和营，协助人参、黄芪补气养血；陈皮理气和胃，使诸药补而不滞，共为佐药。少量升麻、柴胡升阳举陷，协助君药以升提下陷之中气，清升浊降，则虚热自除，共为佐使。炙甘草调和诸药为使药。另患儿鼻塞、流涕，加用白芷、辛夷通窍；以龙骨、牡蛎固涩止汗。3剂服后患儿热除，鼻塞、流涕症状缓解，仍有自汗、胃纳不佳、大便溏症状，故去白芷、辛夷，加用半夏、茯苓取六君子汤增加补脾作用。

病案三

患儿发热2月余。2015年6月28日入院。

【现病史】2个月前患儿中考冲刺复习时出现发热，体温波动在37.5℃~38℃，伴有情绪不稳定，急躁易怒，成绩不理想时加重，无咳嗽、流涕、皮疹、关节痛、头痛等不适，夜间入睡后体温较白天清醒时明显下降，当地医院查血常规、CRP未见明显异常（家长诉，未见化验单），服用柴胡口服液治疗，效果不佳，因学习原因未系统治疗，现患儿已考试结束，但每天仍有低热、烦躁易怒，遂就诊于我院，为进一步诊疗以"发热待查"收治入院。

【刻下症见】发热，体温37.8℃，急躁易怒，时有两乳、两胁胀痛，无鼻塞、流涕，无咳嗽、皮疹，无关节肿痛，无体倦乏力、懒言，纳眠尚可，大便头稍干，小便正常。2个月来经期小腹刺痛明显。

【入院诊断】中医诊断：内伤发热——气郁发热

西医诊断：发热待查

【诊疗经过】入院后以完善相关检查为主。血常规、CRP、PCT、病原学、细胞＋体液免疫、ESR、ASO、甲状腺功能、自身抗体、风湿相关指标、EB病毒抗体、大便常规、尿常规、PPD、T-SPOT、生化指标、肿瘤标志物基本正常；X线胸片提示双肺纹理稍增粗；心脏、腹部、子宫附件B超无异常。参照中医诊断，给予丹栀逍遥散加减，服药3天后热峰下降，最高37.6℃，继服6剂而愈。随访1个月未反复。

【入院检查】6月28日血常规：白细胞 5.80×10^9/L，红细胞 4.26×10^{12}/L，血红蛋白 128g/L，血小板 420×10^9/L，中性粒细胞百分比 71.2%，CRP < 10mg/L。尿常规、大便常规未见异常。胸部X线片：双肺纹理稍增粗。6月29日生化指标：谷丙转氨酶 32U/L，谷草转氨酶 26U/L，白蛋白 46g/L，尿素氮 2.25mmol/L，肌酐 23.0μmol/L，尿酸 176μmol/L，肌酸激酶 67U/L，肌酸激酶同工酶 11U/L，电解质正常。抗O 102U/mL。乙肝五项：乙肝表面抗体阳性（＋），余阴性。传染病四项均为阴性。细胞＋体液免疫均正常。风湿＋类风湿相关、自身抗体 13 项均阴性。病原学均阴性，PCT 0.15ng/mL，EBV抗体五项（－）。ESR 13mm/h。结明三项均阴性。甲状腺功能三项：游离三碘甲状腺原氨酸 5.14pmol/L，游离甲状腺素 9.28pmol/L，促甲状腺激素 1.12mU/L，均正常。肿瘤标志物均阴性。心脏、腹部、子宫附件B超无异常。

6月30日 T-SPOT 阴性。7月2日予 PPD 72h 阴性，大便培养未见沙门菌及志贺菌。

【病情变化】入院后第2天予以中药治疗，服用3天后热峰下降，最高 37.6℃，继服6剂而愈。随访1个月未反复。

【最终诊断】中医诊断：内伤发热——气虚发热

西医诊断：功能性发热

【按语】依据患儿以发热为主要临床表现，病程长，发热发生于精神压力大时，伴有急躁易怒，两乳、两胁胀痛，舌质暗红，苔黄，脉弦细，辨病为内伤发热，证属气郁发热。患儿为初三学生，精神压力大，情志抑郁，导致肝气不能条达，故见两乳、两胁胀痛；郁而化火，则致发热；气为血之帅，气郁则血瘀，故见舌质暗红，苔黄，脉弦细，经期小腹刺痛。予丹栀逍遥散加减，具体如下：

柴胡 6g	白芍 10g	当归 10g	茯苓 10g
白术 10g	薄荷 6g	炙甘草 6g	牡丹皮 6g
栀子 10g	桃仁 10g	红花 6g	

每日1剂，水煎服。

服用3天后热峰下降，最高 37.6℃，效不更方，继服6剂而愈。随访1个月未反复。

人体之气周而复始、升降出入不断运动，推动着人体的各种生理活动。正如《灵枢·营卫生会》中说："……五十而复大会，阴阳相贯，如环无端。"而七情所伤，气郁为先。故《丹溪心法·六郁》中指出："气血冲和，万病不生，一有怫郁，诸病生焉。"张景岳在《类经·运气类》中指出："郁则结聚不行，乃致当升不升，当降不降，当化不化而郁病作矣。"气郁为诸郁之初始，而诸郁相因为患最终亦可导致气郁，而气机郁滞，导致阳气壅滞而发热。其治当以疏肝理气、清泄郁热为主，方选丹栀逍遥散加减。《古今名医方论》中如此评价逍遥散："肝苦急，急食甘以缓之。肝性急善怒，其气上行则顺，下行则郁，郁则火动而诸病生矣……当归、芍药者，益营血以养肝也；薄荷解郁；甘草和中；独柴胡一味，一以厥阴之报使，一以升发诸阳。经云：木郁则达之。遂其曲直之性，故名逍遥。其内热外盛者，加丹皮解郁热，炒栀子清内热。"气滞则血瘀，故方中加用桃仁、红花以取活血化瘀之用，诸药合用，共达气行则无郁，郁除则热解之功。

病案四

患儿发热1个月。2021年4月15日入院。

【现病史】患儿1个月前无明显诱因出现发热，体温最高38.5℃，无咳嗽、流涕、打喷嚏、皮疹、头晕、头痛、关节痛等不适，于当地卫生院肌注药物治疗1周（具体用药不详），效果不佳，体温波动在36.5℃～38.6℃，每日1～2次热峰，可自行降至正常。22天前至当地县中医院查颅脑MRI未见明显异常。血常规：白细胞11.34×10⁹/L，中性粒细胞百分比36.8%，淋巴细胞百分比54.2%，血小板133×10⁹/L，血红蛋白121g/L，CRP正常，ASO、RF、ESR正常，诊断为"急性扁桃体炎"，给予"小柴胡颗粒、布洛芬"等药物治疗，1周后仍有反复发热，每日1～2次热峰，最高温度39.0℃；于当地卫生院给予青霉素静滴，克拉霉素、清开灵胶囊口服治疗1周，体温波动在36.6℃～37.8℃，多于下午至夜间发热，晨起自行降至正常，伴有倦怠乏力、少气懒言，偶有咳嗽、鼻塞，无呕吐、皮疹、腹痛等症。今就诊于我院，由门诊以"发热待查"收入院。

【刻下症见】无发热，体温36.5℃，口干，无流涕、鼻塞、咽痛，无喘息、气促，无呕吐、腹痛、腹泻等症，纳欠佳，眠可，大小便未见异常。发病以来体重未见明显减轻。既往无反复发热病史。

【入院诊断】中医诊断：内伤发热——气阴两虚

西医诊断：发热待查

【诊疗经过】患儿病程较长，且院外抗感染治疗效果不佳，入院后以完善相关检查为主，结果示：血常规、CRP、PCT、病原学、细胞 + 体液免疫、ESR、ASO、甲状腺功能、自身抗体、风湿相关指标、EB 病毒抗体、尿常规、PPD、T-SPOT 无异常；肿瘤标志物均阴性；胸部 CT 提示双肺纹理稍增粗。中医诊断内伤发热——气阴两虚证，给予青蒿鳖甲汤加减，经治患儿入院第 3 天体温正常，后巩固 2 天，乏力、口干症状明显减轻，观察无反复带药出院。随访 2 周未反复。

【入院检查】4 月 15 日血常规：白细胞 9.4×10^9/L，血红蛋白 121g/L，血小板 308×10^9/L，中性粒细胞比率 31.2%，CRP 0mg/L。4 月 16 日尿常规、大便常规未见异常。T 细胞亚群测定：CD3（+）3859.67／μL，CD4（+）1685.97/μL，CD8（+）1994.28/μL，CD4/CD8 比值 0.85。风湿 + 类风湿相关检测、免疫六项、自身抗体均未见明显异常。EB 病毒 5 项：EB 病毒壳抗原 IgG 阳性，EB 病毒核抗原 IgG 阳性，EB-CA 高亲和力阳性。血栓止血相关检测未见明显异常。甲功三项、性激素（含皮质醇）、肿瘤标志物筛查（女性）：皮质醇 2.6μg/dL，余未见异常。ESR 3mm/h。白蛋白 39.1g/L，碱性磷酸酶 416.4U/L，肌酸激酶 26.2U/L，肌酐 40.3μmol/L，尿酸 409.3μmol/L，磷 1.92mmol/L，抗 O 196.1U/mL，PCT ＜0.05ng/mL。胸部轴位 CT 平扫（16 排）提示：两肺纹理稍增多，请结合临床。泌尿系、肝胆脾胰、甲状腺及颈部淋巴结、胃肠道、双侧甲状腺彩超：未见明显异常；双肾、输尿管彩超未见明显异常；肠系膜周围未见明显肿大淋巴结；心脏彩超：心内结构未见明显异常心功能正常。术前基础筛查未见明显异常；4 月 17 日 T-SPOT 阴性。4 月 19 日 PPD 72h 阴性。

【最终诊断】中医诊断：内伤发热——气阴两虚

　　　　　　西医诊断：功能性发热

【按语】该患儿为 10 岁女孩，病程较长，初期有高热，后以低热为主，完善相关检查未发现明显器质性改变情况，入院后口服中药后体温很快稳定，故考虑功能性发热。后期仍需注意长期随访，若再次反复发热应注意进一步完善血培养及感染指标，必要时行骨髓穿刺活检。

中医辨证方面：该患儿以发热为主要临床表现，病程长，病情缠绵难愈，当属中医内伤发热范畴，其病机概括为气滞血瘀、痰湿阻滞、气血亏虚、阴阳两虚。本病例中，该患儿精神萎靡，面色萎黄，乏力，纳差，舌质红，苔薄少，脉细，证属气阴两虚；患儿热病日长，余热未尽，导致气耗阴伤，正虚邪恋，邪热内伏于阴分。治以益气养阴、清热凉血为主，方选青蒿鳖甲汤加减，具体如下：

青蒿 15g	鳖甲 10g	知母 10g	生地黄 10g
牡丹皮 10g	白薇 6g	银柴胡 10g	黄柏 10g
地骨皮 10g	黄芪 10g	白术 10g	麦冬 10g

每日 1 剂，水煎服。服药 3 剂后热退，乏力、口干症状好转，效不更方，继服 7 剂巩固治疗。

青蒿鳖甲汤出自清代吴鞠通《温病条辨》："夜热早凉，热退无汗，热自阴来者，青蒿鳖甲汤主之。"本方主治温病后期邪伏阴分之证，以夜热早凉、热退无汗、舌红少苔、脉来细数为主要临床表现。方中鳖甲直入阴分，咸寒滋阴，以退虚热，青蒿芳香清热透毒，引邪外出，二药合用，透热而不伤阴，养阴而不恋邪。生地黄甘凉滋阴，知母苦寒滋润，助鳖甲以退虚热。牡丹皮凉血透热，助青蒿以透泄阴分伏热。加用白薇、银柴胡、地骨皮、黄柏增加退虚热之功。以黄芪、白术健脾益气，麦冬助阴液化生。

病案五

患儿反复发热、颈部淋巴结肿大 26 天，再发加重 5 天。2021 年 7 月 13 日就诊。

【现病史】患儿 26 天前无明显诱因发现双侧颈部淋巴结肿大，无触痛，伴发热，体温 38.5℃，无咳嗽、抽搐、皮疹、结膜充血等不适，无皮疹、关节痛，无活动受限，至当地诊所予药物口服及肌注（具体药物不详）治疗 1 ~ 2 天后体温降至正常，颈部淋巴结消退，但每周均有 1 次发热、颈部淋巴结肿大出现，于当地诊所治疗 1 ~ 2 天后好转；5 天前患儿再次出现发热，体温最高 39℃，热峰每日 4 ~ 5 次，口服布洛芬后体温可降至 37.3℃ ~ 37.4℃，高热时全身酸楚疼痛、乏力，热退后好转，伴双颈部淋巴结肿大，右侧明显，有触痛，活动受限，于当地县医院住院查血常规：白细胞 2.11×10^9/L，中性粒细胞百分比 51.7%，血小板 143×10^9/L，血红蛋白 123g/L，CRP 正常；ESR 77mm/h；尿常规未见异常。生化指标：谷丙转氨酶 77U/L，谷胱甘肽还原酶 101U/L，乳酸脱氢酶 343U/L，肌酸激酶同工酶 20.4ng/ml，羟丁酸脱氢酶 339U/L；PCT 正常；肝胆脾胰彩超未见异常，颈部淋巴结穿刺常规涂片提示炎性反应改变，予"热毒宁、头孢他啶、阿糖腺苷"静脉输液及布洛芬对症治疗 2 天，效果不佳，体温最低可降至 37.3℃ ~ 37.4℃。复查血常规、CRP：白细胞 1.75×10^9/L，中性粒细胞百分比 32.97%，中性粒细胞计数 0.58×10^9/L，CRP 4.9mg/L，继续予上述方案治疗 2 天无好转及新发伴随症状，遂于今日转至我院进一步诊疗。

【刻下症见】患儿神志清，精神一般，发热，颈部淋巴结肿大，右侧明显，局部皮温稍高，有压痛，活动度尚可，无波动感，无喷嚏、流涕、咳嗽、呕吐，无皮疹、关节痛，纳不佳，眠可，大便4日未排，小便正常。生病以来体重下降3kg。

【入院诊断】中医诊断：温毒——热毒炽盛

西医诊断：发热、淋巴结肿痛、粒细胞减少待查

【诊疗经过】入院后完善相关检查，粒细胞减少明显，细菌感染指标无异常，轻度肝损伤，治疗上给予鲨肝醇口服提升粒细胞，复方甘草酸苷保肝，热毒宁静滴清热解毒，中药以清热解毒、软坚散结为主，方选四妙勇安汤加减，同时继续完善相关检查，治疗2天后无热峰，体温稍降，但仍波动在38.6℃～38.9℃，高热时全身酸楚疼痛，乏力较前明显减轻，完善骨髓穿刺及彩超引导下颈部淋巴结穿刺活检，骨髓穿刺活检提示反应性浆细胞增多症，病理检查（右颈部淋巴结）提示组织细胞坏死性淋巴结炎。治疗上加用甲泼尼龙针抑制炎症反应（体重33kg，每次35mg，Q12h×2天；每次25mg，Q12h×2天；每次25mg，Qd×2天，7月17日至22日）。加药当天体温恢复正常，加药3天后患儿乏力症状较前明显，颈部淋巴结较前明显缩小，无触痛，活动不受限，中药改为青蒿鳖甲汤合消瘰丸加减，后复查ESR、免疫指标、肝酶明显好转，病情稳定出院。随访1个月无反复。

【入院检查】7月14日查尿常规无异常；ESR 35mm/h。血常规＋CRP：白细胞$1.5×10^9$/L，血小板$123×10^9$/L，中性粒细胞百分比38.2%，中性粒细胞$0.59×10^9$/L，血红蛋白126g/L，CRP 6.2mg/L。血栓止血相关检测：D－二聚体测定0.81μg/mL，纤维蛋白（原）降解产物5.51μg/mL，余正常。免疫六项：IgA 5.16g/L，IgE 4170.0U/mL，余正常。病原学：肺炎支原体抗体IgM（＋），EB病毒壳抗原IgG（＋），EB病毒核抗原IgG（＋），EB-CA高亲和力阳性，呼吸道合胞病毒抗体（±）；肝功能、心肌酶、肾功能、电解质、血脂基础检测项目、抗O定量测定、类风湿因子定量：白蛋白36.7g/L，丙氨酸氨基转移酶86.0U/L，天冬氨酸氨基转移酶90.5U/L，碱性磷酸酶103.8U/L，乳酸脱氢酶441.3U/L，余正常；自身抗体无异常。

7月15日心脏彩色多普勒超声＋左心功能测定：心内结构未见明显异常心功能正常；浅表淋巴结彩超（颈部），浅表淋巴结彩超（腹股沟区）双侧颈部多发淋巴结肿大，右侧腹股沟区淋巴结肿大；心电图（18导联＋床旁）提示正常心电图。

7月17日 T-SPOT、PPD 试验无异常；胸部正位 DR 提示心肺未见明显异常。血常规＋CRP、肺炎支原体血清学 IgM 金标法：白细胞 $2.0 \times 10^9/L$，血小板 $132 \times 10^9/L$，中性粒细胞百分比 34.8％，血红蛋白 122g/L，CRP 7.0mg/L。

7月19日：右颈部淋巴结病理检查提示组织细胞坏死性淋巴结炎。免疫组化：CD20（B 细胞＋），CD3（＋），S100（个别细胞＋），CD1a（－），Ki-67（约 60％，＋）。骨髓检查报告单提示反应性浆细胞增多症。

7月21日：呼吸道五项病原体筛查提示肺炎支原体抗体 IgM 弱阳性，余正常；ESR 28mm/h；铁蛋白（FER）测定正常。肝功能基础检测项目、肾功能基础检测项目、免疫球蛋白 A 定量、免疫球蛋白 E 定量：白蛋白 38.3g/L，丙氨酸氨基转移酶 42.9U/L，碱性磷酸酶 109.2U/L，肌酐 28.1μmol/L，IgA 4.72g/L，IgE 305.2U/mL。

【最终诊断】中医诊断：温毒——热毒炽盛证

西医诊断：①亚急性坏死性淋巴结炎；②肝损伤

【按语】该患儿为 7 岁女孩，以弛张热、颈部淋巴结肿痛、粒细胞减少为主要临床特征，临床常见于组织细胞坏死性淋巴结炎、传染性单核细胞增多症、系统性红斑狼疮、结核病、恶性淋巴瘤、恶性组织细胞增生症等。结合入院后相关检查结果，结合组织细胞坏死性淋巴结炎的诊断要点：①发热，多有上呼吸道感染等前驱症状，热型多呈弛张热，应用抗生素治疗无效。②女性多于男性。③颈、腋及锁骨上窝等部位的淋巴结轻度痛性肿大，部分患者可有一过性肝脾肿大及皮疹。④淋巴活检是诊断本病唯一可靠的依据，病理呈淋巴结正常结构消失、有大片坏死，周围有大量组织细胞增多，未见有中性粒细胞。⑤血常规示一过性白细胞减少。诊断明确。本病是一种病因不明的非肿瘤性、非特异性淋巴结肿大的自限性免疫性疾病，好发于中国和日本等亚洲国家，西方国家较少发现。多见于少儿、中青年患者，尤以后者为甚。目前认为本病属于自限性疾病，自然病程为 1~4 个月，极少数情况下可累及心脏、肺脏、脑部、肾脏等多脏器功能衰竭的多系统损害，具有一定的致死性，其致死率为0.5％~2.1％。这一致死的病程是由于心肌炎症浸润、血小板减少引起脑出血以及与系统性红斑狼疮（SLE）和噬血细胞综合征的相关性等，常见致死性结局有急性心力衰竭、肺出血、颅内出血、弥散性血管内凝血（DIC）、噬血细胞综合征等。故目前虽然病情稳定，但仍需注意长时间随访观察。

历代中医文献中并无"淋巴结炎"的病名记载，随着临床病例的增多，中医药治疗越来越受到重视。有关本病症状的描述散见于"痰毒""颈痈""瘰疬""温毒"等。近来文献中以"痰毒""温毒"作为本病的中医病名者多见。

"温毒"有病名和病因两层含义。《伤寒例》中曰："阳脉洪数，阴脉实大者，更遇温热，变为温毒，温毒为病最重也。"《温病条辨·上焦》中把"温毒"作为温病的病名予以阐述："温毒咽喉肿痛，耳前耳后肿，颊肿，面正赤，或喉不痛，但外肿，甚则耳聋，俗名大头瘟、蛤蟆瘟。"而《时病论》中则把温毒作为病因论述："然有因温毒而发斑、发疹、发颐、喉肿等证，不可不知。"作为病名，"温毒"是指冬季感受寒邪，邪气伏而未发，过时复感温热时毒导致的一类具有独特表现的疾病总称；作为病因，则指温热毒邪，属于外感病邪，该病邪自口鼻或肌腠侵入人体，出现发热及局部肿痛、斑疹等表现。具有起病急，来势较猛，高热常见，热程较长，不易消退等特点，临床表现与传统温病的大头瘟等有相似之处，当属于中医"温毒"范畴。本病病机演变多符合卫气营血传变的规律，病情演变多由表传里，由浅入深，由轻到重，由实致虚，本病临床辨证治疗当以卫气营血为纲。本病急性期的病机为"热、毒、痰、瘀"四端，其中热毒之邪乃致病的主要因素，而痰瘀则是病变过程中的病理产物，同时又可与热毒互结成为新的致病因素。在疾病早期，外邪从口鼻而入，侵于肺卫，结于咽喉，并内传脏腑而导致脏腑功能失调。另小儿为纯阳之体，脏腑娇嫩，形气未充，外感温毒之邪极易化火，故见高热难退；热毒内蕴，阻滞气机，气血津液运行不畅，可见痰阻血瘀，临床可见瘰疬及肝大；痰热互结，瘀阻经络，使病情变得复杂多样，如热毒内陷心包、流窜脑络、郁闭肺气等。因此，清热解毒、化痰消瘀是早期治疗的关键所在，也是本病的基本治法。

该患儿临床以壮热持续，烦渴，颈部淋巴结肿痛，口唇干红，伴便秘，舌红苔黄厚，脉数有力为主证。临床辨证为热毒炽盛证，治以清热解毒，凉血泻火，化瘀消结，以四妙勇安汤加减，具体如下：

石膏 30g	知母 10g	水牛角 15g	黄芩 10g
生地黄 10g	赤芍 10g	玄参 10g	连翘 10g
牡丹皮 10g	桔梗 6g	金银花 10g	当归 10g
夏枯草 10g	柴胡 12g	甘草 6g	

每日 1 剂，水煎服。

方中以生地黄、牡丹皮、水牛角、玄参清热凉血；当归为血中之气药，养血活血，行气止痛，又有祛瘀生新之意，配桔梗、赤芍清热利咽，活血散瘀；金银花气血两清，配连翘疏风清热，透热以达表；柴胡、黄芩二药相合，升清降浊，既可调肝脾之气机，又可清泻内蕴之湿热；夏枯草活血软坚。诸药合用，则可清热解毒，凉血泻火，化瘀消结止痛。经治疗患儿体温正常，颈部淋巴结较前明显缩小，无疼痛，但临床以神疲乏力，口干唇红，大便不调，小便短赤，颈部淋巴结肿大经久不消，舌淡红，苔少，脉细无力为主证。考虑为热病后期导致气阴耗伤，临证习用青蒿鳖甲汤合消瘰丸加减以养阴清热，使邪有所出，痰瘀得消。

（张　勇）

病案六

患儿发热1个月，咳嗽6天。2016年10月3日入院。

【现病史】1个月前受凉后出现发热，体温38.0℃，无流涕、咳嗽、喘息症状，至当地诊所就诊，予静脉输液3天（用药不详），未见好转，且进食水果（哈密瓜）后出现头痛、干呕，至新蔡县人民医院就诊。考虑"脑炎"，予静脉输液7天（用药不详）。头痛、干呕症缓解后出院。出院后仍发热，至驻马店中心医院查血常规：白细胞7.4×10⁹/L，中性粒细胞比率52.5%，淋巴细胞比率39.4%，红细胞沉降率7mm/h。肝功能：谷丙转氨酶102U/L，谷草转氨酶47U/L，超敏C反应蛋白0.1mg/L；脑电图未见异常（2016年9月20日），予药物静滴（用药不详）3天未见好转，仍发热，体温最高37.6℃，以上午为主。6天前出现咳嗽、有痰，再次至新蔡县人民医院就诊，予静滴更昔洛韦、热毒宁针3天，口服抗病毒合剂、小儿回春颗粒、热炎宁、蒲地蓝口服液、阿奇霉素分散片5天，查胸片未见异常，仍发热，为求系统诊治，由门诊以"发热原因待查"为诊断收入院。

【刻下症见】神志清，精神萎靡，乏力，发热，偶咳，有痰，纳差，舌质红，苔黄厚，脉数。二便调。

【入院诊断】中医诊断：温病——湿热并重

西医诊断：不明原因发热

【诊疗经过】入院后第3天实验室检查结果回示血常规：白细胞4.96×10⁹/L，中性粒细胞百分比39.3%，淋巴细胞百分比40.7%，单核细胞百分比9.6%，嗜酸性粒细胞百分比9.9%，中性粒细胞1.95×10⁹/L，血细胞比容36.92%，CRP<5.0mg/L；外周血细胞分析：异型淋巴细胞比率（镜检）未见%，中性杆状核细胞比率（镜检）3%，中性分叶核细胞比率（镜检）39%，淋巴细胞比率（镜检）39%，嗜酸性粒细胞比率（镜检）12%，嗜碱性粒细胞比率（镜检）1%。大便常规、尿常规、电解质、心肌酶正常；ESR 4mm/h。免疫六项：免疫球蛋白E 286U/mL，余未见异常。PCT 0.02ng/mL。病原学：肺炎支原体抗体IgM弱阳性（±）；肺炎支原体DNA未检出；EB五项：EB病毒壳抗原IgG阳性

（＋），EB 病毒核抗原 IgG 弱阳性（±）余未见异常；血清 G 试验，GM 试验未见异常；T-SPOT 回示未见异常；痰培养回报普通培养正常菌群生长，未检出嗜血杆菌，镜检未见真菌，（白细胞＞25，上皮细胞＞25）。胸部 CT 提示：双肺纹理稍多；彩超提示：副脾，双侧颈部淋巴结肿大（左侧较大者 20mm × 6.5mm，右侧较大者 23mm ×7mm）。依据患儿实验室检查结果，西医诊断不明确，故未给予西医治疗。

中医依据患儿发热为主证，兼神疲乏力，纳差，咽红，舌质红，苔黄厚，脉数。四诊合参，辨病属祖国医学"温病"，证属湿热并重，中医治疗予以甘露消毒丹加减治疗：滑石、黄芩、藿香、连翘、焦三仙各 10g，茵陈 15g，石菖蒲、小通草、白蔻仁、薄荷、射干各 6g，川贝母 1g，生石膏 30g，共 3 剂，每日 1 剂，水冲服分 3 次服。入院治疗第 1 天即给予此中药口服治疗，患儿入院第 2 天后患儿体温恢复正常。二诊患儿无发热，神疲乏力等症状大减，舌质红，苔黄稍腻，上方去豆蔻、石膏，加知母、玄参，3 剂，服法同前。后患儿体温未反复，一直持续正常，患儿共计住院治疗 5 天，体温持续正常出院，出院 1 个月后电话回访，患儿未再出现发热症状。

【最终诊断】中医诊断：温病——湿热并重

西医诊断：不明原因发热

【按语】根据患儿发热为主证，神疲乏力，纳差，咽红，舌质红，苔黄厚，脉数，四诊合参，辨病属祖国医学"温病"，证属湿热并重，中医治疗予以甘露消毒丹加减治疗。"甘露消毒丹"又名"普济消毒丹"，为叶天士所创之方，首载于《医效秘传》，原书载："时毒气…邪从口鼻皮毛而入，病从湿化者，发热目黄，胸满，丹疹，泄泻，其舌或淡白，或舌心干焦，湿邪犹在气分者，用甘露消毒丹治之。"王士雄誉之为"治湿温时疫之主方"甘露消毒丹治疗湿温时疫，邪在气分，湿热并重之证，旨在利湿化浊，清热解毒。方药组成：飞滑石、淡黄芩、绵茵陈、石菖蒲、川贝母、木通、藿香、连翘、白蔻仁、薄荷、射干。方中以滑石、茵陈、黄芩为君药，其中滑石利水渗湿，清热解暑，两擅其功；茵陈清热利湿退黄；方中重用滑石、茵陈之力，此即叶天士云"渗湿于热下，不与热相搏，势必热孤矣"。黄芩清热燥湿，泻火解毒，三药合用，共奏清热利湿之功。石菖蒲、藿香、白蔻仁行气化湿，悦脾和中，令气畅湿行；木通清热利湿通淋，木通配滑石、茵陈导湿热从小便而去，以益其清热利湿之功。佐以连翘、射干、贝母、薄荷，以清热解毒，散结消肿止痛。诸药合用，可使湿热之邪从中而化，从小便而去，从肌表而散；可清热解毒，利咽散结，体现了清热、芳化、利湿三法，即所谓的"湿在表在上宜发汗，在里在下宜渗泄。"本案患儿治疗以清热利湿为主。小儿脏腑娇嫩，形气未充，腠理疏薄，表卫不固，湿热蕴于中焦脾胃；湿为阴邪，重浊黏腻，湿邪致病，阻滞气机，清阳不升，在上则头重如裹，昏蒙眩晕，在中则胸脘痞闷，胃纳不佳，与热相合，湿热交困则发热。故治疗湿温病时，注重化湿兼清热，然清热多用苦寒之药如石膏、茵陈，寒可遏湿难解，去湿多偏温燥，温能助热增邪，须投以疏利透达之品如厚朴、槟榔、枳实等。本例患儿长期发热，低热为主，神疲乏力，纳食欠佳，大便黏，舌红，苔黄腻，脉滑数，证属湿温。治以清热利湿，健脾消食，方用甘露消毒丹加石膏、焦三仙、厚朴。初诊患儿湿热之象明显，故原方加石膏清其在里之热，加焦三仙、厚朴以消食导滞清积热。二诊湿热之象大减，长期发热，必伤及气阴，故去辛温之豆蔻，食滞症不明显去焦三仙，加生地黄、麦冬、知母等滋阴清热之药。诸药相合，病症相符，共奏清热利湿之功，取其清余热不忘滋阴之意。

病案七

患儿发热21天。2016年12月20日入院。

【现病史】21天前患儿无明显诱因出现发热，体温39.2℃，无咳嗽、流涕及寒战，至当地诊所口服药物治疗1天后（安宫牛黄丸），体温未降至正常，患儿出现反复发热，最高39.3℃，诉偶有头痛、腹部不适，不伴视物旋转、黑蒙、咳嗽、皮疹、关节肿痛等，在当地诊所口服中药治疗（具体不详），效果差。7天前患儿在当地医院查血常规：白细胞11.63×10⁹/L，血红蛋白135g/L，血小板365×10⁹/L，中性细胞比率59.44%，淋巴细胞比率33.44%，中性细胞数6.92×10⁹/L，淋巴细胞数3.88×10⁹/L（2016年12月12日）。先予克林霉素2天，继予头孢呋辛、地塞米松1天，热峰下降不明显，遂于4天前来我院门诊，查血常规：白细胞9.25×10⁹/L，血红蛋白146g/L，血小板348×10⁹/L，中性细胞比率56.1%，淋巴细胞比率36.4%，中性细胞数5.18×10⁹/L，淋巴细胞数3.37×10⁹/L。CRP 2mg/L（2016年12月15日），并予口服药治疗（中药颗粒、匹多莫德颗粒、布洛芬口服液）5天，体温持续波动在38.0℃～39.3℃，并于焦作市中医院查：PCT 0.01ng/mL，ASO 148U/mL，RF 10.2U/L，CRP 0.6mg/L，ESR 5.5mm/L。心电图示：窦性心律。心脏彩超提示：三尖瓣反流（轻度）；肺动脉瓣反流（轻度）。查胸片示：支气管炎（未见报告结果）（焦作市中医院2016年12月16日）。3天前患无明显诱因出现左膝关节疼痛，偶诉左踝关节疼痛，否认磕碰，无明显红肿，无活动时加重，体温仍波动在38.0℃～

39.3℃，家属为求系统诊疗，遂由门诊以"发热待查"收入我科。

【刻下症见】神志清，精神可，发热，体温 37.9℃，纳差，舌质红，苔黄厚，脉弦数，二便调。查体：咽腔轻度充血，扁桃体无肿大，未见疱疹及脓性分泌物。颈软无抵抗，气管居中，胸廓对称无畸形，三凹征阴性，双肺听诊呼吸音清，未闻及干湿啰音及哮鸣音。心腹听诊无异常。

【入院诊断】中医诊断：湿温病——湿热并重

西医诊断：发热原因待查

【诊疗经过】入院后实验室检查结果回示：白细胞 6.06×10^9/L，红细胞 4.37×10^{12}/L，血红蛋白 131g/L，中性细胞百分比 33.7%，淋巴细胞百分比 55.0%，血小板 314×10^9/L，CRP 0mg/L；口腔分泌物：支原体阴性，衣原体阴性，念珠菌阴性，奋森氏螺旋体阴性；肝功能指标：谷丙转氨酶 14U/L，谷草转氨酶 20U/L；心肌酶：肌酸激酶 87U/L，肌酸激酶同工酶 16U/L；肾功能指标：尿素氮 4.79mmol/L，肌酐 39.0μmol/L，尿酸 260μmol/L；电解质：钾 4.27mmol/L，钠 140mmol/L，氯 104mmol/L；抗 O 155U/mL；ESR 9mm/h；尿常规、肝肾功、电解质、心肌酶、抗 O、ESR 均正常，异型淋巴细胞比率（镜检）未见；甲功三项：游离三碘甲状腺原氨酸 6.10pmol/L，游离甲状腺素 10.40pmol/L，促甲状腺激素 4.18mU/L；T 细胞亚群、病原学 17 项及免疫六项、EB 病毒五项均未见异常；PCT 0.05ng/mL；结明三项、T-SPOT、风湿及类风湿相关检测均为阴性；颅脑 MRI：颅脑增强扫描脑内未见明显异常强化灶；沿双侧大脑中动脉走行区见条状低信号影，考虑为血管影。彩超示：肝内胆管结石，腹腔淋巴结可见，双侧颈部淋巴结可见。胸部及腹部 CT 示：胸部 CT 扫描未见明显异常；肝右叶钙化灶；肠系膜旁多发淋巴结。垂体 MR 平扫未见明显异常。骨髓穿刺活检结果回示：嗜酸性细胞增多。考虑与过敏有关。依据患儿实验室检查结果回示患儿西医诊断不明确，故未给予西医治疗。中医依据患儿反复发热，无咳嗽，纳差，舌质红，苔黄厚，脉弦数，四诊合参，属中医学"湿温病"，证属"湿热并重"，中医治疗予"小柴胡汤加白虎汤"加减治疗：

柴胡 18g	黄芩 10g	清半夏 6g	太子参 10g
生姜 6g	大枣 10g	炙甘草 6g	生石膏 30g
知母 10g	薏苡仁 30g	苍术 10g	黄柏 10g

共 3 剂，每日 1 剂，水冲服分 3 次服。

入院治疗第 1 天即给予此中药口服治疗，患儿入院第 3 天后患儿体温恢复正常。二诊：患儿无发热、咳嗽，纳差，舌质红，苔稍黄厚，脉弦数。守上方加北沙参 10g，槟榔 6g，加强益气养阴、行气化湿之功。共 3 剂，每日 1 剂，水冲服，分3次服。三诊：患儿神志清，精神可，体温持续正常，无不适，纳眠尚可，二便正常，舌质红，苔薄黄，脉弦数。考虑患儿热程长，耗气伤津，治疗以益气养阴生津以善后，予竹叶石膏汤加减治疗：淡竹叶6g，石膏30g，太子参10g，麦冬9g，法半夏6g，炙甘草6g。后患儿体温未反复，一直持续正常，出院1个月后电话回访，患儿未出现发热。

【最终诊断】中医诊断：温病——湿热并重

西医诊断：不明原因发热

【按语】小儿反复发热20余天，一直诊断不明，西医缺乏有效手段，采用各种抗感染、抗炎、调节免疫等处理方式均不能有效缓解症状，唯有用退热药对症处理。患儿症状一直未解，日渐虚弱，前来就诊时症状与初起时并无明显改变，治疗基本无效。对于发热，中医治疗独有优势。依据患儿反复发热，无咳嗽，纳差，舌质红，苔黄厚，脉弦数，四诊合参，属中医学"温病"，证属"湿热并重"，治疗以和解表里，清热化湿。中医治疗予以"小柴胡汤加白虎汤"加减治疗。方中以小柴胡汤（柴胡、黄芩、半夏、太子参、生姜、大枣）和解表里，以白虎汤（石膏、知母、粳米、甘草）清弥漫于全身之热邪，以防入侵阳明；助以薏苡仁、苍术、黄柏以清热化湿。方中柴胡和解达郁，使半表之邪得从外宣，黄芩苦寒清火，使半里之邪得从内清；石膏辛甘大寒，入肺胃二经，功善清解，透热出表，共为君药。知母，苦寒质润，助石膏清热；半夏豁痰浊，降里气之逆；党参补内虚，扶正气以抗邪气，共为臣药。佐以薏苡仁、苍术、黄柏以清热化湿，大寒之性行，恐伤胃气，故用生姜、大枣、甘草以养胃。患儿服3剂后体温恢复正常，考虑患儿热程长，耗气伤津，后续治疗以益气养阴生津为主，予竹叶石膏汤。竹叶石膏汤出自汉代，为医圣张仲景《伤寒论》的方剂，药物平淡，药味精少。主要功用为清热生津，益气和胃；主治伤寒、温病、暑病余热未清、气津两伤证。临床症见身热多汗，心胸烦闷，气逆欲呕，口干喜饮，或虚烦不寐，舌红苔少，脉虚数。用于热病后期，余热未清，气津两伤证，胃气不和所致的病证。方中竹叶、石膏清透气分余热；人参配麦冬补气养阴生津；半夏和胃降逆止呕；甘草、粳米和脾养胃。

病案八

患儿间断发热12年余，伴口腔溃疡9年余，再发半月。

【现病史】患儿12年前（10月龄左右）无明显诱因出现发热，初为中高热，热峰可达38.5℃~39℃，无咳喘、皮疹等症状，当地诊所诊断为"上呼吸道感染"，予"感冒药物"（具体不详）治疗后体温可降至正常。病程一般持续 3～5 天，间断 7～15 天即再次出现发热，热型不规则，以中低热为主，症状同前，如此病情反复。9 年前发热伴频繁口腔溃疡，时有咽痛，未予重视，继续按"上感"治疗，期间未予药物，体温亦可降至正常，体温波动在 37.5℃～38.5℃。近 1 年患儿时有腹痛、腹泻，以脐周痛为主，约几分钟可自行缓解。2016 年 9 月至郑大一附院住院治疗，查 CRP 17.08mg/L，ESR 16mm/h；LDH 581U/L，LDHL 116U/L，HBDH 416U/L；彩超提示脾大；血尿粪常规、肝肾功、电解质、传染病、T 细胞亚群、免疫六项、类风湿因子、结明三项无明显异常，诊断为"反复呼吸道感染、屈光不正"，病情好转出院。半个月前患儿无明显诱因再次出现发热，体温最高 39.2℃，伴口腔溃疡，无寒战，无皮疹、关节肿痛，无咳嗽、喘息等，至当地诊所给予头孢类抗生素静滴 4 天（具体不详），并口服小柴胡口服液，患儿体温下降不明显，波动在 37.2℃～38.0℃。今至我院门诊就诊，为求进一步诊治，遂以"发热原因待查"为诊断收住入院。

【刻下症见】神志清，精神可，发热，体温 37.1℃，口腔溃疡，无咳嗽、喘息等，纳眠可，舌边尖红起点刺，花剥苔，脉虚细而数，二便调。咽腔轻度充血，扁桃体无肿大，未见疱疹及脓性分泌物。颈软无抵抗，气管居中，胸廓对称无畸形，三凹征阴性，双肺听诊呼吸音清，未闻及干湿啰音及哮鸣音。心腹听诊无异常。

【入院诊断】中医诊断：内伤发热——阴虚阳盛，虚火内炽

西医诊断：发热原因待查

【诊疗经过】入院完善检查。血常规：白细胞 11.08×10⁹/L，血红蛋白 150g/L，嗜酸性粒细胞百分比 8.1%，淋巴细胞数 4.11×10⁹/L，单核细胞 0.74×10⁹/L，嗜酸性粒细胞 0.90×10⁹/L，血象稍高，提示存在感染。生化：球蛋白 18.9g/L，谷丙转氨酶 13U/L，谷草转氨酶 17U/L，碱性磷酸酶 269U/L，肌酐 35.0μmol/L，无明显异常。EB 病毒抗体及 DNA 检测回示：EB 病毒衣壳抗原抗体 IgA 阴性，EB 病毒衣壳抗原抗体 IgG 阳性，EB 病毒衣壳抗原抗体 IgM 阴性，EB 病毒早期抗原抗体 IgG 阴性，EB 病毒核抗原抗体 IgG 阳性，EB-DNA < 1000，提示 EB 病毒远期感染。HLA-B$_{27}$结果提示阴性。T 细胞亚群：T 细胞 CD3（+）CD4（+）20.0%，T 细胞 CD3（+）CD8（+）41.0%，CD4/CD8 比值 0.49，T 细胞 CD3（+）2790/μL，T 细胞 CD3（+）CD8（+）1577/μL，CD4/CD8 比值 0.49，提示免疫力紊乱。体液免疫、PCT、自身抗体、抗 O、ESR、RF、G 试验、GM 试验、T-SPOT、骨髓穿刺活检及肠镜检查均无异常。肺部 CT 提示：双肺多发结节状、斑片状高密度影，考虑炎症。彩超：肝、胆、

脾、胰未见明显异常。患儿入院后第5天出现高热,复查血常规和CRP:白细胞 $15.84 \times 10^9/L$,血红蛋白155g/L,单核细胞百分比11.6%,中性细胞数 $10.03 \times 10^9/L$,淋巴细胞数 $3.67 \times 10^9/L$,单核细胞 $1.84 \times 10^9/L$,CRP 48.97mg/L,考虑感染引起发热,给予抗感染治疗4天后热退效不佳。后给予中药治疗,中医依据患儿发热,无咳嗽,纳差,舌边尖红起点刺,苔黄腻,脉滑数,四诊合参,属中医学内伤发热,证属阴虚阳盛,虚火内炽,治疗中医以滋阴清热为法,予以"青蒿鳖甲汤"加减治疗:

青蒿10g	鳖甲10g(先煎)	知母10g	牡丹皮10g
银柴胡10g	栀子6g	生地黄10g	牛膝10g
夏枯草10g	升麻16g	甘草3g	

每日1剂。3剂后患儿体温降至正常。

患儿反复发热长达12年,反复口服溃疡,偶有腹痛、腹泻、咽痛,结合既往及入院后实验室检查仅发热期间患儿血象及CRP增高,可排除感染性发热可能。结合患儿发热具有周期性规律,伴口腔黏膜损伤,无明显感染源等特点,高度怀疑周期性发热综合征,建议予基因筛查以协诊(未见结果)。

【最终诊断】中医诊断:内伤发热——阴虚阳盛,虚火内炽

西医诊断:周期性发热综合征?

【按语】周期性发热是因素体阴盛或素体虚弱,久病失养,耗伤阴血,阴血亏虚,久病耗阴,气血亏虚所致。本案小儿素体虚弱,间断发热12年,热病日久,耗伤阴液。查体患儿舌边尖红起点刺,苔黄腻,脉滑数,四诊合参,属中医学内伤发热,证属阴虚阳盛、虚火内炽,中医治疗以滋阴清热为法,予以青蒿鳖甲汤加减治疗。青蒿鳖甲汤源自清代吴鞠通《温病条辨》,是温病后期治疗阴虚发热的代表方,由青蒿、鳖甲、生地黄、知母、牡丹皮组成。鳖甲为蠕动之物,入肝经至阴之分,既能养阴,又能入络搜邪;青蒿芳香透络,从少阳领邪外出;生地黄清阴络之热;牡丹皮泻血中之伏火;知母佐鳖甲、青蒿而具搜剔之功。组方严谨巧妙之处,正如吴鞠通所说"此方有先入后出之妙,青蒿不能直入阴分,有鳖甲领之入也;鳖甲不能独出阳分,有青蒿领之出也"。加入地骨皮、银柴胡入阴分,清虚热;栀子以除烦解热;少佐升麻以升发阳气;甘草调和诸药。诸药配合,共奏养阴透热、少佐升阳之功效。由于药证相符,颇具良效。

病案九

患儿反复间断低热 1 年余。2021 年 3 月 25 日入院。

【现病史】1 年前患儿无明显诱因出现低热，体温波动在 37.3℃~37.5℃，患儿每于上午 10 点至当天夜间 23 点发热，夜间 11 点至凌晨 4 点体温正常，无咳嗽、流涕、汗出、恶寒等不适，无头晕头痛、皮疹、关节痛等。先后至开封某儿童医院、郑州某儿童医院、开封某医院诊疗，具体如下：2020 年 4 月，开封某儿童医院经中西医治疗后（具体不详）体温恢复正常，稳定约 1 个月后再次出现发热反复。4 个月前（2020 年 11 月 30 日）至郑州某儿童医院查：免疫六项未见异常；ESR 13mm/h。血常规：白细胞 5.35×10^9/L，中性粒细胞百分比 44.2%、淋巴细胞百分比 45.7%、血小板 322×10^9/L，抗 O 436.2U/mL；2020 年 12 月 28 日，开封某医院：抗核抗体（-）；ESR 15mm/L。血常规：白细胞 8.21×10^9/L，中性粒细胞百分比 56.90%，淋巴细胞百分比 36.5%，血小板 338×10^9/L；抗 O 305U/mL，类风湿因子 2.4U/mL，CRP 0.1mg/L；经治疗（具体药物不详）后效果不明显，今为求进一步治疗至我院就诊，门诊以"发热原因待查"为主收入住院。

【刻下症见】表情自然，面色红润，精神可，形体正常，动静姿态，语声清，无异常气味，舌质淡红，苔黄腻，脉滑数；二便调。查体：皮肤黏膜色泽无发绀、黄染、苍白，双上肢见少许散在暗红色点状皮疹，伴搔抓痕迹；全身浅表淋巴结未触及肿大；鼻甲肥大，鼻窦按压（-），扁桃体Ⅱ度肿大，咽后壁可见淋巴滤泡及黏液分泌物；其他均正常。

【入院诊断】中医诊断：温病——湿蕴中焦，邪郁少阳

西医诊断：不明原因发热

【诊疗经过】入院后实验室检查结果回示：中性粒细胞百分比 37.6%，淋巴细胞百分比 54.4%，白细胞 5.4×10^9/L，红细胞 4.68×10^{12}/L，血小板 295×10^9/L，单核细胞百分比 5.6%，中性粒细胞计数 2.04×10^9/L，淋巴细胞计数 2.95×10^9/L，单核细胞计数 0.30×10^9/L，血小板压积 0.27%，红细胞分布宽度 SD 39.3fL，CRP 0.1mg/L；肺炎支原体抗体 IgM 检测阴性；抗 O 326.7U/mL，提示链球菌感染。T 细胞亚群：T 细胞 CD3（+）CD4（+）24.9%，CD4/CD8 0.76，T 细胞 CD3（+）CD8（+）747/μL，CD4/CD 80.76/μL，提示免疫低下。EB 病毒五项：EB 病毒壳抗原 IgG 阳性（+），EB 病毒核抗原 IgG 阳性（+），EB-CA 高亲和力，提示 EB 病毒既往感染；二便常规、免疫六项、

PCT、巨细胞病毒 IgG 抗体、风湿 + 类风湿相关检测、传染病、乙肝五项、病原学 10 项、T-SPOT、GM 试验、G 试验、肝肾功能及甲状腺功能、ESR 未见异常。鼻旁窦冠状位 + 肺部高分辨扫描提示：左侧上颌窦炎症、支气管炎；泌尿系、肝胆胰脾及心脏彩超未见异常；常规 18 导联心电图显示为正常心电图。

依据患儿实验室检查结果回示患儿西医诊断不明确，故未给予西医治疗。小儿脏腑娇嫩，形体未充，该患儿感邪日久，湿热之邪久停，郁久化热，则出现低热缠绵。根据患儿症状及舌质脉象，辨证为湿热证。患儿诉发热出现于夜间，晨起热退，白天体温升高，寒热往来，舌质淡红，苔黄腻，脉弦滑数。辨证总属邪郁少阳，湿蕴中焦，治以和解少阳，化湿和中。中医治疗予小柴胡汤合三仁汤加减治疗：

柴胡 15g	生黄芩 10g	法半夏 10g	陈皮 10g
苍术 15g	厚朴 10g	生姜 2 片	杏仁 10g
薏苡仁 30g	白豆蔻 10g	通草 6g	淡竹叶 6g
滑石 15g	羌活 15g	桂枝 10g	葛根 15g
鳖甲 30g	青蒿 10g	炙甘草 6g。	

共 3 剂。每日 1 剂，水冲服分 3 次服。

入院治疗第 1 天即给予此中药口服治疗，患儿入院第 2 天后患儿体温恢复正常。二诊患儿无发热，舌质红，苔黄稍腻，守原方 3 剂续服同前。后患儿体温未反复，一直持续正常，出院 1 个月后电话回访，患儿未再出现发热症状。

【最终诊断】中医诊断：温病——湿蕴中焦，邪郁少阳

西医诊断：不明原因发热

【按语】小柴胡汤是和解少阳的代表方剂，出自《伤寒论》。以柴胡、黄芩、人参、半夏、生姜、大枣、炙甘草组方，主治伤寒少阳证，妇人伤寒，热入血室，以及疟疾、黄疸与内伤杂病而见少阳证者。少阳病，邪在半表半里，往来无常，其见证多少不一，总以往来寒热，胸胁苦满，嘿嘿不欲饮食，心烦喜呕，苔白脉弦等症为主。三仁汤是清热祛湿的代表方剂，出自《温病条辨》。以杏仁、薏苡仁、白蔻仁、厚朴、通草、滑石、竹叶、半夏组方，主治湿温初起及暑温夹湿，邪在气分，湿重于热诸证。因其以湿邪为病，湿遏热伏，则午后身热，状若阴虚，头痛恶寒，身重疼痛，苔白腻脉弦细而濡，病势虽缓而缠绵难愈。小柴胡汤与三仁汤虽出自不同医家，分属伤寒、温病范畴，其辨证论治分别为六经辨证、三焦辨证，主治、功用有所不同，但二者也具有相通之处。小柴胡汤和解少阳，宣展枢机，使"上焦得通，津液得下，胃气因和，身濈然汗出而解"，三焦通畅，病自而解；吴鞠通认为："惟以三仁汤轻开上焦

肺气，盖肺主一身之气，气化则湿亦化也。"其调畅三焦气机，宣上、畅中、渗下，气畅湿行，诸证自除。故二者配伍相合，调达三焦气机，透达邪气，运转表里，对于病势缠绵的外感热病，疗效尤佳。方中加入桂枝、羌活以解肌发表，利于邪气达于卫分，腠理开，由表而出；加入葛根方可起到解肌清热之效。方中配伍鳖甲、青蒿之品。吴鞠通在《温病条辨》中焦篇湿温八十三条中指出："脉左弦，暮热早凉，汗解渴饮，少阳疟偏于热重者，青蒿鳖甲汤主之。"此有别于下焦篇十二条的"夜热早凉，热退无汗，热自阴来者，青蒿鳖甲汤主之"，二者药味有桑叶、天花粉、生地黄之不同，功效也有所不同。吴氏对中焦篇的青蒿鳖甲汤指出："少阳切近三阴，立法以一面领邪外出，一面防邪内入为要领。""青蒿鳖甲汤，用小柴胡法而小变之，却不用小柴胡之药者，小柴胡原为伤寒立方，疟缘于暑湿，其受邪之源，本自不同，故必变通其药味，以同在少阳一经，故不能离其法。青蒿鳖甲汤，以青蒿领邪，青蒿较柴胡力软，且芳香逐秽，开络之功，则较柴胡有独胜。"配伍青蒿能增强透解少阳气分之热。临床中，患者反复发热，常常会耗液及阴，加入鳖甲，且能入阴络搜邪。临证中灵活变通，随证加减，共奏祛邪滋阴之效。小柴胡汤、三仁汤是疗效显著、使用范围极为广泛的两个方剂。伤寒学说是温病学说的基础，温病学说则为伤寒学说的继承与发展，其源流一脉相承。临床上，灵活运用伤寒方与温病方，辨证论治合则相得益彰，互为补充。两方结合，从三焦立论，将和解法与祛湿法用于临床，具有相须为用之妙。

病案十

患儿间断低热 10 月余。2021 年 3 月 25 日入院。

【现病史】10 个多月前患儿无明显诱因出现下午低热，热峰 37.4℃，发热时伴乏力，无头晕、头痛、恶寒等症状，至灵宝市第一人民医院就诊，间断予西药（具体不详）口服 1 个月，症状无改善。2020 年 5 月 26 日至三门峡市中心医院住院治疗 7 天，住院期间查血常规：白细胞 3.6×10^9/L，红细胞 4.11×10^{12}/L，血小板 305×10^9/L，血红蛋白 84g/L，红细胞平均体积 66.5fL。鼻窦CT 提示：双侧上颌窦炎或小囊肿。腹部彩超：腹腔淋巴结可见。EB 病毒抗体四项正常。尿培养：培养 48h 无细菌生长。咽拭子培养：草绿色链球菌，干燥奈瑟菌（正常菌群）。九项呼吸道病原学检查：肺炎支原体抗体 IgM 阳性。予"乳糖酸阿奇霉素"静脉注射及其他对症治疗，经治 4 天，体温恢复正常 3 天后出院。出院 3 天后患儿再次出现下午低热，伴乏力，至灵宝市中医院予中药口服 2 个月，服药期间未出现发热。2 个月前（2021 年 2 月 1 日）患儿再次出现下午低热，至灵宝市中医院继予中药口服 30 付，服药后症状有改善但仍有不适，1 周前（3 月 24 日）患儿再次出现下午低热，至灵宝市阳平镇医院予中药口服 5 天，疗效不佳，家长为求进一步治疗，遂于今日至我院就诊，门诊以"发热原因待查"收入我科，入院症见：神志清，精神可，时测体温正常，体虚乏力，纳眠可，无胸闷、头晕、头痛等不适，大便稀，小便可。

【刻下症见】表情自然，面色淡白，精神可，形体正常，动静姿态，语声清，无异常气味，舌质胖大，苔白滑，脉弦细数。二便调。查体：鼻窦区无明显压痛，左侧腹部及下腹部各有一长约 1cm 陈旧性手术瘢痕，眼睑无血色，双侧扁桃体无肿大，表面未见脓性分泌物，咽无充血，听诊双肺呼吸音稍粗，双肺未闻及干湿性啰音，心音正常，各瓣膜听诊区未闻及病理性杂音，未闻及心包摩擦音。肝脾肋下未触及，四肢关节无红肿疼痛。双下肢无水肿。生理反射存在，病理反射未引出。

【入院诊断】中医诊断：温病——风热兼湿热证

西医诊断：发热原因待查

【诊疗经过】入院后实验室结果回示。血常规 + CRP：白细胞 $4.5 \times 10^9/L$，红细胞 $4.88 \times 10^{12}/L$，血红蛋白 95g/L，血小板 $307 \times 10^9/L$，淋巴细胞百分比 42.4%，单核细胞百分比 5.7%，嗜酸性粒细胞百分比 1.0%，嗜碱性粒细胞百分比 1.1%，红细胞平均体积 69.6fL，平均血红蛋白量 19.5pg，平均血红蛋白浓度 280g/L，C 反应蛋白 0.5mg/L，外周血细胞形态及性质分析未见异常。甲状腺功能：游离甲状腺素 8.94pmol/L，ESR 9mm/h。血生化未见异常，传染病筛查未见异常。急诊尿常规：尿蛋白（-），隐血（-），尿比重 ≥1.030。床旁常规 18 导联心电图显示正常心电图。大便常规未见异常。EB 病毒五项：EB 病毒壳抗原 IgG 阳性（+），EB 病毒壳抗原 IgM 阳性（+），EB 病毒核抗原 IgG 阳性（+），EB 病毒早期抗原 IgG 阳性（+），EB-CA 高亲和力阳性；T 细胞亚群未见异常；G 试验（侵袭性真菌）：血清 G 试验 <10pg/mL。T-SPOT（静脉血）未见异常。GM 试验（曲霉菌）：血清 G 试验 <10pg/mL，血清 GM 试验 0.19。胸部轴位 CT 平扫未见明显异常。浅表淋巴结（颈部）、肝胆脾胰、胃肠道彩超：双侧颈部淋巴结可见，肝、胆、脾、胰未见明显异常，胃肠道未见明显异常。心脏彩超：心内结构未见明显异常，心功能正常。

依据患儿实验室检查结果回示患儿西医诊断不明确，故未给予西医治疗。

根据患儿发热，舌质胖大，苔白滑，脉弦、细数。中医四诊合参，辨病属中医学"温病"范畴，辨证属风热兼湿热。温热之邪侵袭体表，卫气抗争于肌表故发热；温热侵袭，卫气被遏，温煦失司故恶风寒，由于感受温热之邪，故恶风寒轻；温热犯肺，肺气失宣则咳嗽，咽喉为肺之门户，温热之邪侵袭则咽喉肿痛；加以患儿平素饮食不节，则易致内湿停聚。结合舌质脉象，当属风热兼湿热证。中医治疗予以甘露消毒丹加减治疗：

藿香 10g	杏仁 10g	生薏苡仁 30g	连翘 10g
黄芩 10g	川厚朴 6g	通草 3g	滑石 12g(包)
栀子 10g	淡豆豉 6g	姜半夏 12g	炒枳实 10g
茵陈 12g	蔻仁 6g(后入)	芦根 15g。	

共 3 剂，每日 1 剂，水冲服分 3 次服。

入院治疗第 1 天即给予此中药口服治疗，患儿入院第 2 天后患儿体温恢复正常。二诊患儿无发热，舌质红，苔黄稍腻，守原方 5 剂续服同前。后患儿体温未反复，一直持续正常，出院 2 个月后电话回访，患儿未在出现发热症状。

【按语】湿温发热病属内伤发热。内伤发热在古代文献中以"内热""积热""火郁""烦热""郁热"为名。王纶在《明医杂著·医论》中载内伤发热病机："内伤发热，是阳气自伤，不能升达，降下阴分而发热，乃阳虚也。"内伤发热，当以虚实两端论，不唯执一尔。须知湿温发热乃属实证，湿热内蕴，脾胃之阳气被其遏抑，不能宣通，气机不能通达内外，人体蒸腾之热不能发散外达，郁而发热，渐积而成阴郁之火，且成低热长久不退之势。因湿热交阻，留恋气分，以致气机不利，清浊混淆，证见身热肢楚，胸闷腹胀等。湿邪不化，肠道传化失司，则二便不畅；湿与热结滞于中焦，温热之邪横犯阳明，里热炽盛，则见面赤发热，热不得越，则神情烦闷；脾胃气机为升降之枢纽，以通降为顺，困于湿热，气机停滞，运化失司，而致纳呆；宿食不化，秽浊内生，则见内痈外疮诸症。甘露消毒丹，首载于清代魏之琇的《续名医类案·卷五·疫证》中云："雍正癸丑，疫气流行，抚吴使者，嘱叶天士制方救之。叶曰：时毒厉气，后天太阳寒水湿寒合德，挟中运之火流行，气交阳光不治，疫气大行，故凡人之脾胃虚者，乃应其病气，邪从口鼻皮毛而入，病从湿化者，发热目黄，胸满丹疹泄泻，当察其舌色，或淡白或舌心干焦者，湿犹在气分，甘露消毒丹治之。"

（袁业红）

病案十一

患儿间断发热伴乏力10月余。2021年3月23日入院。

【现病史】患儿10个月前（2020年6月25日）患儿无明显诱因出现发热。体温最高38.3℃，午后热重，至夜间约23时，体温自行降至正常，伴流涕、乏力，无寒战、咳嗽、呕吐、腹泻、皮疹、关节痛、抽搐等症状，在家间断口服退热类中成药物治疗2周（双黄连口服液、小儿豉翘清热颗粒），患儿仍反复低热，至河南省妇幼保健院，查血常规：WBC $5.62 \times 10^9/L$，N 41.6%，L 48.9%。CRP 0.49mg/L，PCT < 0.02ng/mL，抗 O 486.3U/mL↑，G 试验 111.51pg/mL↑。自身抗体：抗 SM 抗体（±）、抗 nRNP 抗体（+），ESR 10mm/h，风湿、类风湿、EB 病毒未见明显异常，给予"阿糖腺苷、哌拉西林他唑巴坦、氟康唑"等输液治疗9天，患儿体温未见明显变化，至我院住院治疗，查抗 O 675.8U/mL↑，ESR 22mm/h↑，自身抗体：抗 SM 抗体（-），考虑"链感后综合征"，给予"头孢呋辛"抗感染及口服中药对症治疗28天，病情缓解，体温暂稳定。出院后予"苄青霉素针"肌注治疗。6个月前，患儿仍出现体温不稳定，体温波动于36.8℃~37.1℃，伴乏力、口苦、咽干、恶心，遂再次以"链球菌感染综合征"至我院输液治疗，期间曾至北京儿童医院及北京协和医院就诊，查自身抗体（-），未明确诊断，继续在我院住院治疗，出院后至今患儿仍反复出现低热、流涕、乏力等症状，均在我院门诊予以口服中药后症状缓解，同时在河南省人民医院予长效青霉素针8次治疗，抗 O 未见明显下降。2天前患儿因意外摔倒后就诊于河南省妇幼保健院，行膝关节 CT 示：双侧膝关节少量积液，为求进一步治疗，遂来我院，门诊查体后以"链球菌感染综合征"收住我科。

【刻下症见】神志清，精神可，体温37℃，口苦、咽干、恶心、乏力，纳眠可，二便可。

【入院诊断】中医诊断：温病——邪气犯卫

西医诊断：①发热待查；②链球菌感染综合征；③结缔组织病？

【诊疗经过】暂观察。

【入院检查】血常规 + CRP：白细胞 $5.9 \times 10^9/L$，中性粒细胞百分比 40.9%，淋巴细胞百分比47.1%，中性粒细胞计数 $2.42 \times 10^9/L$，淋巴细胞计数 $2.80 \times 10^9/L$，CRP 0.3mg/L。ESR、外周血细胞形态及性质分析未见异常。

肝功能基础检测项目、血清肌酸激酶、血清肌酸激酶同工酶、血清乳酸脱氢酶、乳酸脱氢酶同工酶、α-羟丁酸脱氢酶、肾功能基础检测项目、血脂基础检测项目、微量元素测定、抗O定量测定、类风湿因子定量：丙氨酸氨基转移酶16.9U/L，天冬氨酸氨基转移酶29.4U/L，碱性磷酸酶320.1U/L，肌酸激酶同工酶23.0U/L，羟丁酸脱氢酶198.4U/L，肌酐52.9μmol/L，高密度脂蛋白胆固醇1.70mmol/L，抗O582.6U/mL，RF6.6U/mL。免疫六项、降钙素原、病原学17项、结明三项：免疫球蛋白E700.0U/mL（提示患儿属于高免疫状态），肺炎支原体抗体IgM阳性（+），肺炎衣原体抗体阳性（+），EB病毒壳抗原IgG阳性（+），EB病毒核抗原IgG阳性（+）（提示曾经感染），腺病毒抗体阳性（+），HLA-B$_{27}$阴性；风湿+类风湿相关检测未见异常。

治疗上：中药以"小柴胡汤"加减，以疏肝健脾、化湿除风为治法。具体方药如下：

北柴胡颗粒12g	黄芩颗粒10g	太子参颗粒10g	麦冬颗粒10g
茯苓颗粒10g	知母颗粒10g	黄芪颗粒10g	玄参颗粒10g
川芎颗粒5g	赤芍颗粒10g	鸡血藤颗粒15g	雷公藤颗粒20g
白术颗粒6g	防风颗粒6g	牛膝颗粒10g	醋五味子颗粒6g

水冲服，共7剂，每日1剂，分2次口服。

【病情变化】3月25日患儿仍反复发热，午后为主，数小时后退至正常，偶有乏力，口苦、咽干较前缓解，无寒战、咳嗽、呕吐、腹泻、皮疹、关节痛、抽搐等症状，纳眠可，二便正常，舌质红，苔黄，脉数。

进一步完善骨髓检查：未见异常。复查膝关节MRI，膝关节平扫（右）：右膝关节股骨内外侧髁、胫骨内外侧髁关节面下骨髓水肿；右膝关节外侧盘状半月板；右膝关节外侧半月板后角变性；右膝关节内侧半月板前、后角及外侧半月板前角损伤；右膝关节少量积液；右膝关节髌下脂肪垫肿胀。膝关节平扫（左）：左膝关节髌骨内异常信号，考虑血管影；左膝关节股骨内外侧髁、胫骨内外侧髁及腓骨头内异常信号，考虑骨髓水肿；左膝关节内外侧半月板前后角损伤；左膝关节少量积液；左膝关节髌下脂肪垫水肿；左膝关节腘窝内异常信号，考虑囊肿。浅表淋巴结彩超：双侧颈部淋巴结稍大；双侧腋下、腹股沟区淋巴结可见。继续予中药口服，患儿体温渐稳定。

【最终诊断】①链球菌感染综合征；②结缔组织病。

【按语】①链球菌感染综合征：患儿为12岁7个月儿童，发热10个月，伴乏力、口苦、咽干、恶心，无咳嗽，无气促、发绀，无呕吐、抽搐、关节痛、皮疹，查体咽红，双肺听诊呼吸音清，心肺查体未见明显异常，神经系统查体未见明显阳性体征。实验室检查显示抗 O 582.6U/mL↑，目前诊断为链球菌感染综合征。②结缔组织病？根据：患儿长期反复发热，热峰38.4℃，且能自行退至正常，伴乏力，晨起后双手无力，无咳嗽，无气促、发绀，无呕吐、抽搐、关节痛、皮疹。查体咽红，双肺听诊呼吸音清，心肺查体未见明显异常，神经系统查体未见明显阳性体征。实验室检查示免疫球蛋白 E 700.0U/mL（提示患儿属于高免疫状态）；膝关节 CT（2021 年 3 月 20 日河南省某医院）示双侧膝关节少量积液。患儿既往有哮喘病史，对牛奶、鸡蛋过敏，属高敏体质，故结缔组织病不能排除，治疗以抗感染及对症治疗为主。

　　患儿反复发热，伴乏力、口苦、咽干、恶心，大便呈黄色稀糊样便，舌质红，苔黄，脉数。四诊合参，该病属祖国医学"温病"范畴，辨证为邪气犯卫。小儿脏腑娇嫩、形气未充，卫表不固，易感外邪，邪气犯卫则发热；舌质红，苔黄，脉数，均与上述证型相符。中药以"小柴胡汤"加减。《伤寒论》曰："伤寒中风，有柴胡证，但见一证便是，不必悉具。"患儿出现"往来寒热，胸胁苦满，咽干口苦"等皆为少阳主证，同时兼有乏力，故不可局限，应观其脉症，随证治之。柴胡可以解伤寒，退六经邪热往来，与黄芩相配加强清热泻火、除郁热之效；发热日久则耗气伤阴，气虚则络瘀，故去温燥之半夏、生姜、大枣，用太子参、麦冬、玄参则养阴清热，且能缓和柴胡、黄芩的燥性；同时用黄芪、白术合防风益气固表，合茯苓以健脾益气，甘温除热；川芎、赤芍、鸡血藤、牛膝理气活血，且牛膝能引热下行；雷公藤性苦寒，祛风除湿，活血通络，现代临床研究证实其有良好的抗炎、免疫抑制作用。全方寒热并用，攻补兼施，宣通内外，和畅气机，故能使阴阳协调，疾病得愈。

病案十二

　　患儿间断发热伴关节疼痛 10 天。2018 年 4 月 20 日入院。

　　【现病史】患儿 10 天前无明显诱因出现发热，热峰 39.0℃，伴双肘、双腕、双膝、双踝、足跟游走性疼痛，无皮疹、咳嗽、咳痰、恶心、呕吐、腹痛、腹泻等症状，就诊于中牟县中医院。实验室检查示：白细胞计数 21.3 × 10^9/L，HGB 109g/L，中性粒细胞百分比 91.8%，淋巴细胞百分率 6.3%，中性粒细胞绝对值 19.6 × 10^9/L，红细胞计数 4.55 × 10^{12}/L，血小板计数 391 × 10^9/L，CRP 39.67mg/L，肺炎支原体阳性，谷丙转氨酶（ALT）115U/L，谷草转氨酶（AST）53U/L，高密度胆固醇 0.93mmol/L，载脂蛋白 A 10.78g/L，肌酸激酶同工酶（CK-MB）19U/L，乳酸脱氢酶（LDH）363U/L，α－羟丁酸 346U/L。

具体诊断不详，给予"布洛芬混悬液、哌拉西林舒巴坦针、复方甘草酸苷针、头孢他啶针、青霉素钠针、阿奇霉素针及口服中药"等治疗后，体温恢复正常，四肢大关节游走性疼痛稍好转后出院。继续口服中药治疗，仍间断低热，体温波动在37.0℃~38.0℃，可自行恢复正常，伴有双肘、双腕、双膝、双踝、足跟游走性疼痛，无皮疹。今我院门诊查左踝关节 DR 示：左侧胫骨下端多发致密影，局部软组织略肿胀，请结合临床痛点观察。患儿家长为求进一步治疗由门诊以"发热、关节疼痛原因待查"收入我科。

【刻下症见】发热、乏力，双肘、双腕、双膝、双踝、足跟游走性疼痛，无皮疹、咳嗽、咳痰、恶心、呕吐、腹痛、腹泻，纳眠可，二便正常。

【入院诊断】中医诊断：痹证——湿热痹

西医诊断：发热、关节疼痛原因待查：①链球菌感染综合征？②风湿热？③幼年特发性关节炎？

【诊疗经过】治疗上予头孢他啶、多种微量元素营养支持治疗。中医辨证属湿热闭阻证，治以清热利湿、祛风通络为法，予羌活胜湿汤加减，方药如下：

羌活9g	独活9g	防风9g	麸炒苍术15g
川芎9g	白芷6g	当归12g	北柴胡12g
黄芩9g	清半夏12g	炙甘草6g	薏苡仁20g

每日1剂，水煎服。

【入院检查】实验室检查显示：白蛋白（ALB）36.2g/L，碱性磷酸酶（ALP）155.0U/L，谷氨酰转肽酶（GGT）85.5U/L，LDH 288.0U/L，CK 29.0U/L，CK-MB 16.0U/L，羟丁酸脱氢酶（HBDH）203.4U/L，磷（P）1.75mmol/L；抗 O 294.0U/mL；ESR 80mm/h；IgG 10.60g/L，IgA 3.18g/L，IgE 378U/mL，EB 病毒壳抗原 IgG（VCA-IgG）弱阳性（±），CD4/CD8（624）1.16，T 细胞 CD3（+）（614）1094，CD4/CD8（625）1.16，PCT 0.15ng/mL，甲功三项未见异常。彩超示：肝实质回声稍强、稍密（请结合临床）、肠系膜周围淋巴结可见、右下腹阑尾区未见明显异常（请结合临床）、心内结构未见明显异常、心功能正常、双侧颈部淋巴结部分肿大。PPD 试验阴性；尿常规、传染病、风湿＋类风湿相关检测未见异常。

4月19日复查结果回示：白细胞计数 7.9×10⁹/L，HGB 118g/L，红细胞压积36.3%，中性粒细胞百分比64.1%，淋巴细胞百分比28.1%，红细胞平均体积80.6fL，平均血红蛋白量26.3pg，红细胞分布宽度 SD 34.6fL；CRP 26.63mg/L；ESR 60mm/h；白蛋白36.7g/L，白球比1.1，AST 41.4U/L，ALP

139.0U/L，GGT 61.8U/L；ASO 310.0U/mL。

【病情变化】患儿体温渐稳定，关节疼痛缓解。

【最终诊断】感染性关节炎。

【按语】患儿 8 岁，男，以发热、四肢关节游走性疼痛为主要表现。查体：四肢无畸形，无杵状指、趾，双肘、双腕、双膝、双踝、足跟游走性疼痛，足背动脉搏动正常，四肢肌力、肌张力正常，活动无障碍，双下肢无水肿；四字征阴性，生理反射存在，病理反射未引出，脑膜刺激征阴性；辅助检查同前。经抗感染及对症治疗后病情好转，故目前诊断为感染性关节炎。本病多继发于链球菌感染，可有发热、关节游走性疼痛等，患儿抗 O 水平升高、ESR 偏快，且抗感染治疗有效，故诊断为本病。

本病属中医"痹证"范畴。痹证，是因风、寒、湿、热等外邪侵袭人体，闭阻经络而导致气血运行不畅的病证。主要表现为肌肉、筋骨、关节等部位酸痛或麻木、重着、屈伸不利，甚或关节肿大、灼热等。临床上具有渐进性或反复发作的特点。其发生与体质的盛衰以及气候条件、生活环境有关。痹证初起，不难获愈，晚期病程缠绵。因感邪不同分为风痹、寒痹、湿痹、热痹，有时邪气可合而致病，先天不足，或病史日久、失治误治出现肝肾亏虚、痰瘀痹阻之证。该患儿以发热、四肢关节游走性疼痛为主要表现，属中医"痹证"范畴。患儿形体偏胖，全身困乏无力，湿浊郁而发热，湿热内蕴，痰瘀阻滞，湿热瘀相互蕴结，阻于经脉，气血瘀滞，阻遏气机，终至湿热痰瘀闭阻经络，流注骨节，气血运行不畅，关节失养，故见关节肿痛。结合舌脉，属湿热闭阻证。中医治以清热利湿、祛风通络为法，予羌活胜湿汤加减。

羌活胜湿汤源于元代李东垣《内外伤辨惑论》，为利湿之剂，治湿气在表，头痛头重，或腰脊重痛，或一身尽痛，微热昏倦。羌活胜湿汤方中羌活、独活为君药，走太阳经，其辛苦温燥，辛散祛风，味苦燥湿，性温散寒，通痹止痛；臣以防风祛风除湿，发汗止痛；佐以川芎活血，祛风止痛，白芷止痛走阳明；加当归养血和血，恐汗之太过伤及营血；柴胡、黄芩和解半表半里之热，且黄芩合薏苡仁祛湿清热，防辛燥太过；使以炙甘草调和诸药。全方共奏祛风清热利湿之效，故用羌活胜湿汤祛风胜湿。因湿邪较重，肢体酸楚重着，加半夏、苍术、薏苡仁以助祛湿通络止痛；且黄芩、薏苡仁清热，防燥太过；加当归配川芎以养血和血，活血止痛，共奏祛风胜湿、通络止痛之功。如汪昂在《医方集解》中所云："此足太阳药也。经曰：风能胜湿，羌、独、防、藁、芎、蔓，皆风药也。湿气在表，六者辛温升散，又皆解表之药，使湿从汗出，则诸邪散矣。"

病案十三

患儿反复发热伴胸痛、关节痛2年5月余，再发1天。2021年3月30日入院。

【现病史】两年5个月前（2018年11月21日）患儿发热，每日2~3次热峰，热峰39.7℃，热峰时伴全身皮疹，胸痛咽痛，热退疹消，至当地医院治疗效果欠佳，后至郑州市某医院住院治疗，查血常规、CRP、ESR偏高（具体不详）。肺部CT（2018年11月21日）：左侧少量胸腔积液，心影饱满；肺部CT（2018年11月27日）：左肺下叶实变，胸腔积液，心影饱满，心包积液。纤维支气管镜（2018年11月29日）：支气管内膜炎，口腔见凝乳状分泌物，诊为"大叶性肺炎，脓毒血症"，先后予头孢哌酮舒巴坦、阿奇霉素针、甲泼尼龙、美罗培南、丙种球蛋白、利福霉素、氟康唑、万古霉素、美罗培南联合利奈唑胺等治疗效果欠佳。12月5日患儿出现臀部疼痛，次日查骶髂关节MRI示：右侧骶髂关节髂骨面异常信号、关节间隙内积液，继续予上述治疗效果欠佳。12月9日患儿转入我院，查肺部CT示支气管肺炎。泌尿系彩超提示：膀胱黏膜层增厚，考虑诊断幼年型特发性关节炎（全身型），予甲泼尼龙片（8mg，tid）、萘普生、氨甲蝶呤、白芍总苷、叶酸、胸腺素、尪痹胶囊治疗8天病情好转后出院，定期复查，激素渐减停（具体不详）。后患儿两次（2019年2月19日，2020年6月17日）因肺部感染（大叶性肺炎）后出现病情反复至我院住院治疗，予抗感染、抗炎、抑制免疫及对症治疗，病情好转出院，于2020年7月加用雷公藤多苷片、来氟米特胶囊至今，甲泼尼龙片逐渐减停。定期复查，易感冒，偶诉臀部疼痛。2021年3月29日患儿出现咽喉疼痛、咽干，伴鼻塞，次日出现发热，热峰38.2℃，颈部疼痛，于社区卫生院输液抗感染、退热治疗（具体不详），效果欠佳。右侧胸痛，膝关节疼痛，腹部出现红色皮疹，急来我院就诊，门诊以"幼年型特发性关节炎（全身型）、肺炎"收住我科。刻下症见：神志清，精神差，发热，时体温39.5℃，右侧胸痛，颈部疼痛，膝关节行走时疼痛，咽干、咽痛鼻塞，喉间有痰，痰黏难咯，腹部及背部可少量红色皮疹，乏力，自汗盗汗，易感冒，食纳一般，睡眠可，大便1~2天/次，质干硬，小便偏黄。

【入院诊断】中医诊断：痹证——气阴两虚兼湿热血瘀

西医诊断：①幼年型特发性关节炎（全身型）；②大叶性肺炎；③鼻窦炎

【诊疗经过】入院后予抗感染及对症支持治疗，继服雷公藤多苷片、来氟米特胶囊、氨甲蝶呤、白芍总苷、叶酸、胸腺素、尪痹胶囊等。

【入院检查】2021 年 3 月 31 日：白细胞 22.4 × 10⁹/L，中性粒细胞百分比 91.0%，淋巴细胞百分比 6.2%，中性粒胞计数 20.40 × 10⁹/L，C 反应蛋白 58.8mg/L，肺炎支原体抗体 IgM 检测阴性。鼻旁窦冠状位 + 肺部高分辨扫描 CT 提示：①双侧颌窦、筛窦、蝶窦炎症，右侧下鼻甲肥大；②支气管肺炎；③双侧胸膜增厚。肌钙蛋白 0.2ng/mL；血钾 3.31mmol/L；ESR 42mm/h；降钙素原 15.8pg/mL。病原学十项：EB 病毒壳抗原 IgG 阳性（ + ），EB 病毒核抗原 IgG 阳性（ + ）。血栓止血相关检测：D - 二聚体测定 1.27μg/mL，凝血酶原时间 15.9s，国际标准化比值 1.7，纤维蛋白原 5.51g/L，纤维蛋白（原）降解产物 8.76μg/mL。二便常规、抗 O、类风湿因子、肝肾功能、免疫六项、结明三项、T-SPOT、G 试验、GM 试验均未见明显异常。心电图显示不完全性右束支阻滞，后复查提示心动过速伴 T 波改变。心脏彩超提示二尖瓣、三尖瓣少量反流。

2021 年 4 月 2 日，急查血常规 + CRP：白细胞 18.4 × 10⁹/L，中性粒细胞百分比 86.8%，淋巴细胞百分比 10.4%，中性粒细胞计数 15.92 × 10⁹/L，C 反应蛋白 182.3mg/L。心肌酶：天冬氨酸氨基转移酶 74.9U/L，肌酸激酶 439.5U/L，肌酸激酶同工酶 28.4ng/ml，乳酸脱氢酶 576.6U/L，肌钙蛋白 8.10ng/mL。电解质未见异常。

2021 年 4 月 5 日，血常规 + CRP：白细胞 14.1 × 10⁹/L，血小板 318 × 10⁹/L，中性粒细胞百分比 78.1%，淋巴细胞百分比 14.5%，中性粒细胞计数 11.03 × 10⁹/L，C 反应蛋白 69.97mg/L。生化：白蛋白 31.6g/L，肌钙蛋白 0.49ng/ml；降钙素原 0.91ng/mL；电解质未见异常。

2021 年 4 月 6 日：喉、气道 CT 三维重建示：①双肺多发炎症并部分实变，双肺下叶病变较 2020 年 6 月 18 日片出现进展，余较前变化不大；②双侧胸膜增厚，左侧胸腔积液；③所示右侧上颌窦炎；④喉气道 CT 三维重建未见异常。髋关节 CT 提示：双髋关节未见明显异常；膀胱壁略厚。

2021 年 4 月 8 日，血常规 + CRP：白细胞 25.1 × 10⁹/L，血小板 425 × 10⁹/L，中性粒细胞百分比 85.0%，淋巴细胞百分比 12.6%，中性粒细胞计数 21.35 × 10⁹/L，C 反应蛋白 110.7mg/L，肺炎支原体抗体 IgM 检测阴性；红细胞沉降率 32mm/h；T 细胞亚群：CD3（ + ）CD4（ + ）28.2%，CD3（ + ）CD8（ + ）33.8%；CD3（ + ）1979/μL，CD3（ + ）CD8（ + ）1061，CD4/CD8 0.83。风湿 + 类风湿相关检测、HLA-B₂₇ 未见异常；食物不耐受、过敏原筛查（ - ）。彩超提示右侧胸

腔少量积液(49mm×9mm)。

　　治疗上停用白芍总苷、来氟米特、尪痹胶囊,予丙种球蛋白支持治疗,予阿奇霉素联合美罗培南抗感染,甲泼尼龙针抗炎治疗,及萘普生(150mg,bid)口服解热镇痛治疗。中药以扶正祛邪为治则,以益气养阴、清热利湿为法,予补中益气汤加减,具体方药如下:

黄芪20g	白术10g	陈皮10g	当归10g
太子参10g	柴胡10g	升麻3g	桃仁10g
知母20g	地黄10g	黄芩15g	鱼腥草30g
丹参10g	青蒿30g	浙贝母10g	炙甘草6g

水煎服,每日1剂,分2次,口服。

　　【病情变化】体温稳定,未再诉胸痛等。4月13日复查血常规+CRP示:白细胞$16.7 \times 10^9/L$,中性粒细胞百分比81.3%,淋巴细胞百分比16.3%,C反应蛋白26.6mg/L。生化:天冬氨酸转移酶147.9U/L,肌钙蛋白0.05ng/mL。4月16日复查肺部CT提示:支气管肺炎,左下肺局部实变,较4月6日有所吸收,病情好转,双侧胸膜增厚,左侧胸腔少量积液。体温稳定3天后甲泼尼龙针渐减停,改为泼尼松口服,雷公藤多苷片加量至2mg/(kg·d),多靶点抗炎、抑制免疫治疗控制病情反复。

　　【最终诊断】中医诊断:痹证——气阴两虚兼湿热血瘀

　　　　　　　　西医诊断:①幼年型特发性关节炎(全身型);②大叶性肺炎;③鼻窦炎;④胸腔积液;⑤心肌炎

　　【按语】患儿现病史2年5月余,多次合并大叶性肺炎、心肌炎,发热伴全身皮疹,关节痛,胸痛咽痛,热退疹消,多次实验室检查血常规、CRP、红细胞沉降率偏高,胸腔积液,心影饱满,心包积液,支气管内膜炎。骶髂关节MRI:右侧骶髂关节髂骨面异常信号、关节间隙内积液,余风湿相关抗体未见异常,故幼年特发性关节炎(全身型)诊断明确。患儿病史较长,长期口服免疫抑制剂,免疫力低下,反复发热,无明显咳嗽,仍不除外肺部感染,故停用白芍总苷、来氟米特、尪痹胶囊,另予丙种球蛋白支持治疗,予阿奇霉素联合美罗培南抗感染,予甲泼尼龙针抗炎治疗,及萘普生(150mg,每天2次)口服解热镇痛治疗,待体温稳定后甲泼尼龙针减停改为泼尼松口服,患儿病程长,上述治疗控制欠佳,故予泼尼松片联合雷公藤多苷片[2mg/(kg·d)]多靶点抗炎、抑制免疫治疗控制病情反复。患儿体质较差,多次合并间质性肺炎,胸膜增厚,心肌炎,远期预后差,不除外并发巨噬细胞活化综合征等危重症可能,嘱增强体质,注意预防感染。

幼年型特发性关节炎属于中医"痹证"的范畴。中医认为，其多为本虚标实之证，人体气血不足、肝肾亏损、外寒湿气重，阻碍经络活血而引发本病。故治疗中，应益气养血、补肝益肾、祛风散寒、化瘀散结和活血通络等方法进行治疗。依据患儿病史较长，反复发热，发热时畏寒，得热不减，口周苍白，四肢青紫厥冷，胸闷胸痛，关节痛，进食生冷易腹泻，平素易感冒，倦怠乏力，自汗盗汗，纳眠可，大便干，小便正常。咽稍红，舌质淡红，苔黄厚，脉虚。四诊合参，属祖国医学"痹证"范畴，证属气阴两虚兼湿热血瘀。小儿先天禀赋不足，正气不足，无力抗邪外出，每致缠绵难愈，病久耗气伤阴，久用糖皮质激素等多种免疫抑制剂，更加耗伤阴液，故乏力、自汗盗汗、手足心热。中药以扶正祛邪为治则，以益气养阴、清热利湿活血为法，予补中益气汤加减。患者长期疾病缠身，正气已伤，虚阳外越、阴火上冲。李东垣认为："气虚，下流于肾，阴火得以乘其土位。"该患者为气阴两虚，亦可采用《脾胃论》中的补中益气汤加减治疗。方中炙黄芪、太子参均可益气、固表、健脾、养阴生津，黄芪还可补肺气，益皮毛而固腠理。脾为肺之母，患儿每次发病表现为胸闷气促，故予黄芪、白术培土生金。方中重用黄芪补中益气，固表止汗，升阳举陷，为君药。太子参、白术、炙甘草甘温益气养阴健脾，共为臣药。血为气之母，故用当归养血和营；陈皮理气行滞，使补而不滞，行而不伤，共为佐药。少入柴胡、升麻升阳举陷，佐助君药以升提下陷之中气，又能透表退虚热，且引芪、参走外以固表，二药兼具佐使之用。加用生地、知母养阴生津，缓解类固醇激素等大辛大热之品，久病多瘀，加用桃仁、丹参合当归加强活血化瘀之功，青蒿、黄芩、浙贝母三药合用清利缠绵之湿热。佐以鱼腥草清肺热以治其标；炙甘草调和诸药，亦作使药。全方共奏益气养阴、清热利湿活血之功。

病案十四

患儿间断发热、颈部淋巴结肿大10天。2014年6月20日入院。

【现病史】10天前患儿不明原因发热，体温38.8℃，无咳嗽、流涕，无皮疹，发现颈部肿物，无疼痛，未在意。自服药物3天（具体不详）体温可降至正常，但仍有反复。7天前患儿体温仍有反复，不伴有咳嗽、咽痛，至当地诊所采用"头孢类抗生素、清开灵针"静滴3天，体温降至正常。今日体温再次升至38.7℃，至郑州市某医院查血常规提示：白细胞3.7×10^9/L，中性粒细胞百分比44%，淋巴细胞百分比51.1%，异型淋巴细胞百分比8%；CRP < 8mg/L。颈部彩超：右侧颈部可见数个淋巴结回声，边界清，大者约27mm×11mm，提

示右侧颈部增大淋巴结。今日至我院门诊，建议住院治疗。由门诊收入我科。

【刻下症见】发热，咽痛，颈部多个淋巴结肿大，有压痛，无咳嗽、皮疹，纳欠佳，大小便正常。

【入院诊断】中医诊断：温病——热毒炽盛

西医诊断：发热、淋巴结肿大待查

①EB 病毒感染？②亚急性坏死性淋巴结炎？③淋巴瘤？

【诊疗经过】予阿糖腺苷针静脉滴注抗病毒治疗，血必净针活血化瘀对症治疗，中医辨证为热毒炽盛，治以清热泻火、解毒利咽为法，予普济消毒饮和消瘰丸加减，方药如下：

柴胡 15g	黄芩(炒)12g	黄连(炒)6g	连翘 15g
板蓝根 15g	玄参 10g	金银花 15g	石膏 50g
知母 9g	升麻 6g	薄荷 6g	牛蒡子(炒)15g
蝉蜕 9g	陈皮 9g	贝母 10g	牡蛎(生)50g

每日 1 剂，水煎服，分两次服。

【入院检查】入院第 2 天行骨髓穿刺术，骨髓片示：取材欠佳(稀释)、涂片、染色可。血片示：白细胞总数大致正常，粒细胞比值正常，核左移，红细胞大小不等，未见有核红细胞，淋巴细胞比值偏高，血小板成堆散在分布，结果回示无明显恶性病变。实验室检查结果提示免疫紊乱，ALT 46U/L，病原学回示阴性。故不除外亚急性坏死性淋巴结炎，建议行淋巴结活检，家属拒绝。

治疗予匹多莫德颗粒口服调节免疫，考虑肝酶轻度增高暂不予药物治疗；入院第 4 天患儿仍反复高热，EB 病毒感染不能除外，改阿糖腺苷为更昔洛韦针 5mg/q12h 静滴行抗病毒治疗。入院第 5 天 EB 病毒衣壳抗原抗体 IgG(+)，EB 病毒核抗原抗体 IgG(+)，余阴性；EB-DNA、CMV-DNA 均阴性，故不除外慢性活动性 EB 病毒感染，继续给予更昔洛韦抗病毒治疗。入院第 6 天复查血常规：白细胞 2.96×10^9/L，中性粒细胞百分比 50.7%，淋巴细胞百分比 45.6%，中性粒细胞计数 1.50×10^9/L，异型淋巴细胞百分比 1%。给予鲨肝醇片口服升白细胞对症治疗。颈部彩超：双侧颈部均可见数个淋巴结回声，部分融合成团，左侧较大者 22mm × 7mm，右侧较大者 40mm × 12mm，边界清；PPD 24h 结果阴性，暂不考虑淋巴结结核。入院第 7 天考虑亚急性坏死性淋巴结炎可能性大，建议行淋巴结活检，家属拒绝，建议给予甲强龙针 40mg/q12h，静滴调节免疫药物治疗，家属同意目前治疗。入院第 10 天甲强龙针减量应用。入院第 11 天患儿体温稳定，颈部淋巴结明显缩小，复查白细胞 7.2×10^9/L，中性粒细胞百分比 75.5%，淋巴细胞百分比 23.0%，异型淋巴细胞（镜检）未见。更昔洛韦应用 7 天，改 5mg/（kg·d）静滴。入院第 12 天，甲强龙减至 20mg/d，改强的松片口服。入院第 13 天，患儿病情稳定，请示上级医生后准予出院。院外继服药物：强的松片 20mg，晨起顿服（每 2 日减 1 片至减停）；匹多莫德颗粒 0.4g，每日 1 次，口服；复方甘草酸苷片 2 片，每日 3 次，口服；肝泰乐片 2 片，每日 3 次，口服；定期复诊。

【病情变化】体温持续稳定，肿大淋巴结逐渐缩小。复查：谷丙转氨酶 160U/L，谷草转氨酶 56U/L，肌酸激酶同工酶 7U/L，余未见明显异常。

【最终诊断】中医诊断：温病——热毒炽盛

西医诊断：①亚急性坏死性淋巴结炎；②EB 病毒感染（既往感染）；③肝损害

【按语】坏死性淋巴结炎属于较为罕见的自限性疾病，临床误诊率高。患者临床多表现为全身发热，淋巴结肿大，白细胞减少等，其发病机制目前尚未有明确定论，临床认为可能与自身免疫或感染相关。本病尚无确切的有效治疗。其症状和体征通常在 1~4 个月内消退。解热镇痛药及非甾体抗炎药可缓解淋巴结触痛及发热；对有严重或持续症状的患者可予糖皮质激素治疗或高剂量糖皮质激素联合静脉用免疫球蛋白治疗。由于该病可能发展为 SLE，或者出现复发，所以建议对受累患者进行长期随访。

本病属于中医"温病"范畴。中医学认为本病病机与热、毒、痰、瘀相关。机体本虚，卫表不固，风热邪毒由表入里，壅塞气血，阻滞经络，致血运不畅，灼津成痰，痰毒互阻，结块而肿；卫气郁遏或卫阳亢奋，致恶寒发热；热毒蕴结于少阳之络，阻滞经络，致气血凝滞，不通则痛。因此，治疗当以解毒化痰、清热疏风为原则。本例患儿发热，咽喉红赤，乳蛾肿大，颈部淋巴结肿大，舌红，苔黄，脉数有力。四诊合参，辨病属"温病"范畴，证属"热毒炽盛"。患儿因外感时邪，入里化热，邪入卫气，至发热不退，正邪交争，而致反复发热；邪毒结于咽喉，致乳蛾肿大，发热咽痛，溃烂化脓；邪毒流注经络，致颈部淋巴结肿大。舌红，苔黄厚，脉滑数等皆为热毒炽盛之候。中医治以解毒化痰、清热疏风为法，中药予普济消毒饮为基础方加减。普济消毒饮由黄芩、黄连、陈皮、甘草、玄参、柴胡、桔梗、连翘、板蓝根、马勃、牛蒡子、薄荷、僵蚕、升麻组成，用黄芩、黄连泻心肺胃之热为君；陈皮苦辛，玄参苦寒，甘草甘寒泻热补气为臣；连翘、牛蒡子、薄荷、板蓝根、马勃、僵蚕为佐；桔梗利咽，柴胡、升麻行少阳、阳明二经，并有宣发疏散的作用；加用猫爪草、贝母化痰散结消肿。诸药合用，共奏解毒化痰、清热疏风之功。

病案十五

患儿间断发热11月余，加重20天。2021年3月19日入院。

【现病史】患儿11个月前（2020年4月）因头痛、恶心、测体温37.9℃，于南阳某医院住院治疗，查肺部CT提示肺结节，查支原体感染（+），具体治疗不详，症状好转后出院。出院后再次出现低热，体温波动在37.1℃~37.3℃，至南阳市另一医院就诊，查肺结核相关指标。PPD皮试结果回示15mm×15mm，故口服"利福平、异烟肼、肌苷片"抗结核治疗，服药1个月后，仍有低热，热峰较前无明显变化，复查PPD皮试结果回示10mm×10mm，家属自行停药。8个月前（2020年9月）至郑州某医院就诊，查肺部CT示：右肺中叶及左肺下叶微小结节，考虑炎性，余相关检查未见明显异常。给予抗感染、调节免疫治疗5天出院。20天前患儿再次出现发热，热峰38.1℃，伴头痛、打喷嚏、流涕、有痰，至南阳市某医院就诊，查血常规+CRP：白细胞$4.54×10^9$/L，中性粒细胞百分比37.3%，淋巴细胞百分比52.8%，嗜酸性粒细胞百分比5.3%，中性粒细胞计数$1.69×10^9$/L；肺炎支原体IgM（+），流感病毒B型IgM（+）。肺部CT：双肺小结节，右侧多发胸膜结节。建议定期复查，住院治疗8天后（具体治疗不详），患儿体温无明显好转，故今至我院就诊，门诊以"发热待查"收入我科。

【刻下症见】患儿神志清，精神欠佳，间断性发热，发热时间固定在8~22时，体温波动在37.3℃~38℃，发热前伴随头痛，恶心，偶有打喷嚏、流清涕，无咳嗽，有痰，左侧淋巴结肿大，偶有脐周疼痛，纳眠可，大便稀，每日1~2次。

【入院诊断】中医诊断：风温——风热兼湿热证

　　　　　　西医诊断：发热原因待查

【诊疗经过】患儿长期发热，消耗能量，西医治疗予多种微量元素注射液及营养支持。中医治疗：口服予小儿复方鸡内金咀嚼片健脾开胃，消食化积。予双黄连口服液及静滴热毒宁注射液疏风清热解毒；中药以"清热解表化湿"为治法，方选"小柴胡汤合三仁汤"加减。

【入院检查】红细胞沉降率4mm/h，无异常。肝肾功能、心肌酶、电解质、抗O定量测定：总蛋白62.0g/L，碱性磷酸酶250.7U/L，尿素氮1.93mmol/L，肌酐24.2μmol/L，磷2.14mmol/L；甲状腺功能：游离甲状腺素8.92pmol/L；免疫六项、PCT、EB病毒五项：补体C 30.63g/L，肺炎支原体抗体IgM阳性，

EB 病毒壳抗原 IgG 阳性，EB 病毒核抗原 IgG 阳性，EB 病毒早期抗原 IgG 弱阳性，EB-CA 高亲和力阳性；T 细胞亚群 CD3（＋）76.7%；（侵袭性真菌）血清 G 试验 <10pg/mL，无异常；急诊查尿常规无异常，大便常规提示隐血试验阳性。床边常规 18 导联心电图提示正常心电图；全腹部（上腹部＋下腹部）＋盆腔平扫未见明显异常。颅脑 CT 平扫 1.5T 未见明显异常。垂体 CT 平扫 1.5T 提示：①垂体两侧厚，中心较薄，垂体内信号欠均匀，建议结合临床及实验室检查，必要时进一步增强检查；②右侧下鼻甲肥大；③腺样体增厚。

心脏彩超提示：①心内结构未见明显异常；②心功能正常。肝、胆、脾、胰、阑尾区彩超，泌尿系双肾及肾血管、双侧肾上腺彩超提示：①肝、胆、脾、胰未见明显异常；②双肾、输尿管、膀胱未见明显异常；③双肾及肾动脉未见明显异常；④双侧肾上腺区未见明显异常；⑤阑尾区未见明显异常。子宫附件及周围组织，腹腔淋巴结彩超：右侧腹肠系膜周围淋巴结肿大。患儿查 EB 病毒相关指标提示：EB 病毒壳抗原 IgG 阳性，EB 病毒核抗原 IgG 阳性，EB 病毒早期抗原 IgG 弱阳性，EB-CA 高亲和力阳性，提示患儿既往有 EB 病毒感染；查肺炎支原体抗体 IgM 阳性（＋），血培养镜检见革兰阴性杆菌；T-SPOT 未见异常；（河南省某医院）结核菌素皮试结果回示 4mm×2mm。结合实验室检查结果，基本可排除结核病可能。根据患儿临床症状及相关实验室检查，目前考虑诊断：①感染性发热（支原体感染）；②肠系膜淋巴结炎。3 月 24 日患儿仍有低热，体温波动在 37.3℃ ~37.5℃，且存在支原体感染，故今日调整治疗方案，静脉停用热毒宁注射液，改为注射用头孢他啶静点联合阿奇霉素片（0.375g/d，每日 1 次）口服抗感染治疗。

【病情变化】患儿静脉应用头孢他啶联合口服阿奇霉素 3 天，体温较前明显下降，波动在 36.1℃ ~36.9℃，治疗有效。继续口服中药，予小柴胡汤合三仁汤加减，具体方药如下：

黄芩 10g	北柴胡 18g	姜半夏 10g	桔梗 12g
炒牛蒡子 10g	广藿香 10g	茯苓 10g	陈皮 6g
滑石粉 10g	石菖蒲 10g	制远志 10g	麸炒薏苡仁 10g
炒苦杏仁 10g	茵陈 10g	石膏 30g	甘草 6g
炒神曲 10g			

水煎服共 7 剂，每日 1 剂分 2 次 。

【最终诊断】中医诊断：风温病——风热兼湿热证

西医诊断：①感染性发热（支原体感染）；②肠系膜淋巴结炎

【按语】患儿李某某，女，12 岁 4 个月，以"间断发热 11 月余，加重 20

天"为特点。查体：咽稍红；颈部可触及一肿大淋巴结，约花生粒大小，质软，无黏连；余查体未见异常体征。辅助检查同前。综上所述，除外非感染性发热，明确其为感染性发热，感染部位为呼吸道，病原体为支原体，且抗感染治疗有效。

该患儿晨起至夜间入睡发热，午后热甚，低热为主，发热前伴有头痛，恶心，偶有喷嚏，流清涕，偶有脐周疼痛，纳眠可，大便稀，舌质红，苔白厚，脉数。中医四诊合参，辨病属中医学"风温病"范畴，辨证属风热兼湿热。温热之邪侵袭体表，卫气抗争于肌表故发热；温热侵袭，卫气被遏，温煦失司故恶风寒，由于感受温热之邪，故恶风寒轻；温热犯肺，肺气失宣则咳嗽；咽喉为肺之门户，温热之邪侵袭则咽喉肿痛；加之患儿平素饮食不节，则易致内湿停聚，结合舌质脉象，当属风热兼湿热证，方药以"小柴胡汤合三仁汤"加减。正如《伤寒论》中云："伤寒五六日，中风，往来寒热，胸胁苦满，默默不欲饮食，心烦喜呕，或胸中烦而呕，或渴，或腹中痛，或胁下痞硬，或心下悸，小便不利，或不渴，身有微热或咳者，小柴胡汤主之。"湿邪内生，郁而化热，或体虚之人，外感湿邪留恋不去，日久化热。邪在气分，湿重于热。卫阳为湿邪遏阻，则见头痛恶寒；湿热蕴于脾胃，运化失司，气机不畅，则见恶心；湿为阴邪，旺于申酉，邪正交争，故午后身热。正如薛生白所言："太阴内伤，湿饮停聚，客邪再至，内外相引，故病湿热。"二方合用共奏疏风清热利湿之功。

（侯　伦）

病案十六

患儿邱某某，男，15岁，汉族，主因"反复发热20余天"为代主诉。2021年5月21日13:33入院。

【现病史】20余天前患儿无明显诱因出现发热，热峰39.1℃，伴头痛、恶心，无鼻塞、流涕，无喘息、呕吐等不适，至当地诊所予中药口服及输液治疗（具体不详）3天，未见明显好转，仍反复发热，体温波动在37.0℃～39.1℃；11天前至焦作市某医院住院治疗，期间查血常规示：白细胞$6.36 \times 10^9/L$，中性粒细胞百分比58.3%，淋巴细胞百分比36.2%，超敏CRP 1.66mg/L。病原学示：柯萨奇病毒（+），余均阴性；抗核抗体（-）；肺炎支原体（+）；血培养（-）。胸片示支气管炎；予"阿糖腺苷针（8天）、头孢曲松（8天）、阿奇霉素（2天）"静滴及口服中药等治疗。热势降低，但仍反复有低热，体温波动在37.3℃～37.5℃，伴头痛、恶心；今日至我院门诊，为求系统诊治，门诊以

"发热原因待查"收入我科。

【入院症见】患儿神志清，精神可，发热，体温37.5℃，偶有咳嗽，少痰，伴鼻塞，有黄涕，乏力，无喘息、呕吐等不适，纳一般，眠可，二便可。

【入院查体】T 37.5℃，P 96次/分，R 20次/分，BP 96/62mmHg。身高170cm，体重47kg。舌质红，苔白略厚，脉滑数。神志清醒，查体合作。皮肤黏膜色泽无发绀、黄染、苍白，未见肝掌及蜘蛛痣，皮肤可，全身浅表淋巴结未触及肿大；口腔黏膜正常，无口糜，咽稍充血，双侧扁桃体无肿大。听诊双肺呼吸音粗，双肺未闻及干湿啰音。心腹、神经系统查体未见明显异常。

【入院诊断】中医诊断：温病——湿热证

西医诊断：发热原因待查

①鼻窦炎；②肺部感染？③自身免疫性疾病？④功能性发热？

【诊疗经过】入院急查血常规＋CRP示：白细胞 3.4×10^9/L，中性粒细胞百分比59.0%，淋巴细胞百分比26.5%，CRP 3.8mg/L；肺炎支原体抗体IgM检测阳性。肺部CT示：①蝶窦炎，左侧上颌窦黏膜下囊肿；②双侧下鼻甲肥大。胸部CT未见明显异常。血生化示：直接胆红素 4.2μmol/L，碱性磷酸酶199.8U/L，肌酐44.0μmol/L，总胆固醇2.54mmol/L，低密度脂蛋白胆固醇1.36mmol/L，载脂蛋白B 0.27g/L，余未见明显异常。免疫六项提示：补体C3 0.65g/L，余无异常。病原学检查提示：柯萨奇病毒抗体阳性，EB病毒壳抗原IgG阳性，EB病毒核抗原IgG阳性，EB-CA高亲和力阳性；淋巴细胞亚群测定示：T细胞CD3(＋)78.52%，T细胞CD3(＋)823.31/μL，T细胞CD3(＋)CD4(＋)475.97/μL，T细胞CD3(＋)CD8(＋)284.37/μL，提示细胞免疫低；抗O、结明三项、甲状腺功能(TPOAB、TGAB、TSH、FT_3、FT_4)、铁蛋白、血栓止血、GM试验(曲霉菌)、二便常规均未见明显异常。

【按语】根据患儿反复发热，舌质红，苔白略厚，脉滑数，中医四诊合参，辨病属中医学"温病"范畴，辨证属湿温证。饮食不节，饥饱无度，过食生冷而损伤脾胃，则致内湿停聚，尤其在夏秋之节湿盛之季，脾胃之机多较呆滞，尤易导致湿邪内困。在此情况下，外界湿热之邪便易趁虚而入，薛生白言："太阴内伤，湿饮停聚，客邪再至，内外相引，故病湿热。"叶天士在《温热论》中提及"在阳旺之躯，胃湿恒多；在阴盛之体，脾湿亦不少，然其化热则一"，可知湿温病变部位以中焦为主。湿性氤氲浊腻，易阻滞气机，导致清阳不升，浊阴不降，脾胃运化功能障碍，气机逆乱。湿为阴邪趋下，热为阳邪炎上，湿热交阻，阴阳合邪，如油入面，蕴着胶结，难分难解，故传变较慢，病势缠绵难愈。湿温病充斥表里，弥漫三焦，病位广泛，初起郁遏卫气，卫阳失于温煦则恶寒；湿热闭郁肌腠则郁而发热，多见热势不高，身热不扬，汗出而热不解；腠理开合失司，故可见无汗或少汗；湿性重浊，流窜肢体，则肢体困重；湿热上蒙清窍则头晕；湿热阻滞气机，可见胸闷、脘腹痞满；湿热下流，阻滞大小肠，可见便质黏腻不畅或小便黄浊淋漓等。湿温病辨证关键在于分清热重于湿、湿重于热及湿热并重的不同，主要从发热、汗出、口渴、二便及舌脉来判断。石芾南在《医原》中言："湿多者，无烦渴热象，元气为湿阻遏，不能外达下行，则必凛凛恶寒，甚而足冷，头目胀痛昏重，如裹如蒙，身痛不能转侧，肢节肌肉疼而且烦，腿足痛而且酸。胸痞……"热重者，热势较高，汗出、口干较甚，大便偏硬，苔黄腻、脉滑数等。湿温发热治疗棘手，辛温汗之则恐伤阴助热，苦寒下之易伤脾胃阳气而湿愈盛，利之则需防伤津太过，养阴润燥则恐滋腻助湿。辨清湿与热孰轻孰重，可指导用药。温病大家吴鞠通认为"徒清热则湿不退，徒祛湿则热愈炽"，故利湿与清热要同时兼顾，根据湿与热的偏重，灵活分解湿热。藿朴夏苓汤功可宣通气机、燥湿利水，主治温病初起之湿重于热证，可见身热缠绵、恶寒少汗、头重肢困、胸闷脘痞、苔腻脉缓等症状。方中淡豆豉、藿香芳香辛散以疏表湿，使阳不内郁；白蔻仁、厚朴、半夏行气除满，燥湿运脾，以助理气除湿之功；杏仁宣泄肺气，通调水道；茯苓、猪苓、薏苡仁淡渗利湿，并可泄热，使邪有出路；加白芷、辛夷宣通鼻窍；青蒿、芦根清虚热除烦；莱菔子、山楂消食降气；甘草调和诸药。中药治以芳香运脾，祛湿解热，方药予藿朴夏苓汤加减，具体药物如下：

广藿香 12g	姜厚朴 10g	清半夏 10g	茯苓 15g
淡豆豉 12g	白蔻仁 10g	白芷 12g	辛夷 12g
猪苓 10g	芦根 15g	炒牛蒡子 12g	青蒿 15g
薏苡仁 15g	炒莱菔子 15g	炒山楂 15g	甘草 6g

水煎服，每日 1 剂 分 2 次。

结合实验室检查及临床症状，患儿目前考虑鼻窦炎、支原体感染、功能性发热，经治疗后，患儿症状好转。引起发热病因较多，结合临床症状，主要考虑感染性发热和非感染性发热两类。

感染性发热：此类发热多由细菌、病毒、支原体、真菌及其他不典型微生物感染。①小儿肺炎：主要变现为发热、咳嗽、呼吸急促、呼吸困难等，听诊肺部可闻及干湿性啰音及喘鸣音，该患儿无咳嗽、咳痰，听诊未闻及湿啰音，查肺部 CT 未见明显异常，可排除。②中枢神经系统感染：此类发热常伴有头痛、恶心、呕吐、烦躁、哭闹等，查体脑膜刺激征阳性，临床暂不支持。

非感染性发热：①结缔组织病如系统性红斑狼疮、幼年类风湿性关节炎、川崎病，前二者均有发热、皮疹、肝脾淋巴结肿大，前者多需除外其他疾病后考虑；后者多有心脏损伤，患儿反复低热，无四肢硬肿、膜性脱皮、口唇皲裂、草莓舌、颈部淋巴结肿大等，目前临床症状不足，必要时查心脏彩超以协诊。②免疫系统疾病：患儿长期发热，查免疫六项无异常，暂不考虑。③恶性疾病：患儿反复发热，病情反复，无体重减轻，目前患儿无恶病质表现，近期外周血细胞无明显减少等，必要时行骨穿术以协诊。

【最终诊断】中医诊断：温病——湿热证

西医诊断：①鼻窦炎；②支原体感染；③功能性发热

入院后经口服中药治疗患儿体温持续正常，无其他不适，住院1周后出院，嘱院外继服药物巩固治疗；定期随访1个月未再反复。

病案十七

患儿岳某某，男，6岁零8个月，汉族，主因"间断发热近1个月"为代主诉。2021年8月24日10:11入院。

【现病史】1个月前患儿疑似因受凉后出现发热，热峰38.9℃，偶咳，少痰，无鼻塞、流涕，无寒战、惊厥，无喘息、呕吐、腹泻等不适，自行口服药物（具体不详）治疗，咳嗽症状好转，发热反复，日热峰2~3次；遂至获嘉县某医院就诊，查肺炎支原体 IgM 抗体（弱阳性）；肺部 CT（7月30日）提示肺部感染，诊断"支气管肺炎"，予"阿莫西林克拉维酸钾、阿奇霉素针（静滴6天）、阿糖腺苷针及中草药（具体不详）"等治疗9天，复查肺部 CT 示肺部炎症较前明显吸收（自读片），但期间仍有间断低热，体温波动在37.5℃~38℃，家属要求出院。20天前至获嘉县另一医院就诊，查颈部淋巴结彩超示：双侧淋巴结肿大（右侧大者15.3mm×5.0mm，左侧大者14.5mm×5.2mm）；查肝胆胰脾、心脏彩超结果未见异常。查肝功提示：谷丙转氨酶52U/L，谷草转氨酶49U/L；EB 病毒 DNA 定量阴性。予"头孢他啶、帕拉米韦、阿糖腺苷针"等治疗9天，未见明显好转，仍间断发热，体温波动在37.5℃~37.8℃，以午后发热为主，可自行降至正常，无咳嗽、喘息、呕吐等不适；4天前于当地卫生院查结核菌素试验阴性。今日至我院门诊，为求系统诊治，门诊以"发热原因待查"为诊断收入院。

【入院症见】患儿神志清醒，精神可，暂无发热，无鼻塞、流涕，无咳嗽、咳痰、喘息，无呕吐、腹胀、腹泻等，纳眠可，大便偏干，每日1次，小便正常。

【入院查体】T 36℃，P 90 次/分，R 20 次/分，BP 92/62mmHg。舌质红，苔白厚，脉滑数。神志清醒，查体合作。皮肤黏膜色泽无发绀、黄染、苍白，未见肝掌及蜘蛛痣，颈部可触及数个肿大淋巴结，较大者花生米大小，活动度可，余浅表淋巴结未触及肿大；口腔黏膜正常，无口糜，咽充血，双侧扁桃体无肿大。听诊双肺呼吸音清，双肺未闻及干湿啰性音。心腹、神经系统查体未见明显异常。

【入院诊断】中医诊断：温病——湿热证

西医诊断：发热原因待查

1. 感染性发热：①中枢神经系统感染？②肺部感染？③泌尿系感染？

2. 非感染性发热：①结缔组织病？②自身免疫性疾病？③功能性发热？

【诊疗经过】入院查血常规 + CRP 示：白细胞 7.4×10^9/L，中性粒细胞百分比 46.1%，淋巴细胞百分比 40.2%，C 反应蛋白 0.5mg/L；肺炎支原体抗体 IgM 检测阳性。血生化指标：总蛋白 63.2g/L，白蛋白 39.6g/L，碱性磷酸酶 201.0U/L，肌酐 40.5μmol/L，低密度脂蛋白胆固醇 1.87mmol/L，载脂蛋白 B 0.49g/L，余未见异常。EB 病毒五项：EB 病毒壳抗原 IgG 阳性，EB 病毒核抗原 IgG 阳性，EB-CA 高亲和力阳性；病原学六项、血清 GM 试验、血清 G 试验、铁蛋白测定、抗 O 定量测定、血栓止血相关检测、免疫六项、降钙素原、自身抗体、红细胞沉降率、TBNK 淋巴细胞亚群测定、EB 病毒核酸定量检测、大便常规、尿常规检查均未见明显异常。肺部彩超示：双肺偶见 B 线；双侧颈部淋巴结个别体积大（左侧较大者 14mm × 8.0mm，15mm × 6.7mm，右侧较大者 18.3mm × 6.3mm，19mm × 5.8mm）；胃肠道、肝胆脾胰彩超未见明显异常。MRI：垂体 MR 平扫未见明显异常；颅脑 MRI 示右侧顶叶异常信号，考虑血管周围间隙。结合实验室检查及临床症状，患儿反复低热，暂时排除其他相关疾病，目前考虑功能性发热。

【按语】根据患儿反复发热，病程久，结合舌质红，苔白厚，脉滑数，中医四诊合参，辨病属中医学"温病"范畴，辨证属"湿热证"证。温病学家普遍认为湿热多伏于膜原。薛生白在《湿热病篇》中曰："湿热之邪……邪由上受，直趋中道，故病多归膜原。"王孟英在《温热经纬》中云："湿热乃阳明太阴同病也。始受于膜原，终归于脾胃。"何廉臣在《重订广温热论》中提出："凡湿火症……其邪必伏于膜原。"即湿热致病具有时间隐匿性，在直驱中道、侵犯脾胃前，多伏于膜原半表半里之位，湿热氤氲，使表气不达，里气不通。叶天士在临证中发现秽浊之气亦多归于膜原，他认为"疫为秽浊之气"，在《临证指南医案》中指出"口鼻受污浊异气，先入募原"，继而"由募原分布三焦"。可见湿热秽浊均可伏于膜原半表半里之位，病位隐匿。治以"开达膜原，辟秽化浊"，方选"达原饮"加减，方中君药槟榔破气消痰，除伏邪，疏利气机；厚朴理气化浊除湿；草果芳香辟秽，化浊止呕，与厚朴共为臣药，君臣相伍，药力或向外或向下，使邪气分散溃败，速离膜原。佐以黄芩清热燥湿；祛邪兼顾扶正，热伤营阴，加知母、白芍以养阴和营，加柴胡疏利少阳枢机，薏苡仁、杏仁取自"三仁汤"之义，"惟以三仁汤轻开上焦肺气，盖肺主一身之气，气化则湿亦化也"，杏仁宣利上焦肺气、行气化湿，薏苡仁利水渗湿健脾、清热排脓，使湿热从下焦而去，炒莱菔子、炒山楂降气消食，甘草护胃安中、调和诸药。全方合用，内外兼顾，透达膜原而不伤阴。具体方药如下：

北柴胡 12g	黄芩 10g	薏苡仁 15g	炒苦杏仁 10g
厚朴 12g	槟榔 10g	炒莱菔子 10g	草果仁 10g
知母 15g	白芍 15g	炒山楂 12g	甘草 6g

水煎服，每日 1 剂分 2 次

结合以下信息，综合判断。①患儿以"间断发热近 1 月"入院。②体格检查：颈部可触及数个淋巴结肿大，较大者花生米大小，活动度可；口腔黏膜正常，双侧扁桃体无肿大，表面未见脓性分泌物，咽充血；听诊双肺呼吸音清，双肺未闻及干湿性啰音；心、腹部查体未见明显异常；神经系统查体未见明显异常。③辅助检查同上，均无明显异常。④既往史无特殊。故诊断为：功能性发热。

应与以下疾病鉴别。感染性发热：此类发热多由细菌、病毒、支原体、真菌及其他不典型微生物感染。患儿入院查血常规基本正常，二便常规无异常，病原学均阴性，GM 试验、G 试验阴性，肺炎支原体阳性，但临床无咳嗽症状，考虑既往感染，暂不支持感染性发热。非感染性发热：①结缔组织病如系统性红斑狼疮、幼年类风湿性关节炎、川崎病，前二者均有发热、皮疹、肝脾淋巴结肿大，前者多需除外其他疾病后考虑；后者多有心脏损伤，患儿反复发热，无四肢硬肿、膜性脱皮、口唇皲裂、草莓舌、颈部淋巴结肿大等，目前临床症状不支持。②免疫系统疾病：患儿长期发热，但查免疫无异常，暂不支持。③恶性疾病：患儿长期发热，病情反复，但精神状态可，无体重减轻，目前患儿无恶病质表现，近期外周血细胞无明显减少等，暂不支持。④慢性活动性病毒感染：本病多发生于免疫功能低下患儿，临床有肝脾、淋巴结肿大，皮疹等，暂不支持。

【最终诊断】中医诊断：温病——湿热证

西医诊断：功能性发热

病案十八

患儿马某某，女，7岁零8个月，汉族，主因"反复发热46天，再发4天"为代主诉。2021年8月25日9:20入院。

【现病史】患儿46天前无明显诱因出现发热，初测体温38.8℃，至当地诊所给予灌肠及口服药物治疗（具体用药不详），当日体温降至正常后未再发热；43天前患儿诉头痛，无发热、呕吐、抽搐等，家属未在意，继续口服上述药物治疗；41天前患儿再次出现发热，低热为主，体温37.4℃，再次去诊所就诊，给予口服药物治疗（具体用药不详），约4h后家属发现患儿双眼无神，可交流，可正常行走，5h后患儿突然出现双眼凝视、头部轻微摇动，问之不答，伴非喷射性呕吐2次，呕吐物为胃内容物，家属诉患儿可行走，急至附近诊所给予按压人中穴、口腔护理等处理，持续10~20min患儿意识转清，可正确问答，能正常饮水等，给予灌肠治疗（用药不详），并完善血常规检查，监测体温37.4℃，间隔半小时余（具体不详）拟于输液治疗时患儿再次出现上述症状（家属诉此次发作头部晃动幅度较前增大），给予叩背、按压人中、合谷，以及手掌、足心等处穴位及针刺指尖放血疗法，急诊医务人员给予"地西泮"静脉推注，持续20min左右缓解，缓解后患儿入睡。至许昌市某医院PICU进一步治疗，查血常规：白细胞12.3×10^9/L，中性粒细胞11.02×10^9/L，淋巴细胞1.09×10^9/L，中性粒细胞百分比89.7%，淋巴细胞百分比8.9%。超敏C反应蛋白13.7mg/L，免疫球蛋白E 136.6U/mL，氨51μmol/L，PCT 0.12ng/mL；肝功能指标：谷丙转氨酶6U/L，总蛋白62.7g/L，碱性磷酸酶214U/L。肾功能：肌酐37μmol/L，尿酸346μmol/L。脑脊液常规（2021年7月19日）：有核细胞计数26×10^6/L，单核细胞百分比98%，多核细胞2%。脑脊液生化：脑脊液微量白蛋白119.8mg/L；脑脊液细胞学：白细胞数46×10^6/L，小淋巴细胞83%，一般单核细胞12%；脑脊液墨汁染色未查到新型隐球菌，涂片未查到抗酸杆菌，革兰染色未查到细菌。视频脑电图（2021年7月21日）未见明显癫痫样放电脑电图。颅脑MRI提示（2021年7月21日）：两侧额叶、左侧颞叶、岛叶异常信号，结合临床表现考虑炎性病变可能性大，建议SWI + ASL进一步检查或治疗后复查。诊断考虑"不典型化脓性脑膜炎、病毒性脑炎、惊厥持续状态、支气管炎、急性扁桃体炎"，给予头孢曲松针、甘露醇针、利巴韦林针、阿糖腺苷针等静脉滴注。

上述治疗应用 12 天，患儿仍反复低热，抽搐未再发作。复查脑脊液生化（2021 年 7 月 28）：脑脊液氯化物 119mmol/L，脑脊液微量白蛋白 114.6mg/L；脑脊液常规：有核细胞计数 24×10^6/L，单核细胞 80%，多核细胞 20%；脑脊液细胞学：白细胞数 38×10^6/L，中性粒细胞 37%，小淋巴细胞 48%，一般单核细胞 15%；脑脊液墨汁染色未查到新型隐球菌，涂片未查到抗酸杆菌，革兰染色未查到细菌；复查颅脑 MRI 提示（2021 年 7 月 29 日）：结合临床考虑脑膜炎治疗后改变，与 2021 年 7 月 21 日 MRI 对比颅内病变范围明显缩小；脑脊液病原微生物宏基因组检测（2021 年 7 月 29 日）：样本中致病微生物的核酸量低于检测限或不存在；给予调整治疗方案为美罗培南针、阿昔洛韦针、干扰素针等治疗，患儿体温逐渐恢复正常。

2021 年 8 月 6 日复查脑脊液细胞学：白细胞数 38×10^6/L，中性粒细胞 23%，小淋巴细胞 67%，一般单核细胞 10%；脑脊液常规：有核细胞计数 27×10^6/L，单核细胞 80%，多核细胞 20%；脑脊液生化：脑脊液微量白蛋白 131.7mg/L。患儿体温稳定 1 周后出院，院外继续口服阿昔洛韦片、头孢地尼片 1 周，期间体温正常。4 天前患儿至许昌市中心医院复查血常规：白细胞 7×10^9/L，中性粒细胞百分比 55.1%，淋巴细胞百分比 41.8%，单核细胞百分比 2.4%；超敏 C 反应蛋白 0.9mg/L；肝功能：谷丙转氨酶 2U/L，总蛋白 64.6g/L，碱性磷酸酶 199U/L；红细胞沉降率 12mm/h；脑脊液生化：脑脊液微量白蛋白 157mg/L；脑脊液细胞学：白细胞数 40×10^6/L，中性粒细胞 25%，淋巴细胞 71%，一般单核细胞 4%；脑脊液常规：有核细胞计数 40×10^6/L，单核细胞 75%，多核细胞 25%；免疫 TORCH：风疹病毒 IgG 阳性，巨细胞病毒 IgG 阳性，单纯疱疹病毒 I 型 IgG 阳性；颅脑 MRI 提示：脑膜脑炎治疗后，与 2021 年 7 月 29 日 MRI 对比颅内病灶基本吸收；时测体温 37.4℃，未予处理；后间断低热，1 天前患儿体温 38.4℃，无恶心呕吐，无抽搐，无头痛，无咳嗽、咳痰等，予"布洛芬"口服后体温降至正常，为求进一步诊疗，今来我院就诊，门诊以"发热原因待查"收入我科。

【入院症见】患儿神志清，精神可，暂未发热，无头痛、抽搐、恶心、呕吐等不适，纳食可，夜眠一般，二便正常。入院查体：T 36.3℃，P 92 次/分，R 21 次/分，BP 92/62mmHg。舌质红，苔黄厚腻，脉滑数。发育正常，营养良好，正常面容，表情自然，自动体位，神志清楚，查体合作。皮肤黏膜色泽正常，无发绀、黄染、苍白，未见肝掌及蜘蛛痣，皮肤可，全身浅表淋巴结未触及肿大；口腔黏膜正常，无口糜，咽充血，双侧扁桃体Ⅱ度肿大。听诊双肺呼吸音稍粗，双肺未闻及干湿啰音。心脏、腹部查体无明显异常。生理反射存在，双侧巴宾斯基征（＋），脑膜刺激征阴性。

【入院诊断】中医诊断：暑温病——湿热证

西医诊断：中枢神经系统感染

【诊疗经过】血常规：白细胞 7×10^9/L，中性粒细胞百分比 55.1%，淋巴细胞百分比 41.8%，单核细胞百分比 2.4%；超敏 C 反应蛋白 0.9mg/L；肝功能：谷丙转氨酶 2U/L，总蛋白 64.6g/l，碱性磷酸酶 199U/L；ESR 12mm/h；脑脊液生化：脑脊液微量白蛋白 157mg/L；脑脊液细胞学：白细胞计数 40×10^6/L，中性粒细胞 25%，淋巴细胞 71%，一般单核细胞 4%；脑脊液常规：有核细胞计数 40×10^6/L，单核细胞 75%，多核细胞 25%；免疫 TORCH：风疹病毒 IgG 阳性，巨细胞病毒 IgG 阳性，单纯疱疹病毒Ⅰ型 IgG 阳性；颅脑 MRI 提示：脑膜脑炎治疗后，与 2021 年 7 月 29 日 MRI 对比颅内病灶基本吸收（2021 年 8 月 21 日许昌市某医院）。2021 年 8 月 31 日复查血常规＋CRP：白细胞 9.9×10^9/L，中性粒细胞百分比 55.1%，淋巴细胞百分比 40.1%，C 反应蛋白 0.4mg/L；脑脊液常规：白细胞 4×10^6/L，潘氏试验弱阳性；脑脊液生化：未见明显异常。经抗感染及口服中药治疗后，患儿目前病情较前好转，复查脑脊液白细胞数正常，予以出院，定期随访。

【按语】暑温，炎夏季令之温热病，病情一般较重。暑多挟湿，暑温系指暑热偏盛者，症见壮热口渴，心烦面赤，汗多少气，脉多洪大；患儿反复发热，发病有明显的季节性，起病急，病变过程传变迅速，变化多端，在发热时伴有抽搐、脘痞、身重、舌苔腻等症状，故辨病属"暑温病"范畴。患儿脏腑娇嫩，调护失宜，外邪乘虚而入，加之患儿正气不足，感受外邪伤及脾胃，致脾胃运化失司，湿浊内生，蕴久化热，湿热痹阻中焦，结合舌质红，苔黄厚腻，脉滑数，辨证属湿热证。清代王士雄云："热得湿而愈炽，湿热热而愈横，湿热两分，其病轻而缓，湿热两合，其病重而速。"治疗湿热之病当以分解湿热为宜，常选用渗利之品通阳化湿，使湿去热孤则热势自愈。以"宣畅气机，解表化湿"为治则，方予藿朴夏苓汤，方中杏仁、白豆蔻、薏苡仁为分利上中下三焦湿邪的代表药。杏仁畅通肺气于上，配以藿香、豆豉芳香化湿以疏表湿，使阳不内郁，三药配伍可宣开上焦；白豆蔻芳香苦辛，和畅中焦、宣通脾胃，配以半夏、厚朴，可燥湿运脾，使脾健以运化水湿而不为湿困，三药配伍可畅通中焦；薏苡仁渗利下焦，伍以茯苓、猪苓、泽泻淡渗利湿，使水道畅通，则湿有去路。诸药合用，芳化宣上、苦温畅中、淡渗渗下，以达祛除表里之湿、上下分消之功。具体药物如下：

广藿香 10g　　姜厚朴 6g　　姜半夏 9g　　茯苓 12g

炒苦杏仁 10g　　薏苡仁 15g　　豆蔻 6g　　猪苓 10g

淡豆豉 10g　　泽泻 10g　　通草 6g

水煎服，每日 1 剂分 2 次温服。

【最终诊断】中医诊断：暑温病——湿热证

　　　　　　西医诊断：中枢神经系统感染

病案十九

患儿屠某某，女，4 岁零 3 个月，汉族，主因"反复低热 1 月余"为代主诉。2021 年 8 月 31 日 16:41 入院。

【现病史】1 个月余前患儿无明显诱因出现低热，体温最高 37.6℃，发热以白天为主，夜间体温基本正常，偶有数声干咳，伴咽痒，至我院门诊就诊，考虑"化脓性扁桃体炎"，给予中药口服治疗，扁桃体脓点消失，但仍反复低热，热势同前；25 天前就诊于某部队医院，查血常规：白细胞 6.05×10^9/L，血红蛋白 124g/L，中性粒细胞百分比 25.9%，淋巴细胞百分比 63.8%。肺炎支原体抗体：阳性，肺炎支原体抗体滴度 1:320。彩超：肝胆脾胰、双肾、甲状腺未见异常，颈部淋巴结及肠系膜淋巴结肿大；21 天前洛阳市某医院查肺部 CT：右肺少许炎症；给予阿奇霉素混悬剂口服两个疗程，效果不佳；6 天前至河南省职工医院查彩超回示：双侧颈部淋巴结肿大，肝胆脾胰、泌尿系、腹腔、腋下、腹股沟均未见异常。家属为求进一步治疗，今日至我院就诊，门诊以"发热原因待查"收入我科。

【入院症见】患儿神志清，精神可，体温 36.3℃，偶有数声干咳，伴咽痒，无喘息、皮疹、吐泻等不适，纳眠可，二便正常。

【既往史】平素身体状况一般；2020 年 6 月 30 日因急性上呼吸道感染住院 6 天，2021 年 5 月 19 日因疱疹性咽峡炎住院 3 天，2021 年 6 月 7 日因肺炎、急性化脓性扁桃体炎住院 12 天。否认肺结核，否认肝炎，否认其他疾病，否认手术史，否认输血史；预防接种史随本地进行。

【入院查体】T 36.3℃，P 92 次/分，R 21 次/分，BP 80/50mmHg。舌质红，苔薄黄，脉细数。神志清楚，查体合作。皮肤黏膜色泽无发绀、黄染、苍白，未见肝掌及蜘蛛痣，皮肤可，双侧颈部可触及多个绿豆样淋巴结肿大，无压痛及粘连，皮表无红肿。口腔黏膜正常，双侧扁桃体 II 度肿大，表面未见脓性分泌物，咽充血；听诊双肺呼吸音粗，双肺未闻及干湿啰性音。心腹、神经系统查体未见明显异常。

【入院诊断】中医诊断：内伤发热病——气阴两虚证

西医诊断：发热原因待查

【诊疗经过】入院查血常规＋CRP：白细胞 8.4×10^9/L，血红蛋白 132g/L，中性粒细胞百分比 31.8%，淋巴细胞百分比 56.3%，嗜酸性粒细胞百分比 7.8%，C 反应蛋白 0.2mg/L。生化：总蛋白 63.7g/L，天冬氨酸氨基转移酶 40.1U/L，碱性磷酸酶 348.1U/L，肌酸激酶同工酶 27.9U/L，乳酸脱氢酶 251.0U/L，肌酐 24.9μmol/L，总胆固醇 2.51mmol/L，高密度脂蛋白胆固醇 0.95mmol/L，低密度脂蛋白胆固醇 1.48mmol/L，载脂蛋白 B 0.46g/L，钠 136.9mmol/L，未见明显病理性异常；TBNK 淋巴细胞亚群测定（含 T 细胞亚群）：T 细胞 CD3（＋）CD8（＋）17.83%，CD4/CD8 比值 2.42%，T 细胞 CD3（＋）2653.31/μL，T 细胞 CD3（＋）CD4（＋）1728.38/μL，CD4/CD8 比值 2.42/μL，提示免疫紊乱；尿常规、红细胞沉降率、铁蛋白、异型淋巴细胞、G 试验、GM 试验、血栓止血、风湿＋类风湿相关检测、免疫六项、降钙素原、病原学、结明三项、肺炎支原体核酸定量检测、T-SPOT 均正常。

【按语】根据患儿反复低热，咽红，舌质红，苔薄黄，脉细数，中医四诊合参，辨病属"内伤发热"范畴，证属气阴两虚证。小儿脏腑娇嫩，形气未充，腠理疏松，表卫未固，冷暖不能自调，易受外邪入侵而发病，患儿前期肺炎，反复用寒凉之药，耗气伤阴，故时有低热，结合舌质红，苔薄黄，脉细数，符合气阴两虚型。治以益气养阴，清透虚热，方予黄芪鳖甲汤加减，方中鳖甲、天冬、知母、生地、白芍养阴补水生津；黄芪、茯苓、甘草益气固卫助阳；桑白皮、桔梗泻肺热；紫菀、半夏理痰嗽；秦艽、柴胡、地骨皮清透虚热、退热升阳。全方合用，共成表里兼顾、气阴双补、标本同治之剂。具体药物如下：

鳖甲 6g	天冬 9g	知母 6g	生地 9g
白芍 9g	黄芪 9g	茯苓 9g	桑白皮 9g
桔梗 6g	紫菀 9g	清半夏 6g	秦艽 9g
柴胡 9g	地骨皮 9g		

结合以下信息，综合判断。患儿以"反复低热 1 月余"为代主诉。体格检查：口腔黏膜正常，双侧扁桃体Ⅱ度肿大，表面未见脓性分泌物，咽充血；听诊双肺呼吸音粗，未闻及啰音及喘鸣音；心律齐，各瓣膜听诊区未闻及病理性杂音；腹部未触及包块，肝脾肋下未触及；生理反射存在，病理反射未引出，脑膜刺激征阴性。辅助检查：同上。既往史：平素身体状况一般；2020 年 6 月

30 日因急性上呼吸道感染住院 6 天，5 月 19 日因疱疹性咽峡炎住院 3 天，6 月 7 日因肺炎、急性化脓性扁桃体炎住院 12 天。患儿反复低热，白天为主，夜间及白天入睡后体温可自行降至 37.0℃ 以下，入院后辅助检查未见明显异常，结合目前属于处暑节气，天气湿热，故诊断为功能性发热。

西医鉴别诊断：功能性发热。此类发热，由于自主神经功能紊乱，影响机体正常体温调节过程，使产热大于散热，体温升高，多为低热，常伴有自主神经功能紊乱的其他表现，属功能性发热的范畴。

常见的功能性发热：①原发性低热，由于自主神经功能紊乱所致体温调节障碍或体质异常，低热可持续数月甚至数年之久，热型较规则，体温波动范围小，多在 0.5℃ 以内。②感染后低热，由于病毒、细菌、原虫等感染所致发热后，低热不退，而原有感染已愈。此系体温调节中枢对体温的调节功能仍未恢复正常所致，但必须与因机体抵抗力降低导致潜在的病灶（如结核）活动或其他新感染所致发热区别。③夏季低热：仅发生在夏季，秋凉后自行热退，每年如此反复出现，连续数年后多可自愈。多见于幼儿，因体温调节中枢功能不完善，夏季身体虚弱，且多于营养不良或脑发育不全患儿中发生。

【最终诊断】中医诊断：内伤发热病——气阴两虚证

西医诊断：功能性发热

病案二十

患儿关某某，男，13 岁 11 个月，汉族，主因"反复低热 1 月余"为代主诉。2021 年 9 月 8 日 23：41 入院。

【现病史】患儿 1 个多月前无明显诱因出现发热，表现为晨起、夜间体温正常，白天体温逐渐上升，下午 4 点左右体温最高可达 37.4℃ 左右，无咳嗽、皮疹等不适或表现，未予处理；12 天前至河南省某儿童医院就诊，查血常规无异常，给予口服头孢类抗生素、蒲地蓝口服液后仍反复低热，热势同前，昨日体温最高 37.6℃；为求进一步治疗遂到我院就诊，门诊以"发热原因待查"收入我科。

【入院症见】患儿神志清，精神可，体温 37.3℃，无咳嗽、喘息、皮疹、吐泻等不适，纳眠可，二便正常。发病以来体重无减轻。

【入院查体】T 37.3℃，P 80 次/分，R 20 次/分，BP 112/75mmHg。舌质红，苔黄腻，脉滑数。神志清楚，查体合作。皮肤黏膜色泽无发绀、黄染、苍白，未见肝掌及蜘蛛痣，皮肤可，全身浅表淋巴结未触及肿大；口腔黏膜正常，无口糜，咽充血，双侧扁桃体Ⅰ度肿大。听诊双肺呼吸音清，双肺未闻及干湿啰性音。心腹、神经系统查体未见明显异常。

【入院诊断】中医诊断：温病——湿温证

西医诊断：发热原因待查

【诊疗经过】入院查血常规＋CRP：白细胞$7.7×10^9$/L，中性粒细胞百分比51.4%，淋巴细胞百分比38.4%，C反应蛋白0.2mg/L，肺炎支原体抗体IgM检测阴性。尿常规检查：尿蛋白（－）/LP，隐血（＋1）/LP，镜检红细胞（＋）/HP，红细胞60.7/μL，患儿既往无肾脏疾病，复查阴性。淋巴细胞亚群测定：T细胞CD3（＋）82.96%，T细胞CD3（＋）CD8（＋）34.79%，B细胞（CD19＋）5.88%，T细胞CD3（＋）2649.06/μL，T细胞CD3（＋）CD4（＋）1455.07/μL，T细胞CD3（＋）CD8（＋）1111.06/μL，提示免疫紊乱；肝肾功能、心肌酶、电解质、抗O、免疫六项、降钙素原、病原学、自身抗体、结明三项、大便常规、红细胞沉降率、EB病毒DNA、巨细胞病毒DNA、甲功三项、肿瘤标志物筛查均未见明显异常。心脏彩超：心内结构未见明显异常，心功能正常；浅表淋巴结彩超（颈部）、肺部彩超检查、泌尿系、肝胆脾胰彩超：肝内管系管壁回声增强、双肺前胸壁B线稍增多；常规心电图检查：频发室性早搏；脊柱正侧位片回示：脊柱侧弯，颈椎生理曲度变直。

【按语】根据患儿反复低热，咽红，舌质红，苔黄腻，脉滑数，中医四诊合参，辨病属"温病"范畴，证属"湿温证"。病因病机：患儿由于饮食失调、忧思气结等使脾胃受损，运化失职，以致湿邪内生，郁而化热，进而引起体温波动，结合舌质红，苔黄腻，脉滑数，符合湿温证。

湿温多有季节性，长夏主湿，多发生在长夏和初秋。湿温病名首见于《难经·五十八难》，其中有曰："伤寒有五，有中风、有伤寒、有湿温、有热病、有温病，其所苦各不同。"吴谦在《医宗金鉴》中曰："温病复伤于湿，名曰湿温。"《温病条辨》中云："湿温者，长夏初秋，湿中生热，即暑病之偏于湿者也。"治以"清热健脾化湿"为主，方予三仁汤加减。本方用杏仁宣通肺气，开水之上源；白蔻仁气味芳香，醒脾化湿、理气和中；薏苡仁甘淡微寒，淡渗利湿。此三者即三仁汤之三仁。滑石、竹叶、通草淡渗利湿、清热通淋，使湿热从小便而去；厚朴及半夏苦温行气燥湿，同时防止寒性药物郁遏阳气。全方宣上、畅中、渗下，三焦气机得畅，湿热乃去。具体药物如下：

炒苦杏仁10g	豆蔻9g	薏苡仁10g	姜厚朴6g
姜半夏6g	滑石10g	淡竹叶10g	北柴胡10g
黄芩10g	射干6g	青蒿10g	野菊花10g
蝉蜕6g	炒莱菔子10g		

患儿主因"持续低热1月余"入院。体格检查：口腔黏膜正常，双侧扁桃体Ⅰ度肿大，表面未见脓性分泌物，咽充血；听诊双肺呼吸音无异常；心律齐，心音正常，各瓣膜听诊区未闻及病理性杂音，未闻及心包摩擦音；生理反射存在，病理反射未引出，脑膜刺激征阴性。辅助检查亦无特异性结果。既往史无特殊。故诊断为：①功能性发热；②脊柱侧弯；③室性早搏。

西医鉴别诊断：①系统性红斑狼疮。可出现发热、关节痛、皮疹、心脏损害等，类似风湿热，但对称性面部蝶形红斑、全血细胞减少、抗核抗体阳性，尤其是抗双链 DNA 和抗 Sm 抗体阳性为 SLE 所特有。该患儿仅有发热，依据不足，可查抗核抗体系列进一步排除。②免疫缺陷病。患儿平素体质尚可，无明确重症感染，多起病年龄较早，不支持，但部分患儿虽年龄增长可逐渐出现症状，故仍需排除原发性免疫缺陷病，如先天性体液免疫缺陷病、慢性肉芽肿病等，可查 T 细胞亚群、免疫球蛋白，目前无法行补体、吞噬细胞功能等相关检查项目，必要时外送基因检查、活化粒细胞吞噬试验助诊。

【病情预后及分析】患儿发热时间长，无明显伴随症状，无明显感染灶、感染指标无异常，自身抗体、内分泌激素无异常，且发热时触摸皮肤无热感，考虑功能性发热可能。患儿反复发热，发热时无咳嗽、流涕，无肢体关节红肿疼痛，无腹痛、腹泻，无消瘦、咯血等伴随症状，无肝脾淋巴结肿大，血常规正常，可除外慢性活动性的病毒感染、血液系统疾病、恶性疾病；该患儿无结核病接触史，无咳嗽、消瘦、咯血，目前结核感染依据不足；患儿无关节疼痛等不适，查体肝、脾、淋巴结未见肿大，白细胞及 CRP 未见异常，故结缔组织病基本排除；目前经中药治疗后患儿体温较前好转，可继续目前治疗方案。一般经积极治疗后预后尚可，但少数患者会出现病情反复。

【最终诊断】中医诊断：温病——湿温证

西医诊断：①功能性发热；②脊柱侧弯；③室性早搏。

（郑海涛）

参考文献

［1］《中华传染病杂志》编辑委员会. 发热待查诊治专家共识［J］. 中华传染病杂志，2017，35（11）：641-655.

［2］赵文拴. 22 例"发热待查"辨证施治的体会［J］. 中医杂志，1962，（2）：4-6.

［3］Petersdorf RG, Beeson PB. Fever of unexplained origin：report on 100 cases［J］. Medicine，1961，40：1-30.

［4］翁心华，徐肇玥. 关于原因不明发热的病因问题［J］. 江苏医药，1981，（11）：44-47.

［5］徐保平，申昆玲，江载芳，等. 744 例儿童发热待查的临床分析［J］. 中华儿科杂志，2000，38（9）：549-552.

［6］江载芳，申昆玲，沈颖. 诸福棠实用儿科学. 8 版. 北京：人民卫生出版社，2015.

［7］Martini A, Ravelli A, Avcin T, et al. Toward new classification criteria for juvenile idiopathic arthritis：First steps, pediatric rheumatology international trials organization international consensus［J］. J Rheumatol，2019，46（2）：190-197.

［8］Marshall GS, Edwards KM, Butler J, et al. Syndrome of periodic fever, pharyngitis, and aphthous stomatitis［J］. J Pediatr，1987，110（1）：43-46.

［9］Thomas KT, Feder HM Jr, Lawton AR, et al. Periodic fever syndrome in children［J］. J Pediatr，1999，135（1）：15-21.

［10］Gattorno M, Hofer M, Federici S, et al. Classification criteria for autoinflammatory reeunent fevers［J］. Ann Rheum Dis，2019，78（8）：1025-1032.

［11］Baicus C, Bolosiu HD, Tanasescu C, et al. Fever of unknown origin-predictors of outcome. A prospective multicenter study on 164 patients［J］. Eur J Intern Med，2003，14（4）：249-254. DOI：10.1016/S0953-6205（03）00075-X.

［12］Efstathiou SP, Pefanis AV, Tsiakou AG, et al. Fever of unknown origin：discrimination between infectious and non-infectious causes［J］. Eur J Intern Med，2010，21（2）：137-143.

［13］Johnston V, Stockley JM, Dockrell D, et al. Fever in returned travellers presenting in the United Kingdom: recommendations for investigation and initial management[J]. J Infect. 2009, 59(1): 1 – 18. doi: 10. 1016/j. jinf. 2009. 05. 005.

[14] Bleeker-Rovers CP, Vos FJ, de Kleijn EMHA, et al. A prospective multicenter study on fever of unknown origin: the yield of a structured diagnostic protocol[J]. Medicine (Baltimore), 2007, 86(1): 26 – 38. doi: 10. 1097/MD. 0b013e31802fe858

[15] Dittrich S, Tadesse BT, Moussy F, et al. Target Product Profile for a Diagnostic Assay to Differentiate between Bacterial and Non-Bacterial Infections and Reduce Antimicrobial Overuse in Resource-Limited Settings: An Expert Consensus[J/OL]. PLoS One, 2016, 11(8): e0161721. Published 2016 Aug 25. doi: 10. 1371/journal. pone. 0161721.

[16] Goldman L, Schfar AI, Goldman S. Cecil medicine[M]. 24th ed. Philadelphia, PA: Saunders, 2012: 1768 – 1774.

[17] Robine A, Hot A, Maucort-Boulch D, et al. Fever of unknown origin in the 2000s: evaluation of 103 cases over eleven years[J]. Presse Med, 2014, 43(9): e233 – e240. doi: 10. 1016/j. lpm. 2014. 02. 026.

[18] Cunha BA, Lortholary O, Cunha CB. Fever of unknown origin: a clinical approach. Am J Med, 2015, 128(10): 1138. e1 – 1138. e15. doi: 10. 1016/j. amjmed. 2015. 06. 001.

[19] 姜德友, 庞作为. 内伤发热源流考[J]. 天津中医药大学学报, 2015, 34(2): 69.

[20] 杨思澍, 张树生, 傅景华. 中医临床大全[M]. 北京: 北京科学技术出版社, 1993.

[21] 南京中医学院校释. 诸病源候论[M]. 北京: 人民卫生出版社, 1983.

[22] 黄爽明, 何周杰.《证治汇补·卷之三·发热章》内伤发热辨治探析[J]. 中医药临床杂志, 2015, (3): 347 – 349.

[23] 晋·王叔和撰, 贾君, 郭君双整理. 脉经[M]. 北京: 人民卫生出版社, 2007.

[24] 李景. 内伤发热的古代文献研究与学术源流探讨[D]. 北京: 北京中医药大学, 2018: 5 – 7.

[25] 李际强, 吴小秋, 罗翌. 外感热病的病因及致病机理探析[J]. 辽宁中医杂志, 2007, 34(4): 430.

[26] 任应秋. 中医病理学概论[M]. 上海: 上海卫生出版社, 1957.

[27] 杨成林, 周语平, 刘光炜.《伤寒论》与八纲辨证论治思想[J]. 光明中医, 2010, 25(6): 928 – 930.

[28] 吴承玉. 中医诊断学[M]. 上海: 上海科学技术出版社, 2006.

[29] 岳沛平. 气血津液辨证[J]. 江苏中医杂志, 1986, (7): 43.

[30] 梁龙华. 伤寒论评括: 太阳发病分阴阳表证寒热有五种[J]. 中医学报, 2014, 29(5): 649 – 652.

[31] 杜凤文.《伤寒论》少阳病治法临证浅谈[J]. 世界中西医杂志, 2007, 4(1): 54 – 55.

［32］董筠，沈洪．试析周仲瑛教授辨治少阳病发热的学术理念［J］．内蒙古中医药，2012（17）：72－73

［33］马云翔．温热病治疗中的点滴体会［J］．江苏中医杂志，1984，（2）：9－10.

［34］张志斌，王永炎．辨证方法新体系的建立［J］．北京中医药大学学报，2005，28（1）：1－3.

［35］孙卉，张题培，蒋洪，等．浅析叶天士论"战汗"［J］．福建中医药，2018，49（3）：51－53.

［36］孙艳红，盖沂超．论叶天士"法宜益胃"与"战汗"的关系［J］．中医药导报，2016，22（12）：5－7.

［37］杨太生．战汗浅析［J］．山东中医药大学学报，2009，33（5）：367.

［38］朱介宾．吴又可论"战汗"［J］．山西中医，1996，12（1）：37.

［39］王庆国．伤寒论选读［M］．北京：中国中医药出版社，2020.

［40］陈宁勇．《伤寒论》柴胡证刍议［J］．江苏中医药，2007，39（12）：18－19.

［41］孔红英．从经方大小柴胡汤的运用探讨《伤寒论》学术整体性辨证思维［D］．济南：山东中医药大学，2013.

［42］刘敏，王雪茜，王庆国．《伤寒论》辨病审证的原创性思维［J］．北京中医药大学学报，2018，41（12）：973－977.

［43］杜宇琼，宋乃光，车念聪，等．从《伤寒论》到《温病条辨》看外感病辨治的发展［J］．中国中医急症，2010，1：109－110.

［44］薛燕星．外感热病首先要精研《伤寒论》——薛伯寿教授治疗外感热病学术思想系列之二［J］．世界中西医结合杂志，2011，8：652－653.

［45］金钟斗，陈萌，王庆国．《伤寒论》伤寒化热病机分析［J］．北京中医药大学学报，2007，3：156－157，172.

［46］王剑锋．中医儿科外感热病的防治理论研究［D］．上海中医药大学，2019.

［47］柯中龙．基于《黄帝内经》的《伤寒论》外感热病研究［D］．辽宁中医药大学，2017.

［48］刘南飞，孙增涛．从《伤寒论》谈外感热病辨证论治体系的发展［J］．北京中医药，2021，1：14－18.

［49］张瀚文，谷松．探析《伤寒论》中外感病诊疗框架［J］．辽宁中医杂志，2016，3：497－499.

［50］胡梦楚，姚楷南，郑聪聪，等．从《通俗伤寒论》刍议俞根初外感热病之诊疗经验［J］．四川中医，2019，7：18－19.

［51］王茂泓，高生，张小萍．《伤寒论》外感病证与内伤杂病的关系探讨［J］．辽宁中医杂志，2012，5：828－829.

［52］连建伟．《伤寒论》在外感疾病中的运用［J］．中华中医药杂志，2012，7：1763－1765.

［53］缪媛媛，孟庆义．解析发热与不明原因发热．临床误诊误治，2013，26（4）：5－7.

［54］张月．不明原因发热的诊断思路．中国实用乡村医生杂志，2008，15（10）：11－12.

［55］崔德强，凌云．运用六经辨证治疗小儿发热的体会．上海中医药杂志，2017，51（10）：30－41.